Alles im Griff!

Ernährung und Haushalt

Ulrike Frank u.a.

D1726462

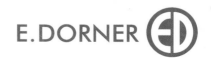

E. DORNER

Mit Bescheid des Bundesministeriums für Unterricht und kulturelle Angelegenheiten, Zl. 43.553/1-V/2/97 vom 16. September 1997, für den Unterrichtsgebrauch an Hauptschulen für die 3. und 4. Klasse im Unterrichtsgegenstand Ernährung und Haushalt geeignet erklärt.

Illustrationen: Christine Kreiner, Purkersdorf
Satz: E. DORNER GmbH, Wien
Repro und Druck: Ueberreuter Print und Digimedia GmbH, Korneuburg
Printed in Austria

Bildquellenverzeichnis:
5.2, 6.1 Jörg Axel Fischer, Hannover; 11 r. m. Mauritius, Mittenwald; l, r . o. Dr. Gert Reich, Friedrichsfehn; 27 Rogge; 29, 31 Dieter Deiseroth, Niederaula; 36 Hans Tegen, Michael Frühsorge; 49 Eising-Bildagentur, München; 52 Mauritius, Mittenwald; 58, 59 Thomas Diercks, aus essen & trinken; 62.1 Erika Sulzer-Kleinmeier, Gleisweiler; 67 WMF, Wien; 72 Marlies Otten, Wiesmoor; 77 Jörg Axel Fischer, Hannover; 80 Dieter Deiseroth, Niederaula; 82 Renate Alf/Brigitte, Hamburg; 86.2 Martin Magele, Uttendorf; 93 Eising-Bildagentur; München; 96 Poggenpohl, Herford; 101.1, 9, 103.5 Jörg Axel Fischer; alle übrigen Fotos: E. DORNER, Wien.

Buch-Nr. 3363

Alles im Griff!
Ernährung und Haushalt

© 1998 by E. DORNER GmbH
Hoher Markt 1, 1010 Wien,
Tel. 01/533 56 36, FAX 01/533 56 37 12

In Teilen eine Bearbeitung von *Haushalt und Gesellschaft 6/7, 8, 9*
und *Hauswirtschaft 1, 2*
Schroedel Verlag GmbH, Hannover

ISBN 3 - 7055 - 0200 - X

INHALT

INHALT

Ernährungsverhalten

Esstypen stellen sich vor

Jeder Mensch hat seine Essgewohnheiten. Für jeden ist etwas anderes wichtig. Die einen stehen auf Pommes frites mit Ketchup, für die anderen sind Fischstäbchen das höchste der Gefühle. Die einen lassen sich viel Zeit beim Essen, bei den anderen kann es nicht schnell genug gehen. Die einen essen am liebsten an einem schön gedeckten Tisch, die anderen nebenbei beim Fernsehen. Die einen zählen die Kalorien, die anderen die Zahl ihrer Besuche im Feinschmeckerrestaurant. Die einen essen aus Lust, für die anderen ist es eine lästige Notwendigkeit.

Marktforscher haben herausgefunden, dass sich die Gruppe der Jugendlichen im Wesentlichen in drei Esstypen einteilen lässt.

Die Unkritischen

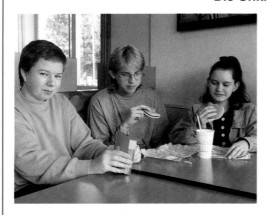

Über Essen denken wir nicht viel nach. Am liebsten essen wir Pizza, Hamburger oder Pommes frites und dazu ein Cola. Süßigkeiten sind ganz wichtig.

Essen muss schnell gehen und darf nicht viel kosten. Deshalb essen wir gerne in Fast-food-Restaurants. Dort können wir uns so benehmen, wie wir wollen. Meistens treffen wir auch die anderen aus unserer Clique. Manche von uns sind zu dick. Wir essen nach Lust und Laune ...

Die Verantwortungsbewussten

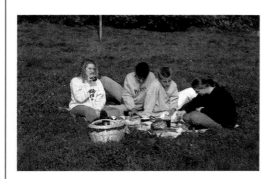

Wir essen viel Salat, Gemüse, Obst, Müsli, Vollkornbrot, aber wenig Fleisch. Das Essen soll Spaß machen und gut schmecken. Wir denken auch an unsere Gesundheit und an die Umwelt und finden es nicht gut, dass für unsere Ernährung so viele Tiere getötet werden.

Unser Motto: Ernährung und Umwelt gehören zusammen.

Die Fitness-Fans

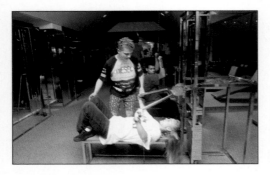

„Fit für den Sport" ist unser Motto. Wir wissen, dass unser sportlicher Erfolg auch vom Essen und Trinken abhängt. Vollkornbrot, Obst, Müsli und magere Steaks sind für uns ideal. Zur Sicherheit nehmen wir häufig Vitaminpillen, und wenn's ernst wird, auch einen Iso-Drink. Wichtig ist für uns, dass wir regelmäßig essen, damit es keinen Leistungsabfall gibt.

1. Schätze dich selbst ein: Zu welchem der drei Esstypen gehörst du am ehesten?

2. Nennt Gründe, warum Marktforschungsinstitute im Auftrag von Krankenkassen, Nahrungsmittelindustrie, Gastronomie und Staat das Essverhalten von Jugendlichen erforschen.

TESTE DICH SELBST

Ich esse am liebsten

- zu Hause,
- im Restaurant,
- am Imbissstand.

Auf Partys ist mir am wichtigsten

- die Musik,
- die Leute,
- Essen und Trinken.

Wenn ich Lebensmittel einkaufe, achte ich darauf, dass sie

- billig sind,
- wenig Kalorien haben,
- frisch sind,
- besonders gut schmecken.

Ich esse

- hastig und schnell,
- langsam.

Welche dieser Aussagen trifft auf dich zu?

- Ich wünsche mir oft etwas Süßes.
- Ich esse oft aus Langeweile.
- Ich habe manchmal plötzlich einen Heißhunger.
- Ich halte mich immer an die Essenszeiten.
- Ich esse nur, wenn ich wirklich hungrig bin.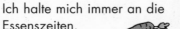

Was ist deine Meinung?

- Gesundes Essen schmeckt nicht besonders.
- Gesundes Essen kann auch gut schmecken.
- Schmackhaftes Essen ist eher ungesund.

Für Zwischendurch habe ich am liebsten

- Brezel, Cola/Fanta,
- etwas Süßes,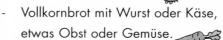
- Wurst- oder Käsebrot,
- Vollkornbrot mit Wurst oder Käse, etwas Obst oder Gemüse.

Wie oft isst du Obst?

- täglich,
- selten
- häufig, aber nicht täglich.

Ich trinke vorwiegend

- Kaffee, Tee,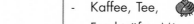
- Fruchtsäfte, Mineralwasser,
- Limonaden, Cola.

Was hältst du von Fleisch?

- Ich esse es täglich oder häufig.
- Ich esse es selten.
- Ich esse es nie.

So findest du deine Punkte heraus:

 = 3 Punkte

 = 1 Punkt

 = 0 Punkte

AUSWERTUNG DES TESTS

Bis zu 9 Punkten:

Essen soll schmecken und nicht viel Zeit in Anspruch nehmen. Du stehst auf Fastfood. Du hältst nichts vom Gerede über gesundes Essen. Für dich ist am wichtigsten, dass du satt wirst.

10 - 22 Punkte:

Dein Aussehen, deine Gesundheit und deine Fitness sind dir nicht unwichtig. Ab und zu verzichtest du auf Pommes frites und andere Dickmacher. Vollwertkost ist deiner Meinung nach eher etwas für Müsli-Freaks.

23 - 30 Punkte:

Du ernährst dich vollwertig und abwechslungsreich. Dir ist klar, dass Ernährung und Gesundheit eng zusammenhängen.

Was bestimmt unser Ernährungsverhalten?

Erziehung

Eltern geben ihre Essgewohnheiten und Tischsitten an ihre Kinder weiter. Lieblingsgerichte der Eltern sind oft auch Lieblingsgerichte ihrer Kinder. Kinder essen oft dann viel, wenn auch ihre Eltern große Portionen essen. Jugendliche, die mehr wiegen, als ihnen lieb ist, haben häufig auch Eltern mit Gewichtsproblemen.

Tradition, Religion

In jedem Land gibt es typische Speisen und Regeln, wie man sich bei Tisch benimmt. Diese Gerichte und Verhaltensweisen werden von Generation zu Generation weitergegeben und selbst dann beibehalten, wenn man in einem anderen Land lebt. Auch religiöse Bräuche und Essvorschriften beeinflussen das Ernährungsverhalten.

Bedürfnisse unseres Körpers

Hunger- und Sättigungsgefühle regulieren die Nahrungsaufnahme. Dieser natürliche Ablauf kann gestört sein, sodass wir beispielsweise gar nicht mehr merken, wann wir satt sind oder Hunger haben.

Seelische Verfassung

Freude, Kummer, Stress, Entspannung haben Einfluss auf unseren Appetit. Sie entscheiden mit darüber, ob wir uns falsch oder richtig ernähren, ob wir alles in uns „hineinfressen" oder entspannt Essen und Trinken genießen.

Werbung, Lebensmittelangebot

Für Nahrungsmittel wird viel und raffiniert geworben. Die Werbung und das übergroße Nahrungsmittelangebot verführen dazu, mehr zu kaufen und mehr zu essen.

Beruf, Haushaltssituation, Einkommen

Wie sich jemand ernährt, ist auch davon abhängig, ob er berufstätig ist, welchen Beruf er ausübt und wie viel Geld ihm zur Verfügung steht. Oft lässt es die Berufstätigkeit nicht zu, dass man zu Hause in Ruhe zu Mittag essen kann.

---

1. Überlege, was dein Ernährungsverhalten am meisten geprägt hat?
2. Sammelt Sprüche, die mit Essen und Trinken zu tun haben.
3. Achte einmal genau auf die Werbung für Speisen und Getränke:
   Welche Bedürfnisse werden angesprochen?

„Das mache ich schon immer so …"

Unser Ernährungsverhalten ist weitgehend ein Gewohnheitsverhalten. Gegessen wird wie gewohnt. Warum eigentlich? Gibt es vielleicht nicht doch andere Möglichkeiten der Ernährung, die abwechslungsreicher sind oder nützlicher und gesünder? Jeder sollte einmal darüber nachdenken. Voraussetzung dafür ist, dass man sich **sein Ernährungsverhalten bewusst macht**.

Mahlzeit Zwischenmahlzeit	Was esse ich? Was trinke ich?	Wie viel esse ich? Wie viel trinke ich?	Wie esse ich? Wie trinke ich?
Frühstück			
Pausenverpflegung (1. Pause)			
Pausenverpflegung (2. Pause)			
Mittagessen			
Jause			
Abendessen			

Ich esse morgens nie etwas!

Ein Cola in der Pause muss sein.

Mittags hole ich mir nur etwas aus dem Kühlschrank oder wärme mir etwas aus dem Tiefkühlschrank.

Ich esse immer so schnell.

Ich esse, wann ich will.

1. Notiere deine Ernährungsgewohnheiten in einer Übersicht.
2. Viele essen mit Hast und Eile. Das kann zu Problemen führen. Begründe, warum.

Essen und Trinken - das ist doch etwas Selbstverständliches. Wenn man Hunger hat, isst man etwas; wenn's schmeckt, ein bisschen mehr. Und wenn man nicht mehr kann, dann hört man auf. Oder? Im Wesentlichen ja, doch dahinter steckt ein sehr komplizierter Mechanismus.

Schon der Anblick und Geruch eines guten Essens kann Hungergefühle auslösen - auch wenn wir bis zu dem Moment davor nicht den geringsten Appetit verspürten. Dann läuft uns im wahrsten Sinne des Wortes das Wasser im Munde zusammen. Dieses „Wasser" ist nichts anderes als Verdauungssaft, durch dessen Ausscheidung sich der Körper auf das Essen „vorbereitet".

Wenn uns etwas besonders gut schmeckt, kann das den Hunger noch verstärken. Wenn wir „echten" Hunger haben, melden sich unsere Verdauungsorgane mit den verschiedensten Signalen. Der Magen „knurrt", Verdauungssäfte bilden sich.

Ein wichtiger Auslöser für den Hunger ist unser Blutzuckerspiegel. Fast alle Nahrungsmittel enthalten Kohlenhydrate, die in unserem Körper zu dem Zucker „Glucose" umgewandelt werden. Dieser Zucker wird im Blut zu allen Zellen transportiert und dient ihnen als Nahrung.

Sinkt der Blutzuckerspiegel ab, beispielsweise dann, wenn unsere Zellen alle Vorräte verbraucht haben, wird das von dem sogenannten „Hungerzentrum" im Gehirn registriert. Dann wird dort Alarm geschlagen. Hormone und andere Stoffe werden freigesetzt, die den Hunger „aktivieren". Alle Teile unseres Körpers, die mit der Nahrungsaufnahme und -verwertung zu tun haben, schalten jetzt auf „Hunger". Der Magen knurrt, das Wasser läuft im Mund zusammen - der Körper lässt uns spüren: Ich habe Hunger!

Und was passiert, wenn wir satt werden? Unser Magen ähnelt einem dehnbaren „Gummisack". Vor allem dann, wenn uns etwas besonders gut schmeckt, geht da wesentlich mehr hinein, als uns bekömmlich ist. Der Füllungsgrad des Magens ist für unseren Körper nur ein Signal unter vielen, wenn es um den richtigen Moment zum Aufhören geht.

Schon während des Essens zersetzen die Verdauungssäfte einen Teil der Nahrung und transportieren die einzelnen Nährstoffe ins Blut und zu den Zellen. Das wird sofort von unserem Hungerzentrum registriert. Dort wird, wie in einem chemischen Labor, der Nährstoffgehalt unseres Blutes ständig gemessen. Steigt dieser Nährstoffgehalt nach dem Essen an, schaltet das Hungerzentrum im Gehirn auf „Sättigung". Das ist der Punkt, an dem dann das Gefühl aufkommt: „Jetzt bin ich aber satt. So satt, dass nichts mehr reingeht."

1. Was hat der Blutzuckerspiegel mit dem Hungergefühl zu tun?
2. Versuche zu erklären, worin der Unterschied zwischen Hunger und Appetit besteht.

Essformen - Esskultur

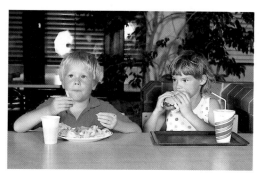

Verfall der Esskultur? - Essen ohne Messer und Gabel ist bei Jüngeren sehr beliebt.

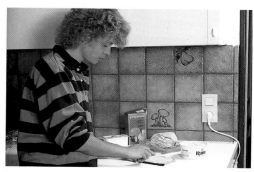

Esskultur vieler Singles: die Schnellverpflegung aus dem Kühlschrank.

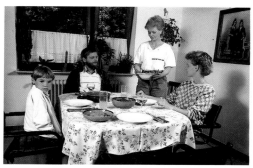

Esskultur im Familienkreis - oft die einzige Möglichkeit, mit allen Familienmitgliedern zusammenzukommen.

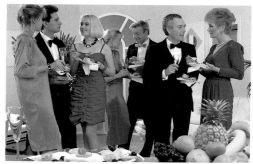

Die „feine, hohe" Esskultur - nur etwas für Leute mit „zu viel" Geld?

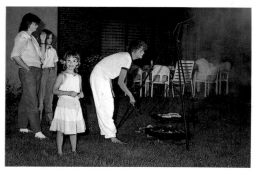

Was ist schöner, als mit netten Leuten zusammen zu feiern und zu essen?

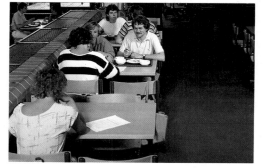

Gemeinschaftsverpflegung - für viele alltäglich.

1. Was versteht man unter „Esskultur"?
2. Beschreibe Situationen, in denen sich unterschiedliche Formen von Esskultur zeigen.

Gemeinsame Mahlzeiten – ein alter Zopf?

Früher waren gemeinsame Mahlzeiten selbstverständlich. In den letzten Jahren hat sich das geändert. Der moderne Lebensrhythmus, die Ausstattung der Haushalte mit Tiefkühlgeräten, Kühlschränken und Mikrowellengeräten haben dazu geführt, dass in vielen Familien nur noch selten gemeinsam gegessen wird. Das erleichtert zwar die Organisation und gibt jedem im Haushalt mehr Freiraum, aber es bringt auch Nachteile. Gemeinsame Mahlzeiten sind z.B. für die Kommunikation in der Familie wichtig. Seit das Fernsehen der Familie kaum noch eine Chance gibt, Abende gemeinsam zu verbringen und dabei in Ruhe miteinander zu reden, bleiben dafür vor allem die gemeinsamen Mahlzeiten.

Die Sprechblasen unten geben einige Argumente *für* gemeinsame Mahlzeiten wieder. Es war Absicht, positive Argumente zusammenzutragen, um für gemeinsame Mahlzeiten zu werben. Es wäre schade, wenn eine der letzten Möglichkeiten für Familien verloren ginge, zusammenzusitzen, miteinander zu reden und so das Zusammengehörigkeitsgefühl zu stärken. Damit ginge auch ein wichtiges Feld zum Erlernen und Üben der Esskultur verloren. Mit einem „bisschen Benehmen" ist das Essen angenehmer, vor allem für die, die mit am Tisch sitzen.

Oder?

Wo sollen wir als Familie zusammensitzen, wenn nicht bei Tisch?

Wichtige Dinge können wir beim gemeinsamen Abendessen klären.

Wenn wir gemeinsam am Tisch sitzen, esse ich viel vernünftiger, als wenn ich mir alleine etwas richte.

Wenn nicht die Gespräche beim gemeinsamen Essen wären, wüsste ich gar nicht, was mein älterer Bruder so macht.

Ich finde es entspannend, mich an den gedeckten Tisch zu setzen.

Wenn man eingeladen ist, muss man sich bei Tisch benehmen können. Wo soll man's lernen, wenn nicht zu Hause!

Die gemeinsame Mahlzeit stärkt oft das Familiengefühl.

Manchmal gehen mir beim Abendessen die Fragen über die Schule auf die Nerven. Aber andererseits: Wenn meine Eltern überhaupt kein Interesse zeigten?

Wenn es die gemeinsamen Mahlzeiten nicht gäbe, würde ich viel einseitiger essen.

1. In einer Familie geht es um die Frage, ob man wenigstens abends gemeinsam essen soll. Mittags ist es aufgrund der Stundenpläne und der Berufstätigkeit der Eltern nicht möglich. Entwickelt ein Rollenspiel.
2. Was kann an gemeinsamen Mahlzeiten störend sein? Wie kann man das abstellen?

Alternative Ernährungsformen

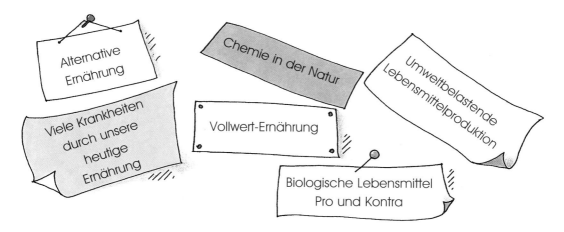

Alternative Ernährung

Chemie in der Natur

Umweltbelastende Lebensmittelproduktion

Viele Krankheiten durch unsere heutige Ernährung

Vollwert-Ernährung

Biologische Lebensmittel Pro und Kontra

„Alternative" Ernährungsformen sind „in". Immer mehr Menschen versuchen, sich anders zu ernähren, als wir es von der Durchschnittskost gewöhnt sind.

Für die meisten hat dies in erster Linie gesundheitliche Gründe. Denn zahlreiche Zivilisationskrankheiten, wie Übergewicht, Herz- und Kreislauferkrankungen oder Gicht, stehen in direktem Zusammenhang mit unserer modernen Ernährung. Der Grund: Wir essen zu süß, zu salzig, zu fett, zu eiweißreich und viel zu viel. Kein Wunder, dass das zu Lasten unserer Gesundheit geht. Viele Menschen steigen deshalb auf alternative Kostformen um. Diesen Ernährungsformen ist eines gemeinsam: Sie verzichten völlig oder weitgehend auf Fleisch und Wurst.

Für die Alternativkost sprechen noch andere Gründe: Herkömmlich erzeugte Lebensmittel sind oft mit so vielen Schadstoffen und Rückständen belastet, dass immer mehr Verbraucher auch darin eine Gefahr für ihre Gesundheit sehen. Ursachen dieser Belastung sind u.a. das „Zuviel an Chemie" in der herkömmlichen Landwirtschaft und die allgemein zunehmende Umweltverschmutzung.

Die Schadstoffe sind nicht der einzige Grund, weshalb immer mehr nach einer bewussteren Ernährungsweise suchen.

Viele umweltbewusste Bürger befürworten z.B. den ökologischen Landbau. Er belastet unsere Umwelt bei der Lebensmittelerzeugung wesentlich weniger, als dies die „konventionelle Landwirtschaft" tut.

Ein weiterer Grund ist der Wunsch nach Lebensmitteln, die so wenig wie möglich be- und verarbeitet sind. Möglichst unbearbeitete Nahrungsmittel haben gleich zwei Vorteile: Erstens bleiben zahlreiche wichtige Inhaltsstoffe in unserer Nahrung erhalten, die bei der Bearbeitung verloren gehen könnten. Das ist ein Plus für unsere Gesundheit. Zweitens entfällt die aufwändige industrielle Verarbeitung - das schont wiederum die Umwelt. Es entstehen weniger Abfälle und Abgase und der Energieverbrauch ist geringer.

Freunde alternativer Kostformen kritisieren auch die weltweite Handels- und Ernährungspolitik. Viele von ihnen verzichten daher demonstrativ auf exotische Früchte, weil diese unter hohem Energieaufwand um die halbe Welt transportiert werden, bevor sie auf unserem Teller landen.

Andere Menschen haben in erster Linie ethische oder religiöse Gründe, wenn sie sich „alternativ" ernähren. Einige lehnen z.B. das Töten von Tieren prinzipiell ab - Ernährung ist für sie ein Teil ihrer Lebensphilosophie.

Vollwert-Ernährung - eine gesunde Alternative

Die Vollwert-Ernährung ist die „vernünftigste" Form alternativer Ernährung. „Lasst unsere Nahrung so natürlich wie möglich", lautet ihre wichtigste Grundregel. Je weniger unsere Nahrung behandelt wird, desto naturbelassener und dadurch vollwertiger ist sie. Und eine vollwertige Kost liefert am ehesten alle wichtigen Bestandteile für eine gesunde Ernährung. Naturbelassene Lebensmittel haben den höchsten Gesundheitswert. Ein frischer Apfel z.B. ist vollwertiger als gekochtes Apfelkompott. Durch die Zubereitung hat das Kompott nämlich wichtige Inhaltsstoffe eingebüßt, die im rohen Apfel noch enthalten sind.

Zu den wichtigsten Lebensmitteln der Vollwert-Ernährung zählen:

- Getreide und Getreideprodukte aus dem vollen Korn
- frisches Gemüse und Obst
- Milch und Milchprodukte
- naturbelassene Fette
- Kartoffeln und Hülsenfrüchte

Fleisch, Fisch und Eier in Maßen sind erlaubt.

Vom Speiseplan streichen sollte man dagegen stark verarbeitete Produkte. Denn die liefern wenig Nährstoffe, dafür aber jede Menge Kalorien. Dazu gehören vor allem:

- Zucker und daraus hergestellte Produkte (Süßigkeiten oder Limonaden)
- helle Mehle (Auszugsmehle) und Produkte daraus (Weißbrot, Toastbrot, Kuchen)
- polierter, geschälter Reis
- Nudeln
- Puddingspeisen

Auch eine Portion Frischkornmüsli aus frisch gemahlenem Getreide mit Obst, Nüssen, Milch oder Joghurt gehört bei der Vollwertkost täglich auf den Tisch.

Volles Korn, Vollmilch und Nüsse sollten rund ein Viertel der Tageskost ausmachen. Das gleiche gilt für Obst und Gemüse - das isst man am besten immer roh. Die andere Hälfte des täglichen Essens darf aus erhitzten Lebensmitteln bestehen.

Für die Küchenpraxis gilt:

- Erhitze nur, was nötig ist.
- Kurz und hoch erhitzen ist weniger schädlich als lange und niedrig.
- Spare an Hitze, Salz und Wasser.
- Aufwärmen ist besser als Warmhalten.

Vollwertkost liefert genügend Vitamine, Mineral- und Ballaststoffe in natürlicher Zusammensetzung. Sie hilft damit Zivilisationskrankheiten vorzubeugen. Sie ist zudem gut verträglich und schmackhaft.

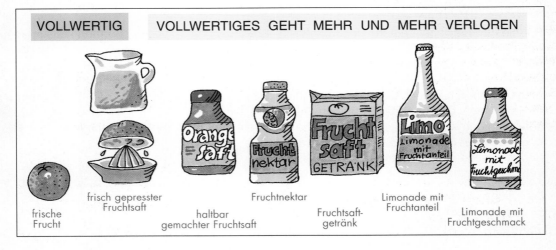

VOLLWERTIG   VOLLWERTIGES GEHT MEHR UND MEHR VERLOREN

frische Frucht — frisch gepresster Fruchtsaft — haltbar gemachter Fruchtsaft — Fruchtnektar — Fruchtsaftgetränk — Limonade mit Fruchtanteil — Limonade mit Fruchtgeschmack

Vegetarische Küche

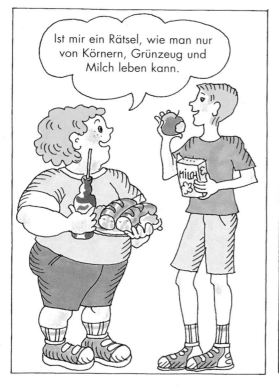

Ist mir ein Rätsel, wie man nur von Körnern, Grünzeug und Milch leben kann.

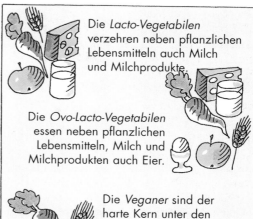

Die *Lacto-Vegetabilen* verzehren neben pflanzlichen Lebensmitteln auch Milch und Milchprodukte.

Die *Ovo-Lacto-Vegetabilen* essen neben pflanzlichen Lebensmitteln, Milch und Milchprodukten auch Eier.

Die *Veganer* sind der harte Kern unter den Vegetariern. Sie ernähren sich streng vegetarisch. Veganer essen ausschließlich pflanzliche Kost.
Auch Eier, Milch und Milchprodukte lehnen sie strikt ab. Der Grund: Milch und Eier seien für den Menschen nicht bestimmt. Diese streng vegetarische Ernährung birgt Gesundheitsrisiken. Veganer nehmen oft zu wenig Calcium, Eisen und Vitamin B12 zu sich.

Vegetarier sind Menschen, die keine Nahrungsmittel von getöteten Tieren essen. Fische, Weich- und Schalentiere sowie tierische Fette, beispielsweise Speck oder Rinderfett, lehnen sie ebenfalls ab.

Unter den Vegetariern gibt es noch die sogenannten „Puddingvegetarier". Sie ernähren sich zwar vegetarisch, essen dabei jedoch viele Süßigkeiten, Zucker und niedrig ausgemahlene Mehle, wie sie z.B. im Weißbrot verarbeitet sind. Ein solcher Vegetarismus läuft auf eine ungesunde Ernährung hinaus: „Puddingvegetarier" nehmen in der Regel zu viel Energie, aber zu wenig Nährstoffe auf.

Vegetarier, die auf eine abwechslungsreiche Ernährung mit reichlich Getreideprodukten, Obst und milchsauren Lebensmitteln achten, leben gesünder als die Mehrheit der Bevölkerung:

- Sie leiden seltener unter einem hohen Cholesterinspiegel.
- Bluthochdruck kommt fast nie vor.
- Herz-Kreislauferkrankungen treten kaum auf.
- Vegetarier sterben seltener an bestimmten Krebsarten wie Darm- und Brustkrebs.
- Gicht tritt nur in Einzelfällen auf.

---

1. Könntest du dich als Vegetarier versuchen? Was spricht dafür, was gegen diese Ernährungsform?

Fastfood - weil's schnell gehen soll?

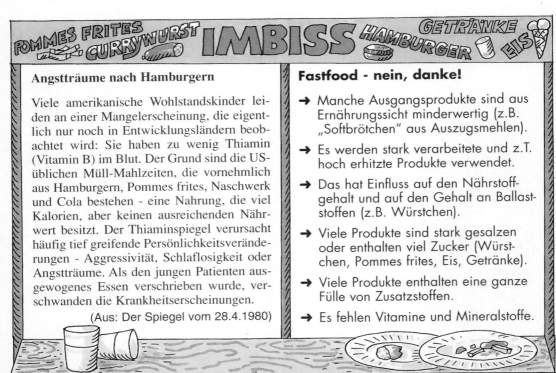

Angstträume nach Hamburgern

Viele amerikanische Wohlstandskinder leiden an einer Mangelerscheinung, die eigentlich nur noch in Entwicklungsländern beobachtet wird: Sie haben zu wenig Thiamin (Vitamin B) im Blut. Der Grund sind die US-üblichen Müll-Mahlzeiten, die vornehmlich aus Hamburgern, Pommes frites, Naschwerk und Cola bestehen - eine Nahrung, die viel Kalorien, aber keinen ausreichenden Nährwert besitzt. Der Thiaminspiegel verursacht häufig tief greifende Persönlichkeitsveränderungen - Aggressivität, Schlaflosigkeit oder Angstträume. Als den jungen Patienten ausgewogenes Essen verschrieben wurde, verschwanden die Krankheitserscheinungen.

(Aus: Der Spiegel vom 28.4.1980)

Fastfood - nein, danke!

→ Manche Ausgangsprodukte sind aus Ernährungssicht minderwertig (z.B. „Softbrötchen" aus Auszugsmehlen).

→ Es werden stark verarbeitete und z.T. hoch erhitzte Produkte verwendet.

→ Das hat Einfluss auf den Nährstoffgehalt und auf den Gehalt an Ballaststoffen (z.B. Würstchen).

→ Viele Produkte sind stark gesalzen oder enthalten viel Zucker (Würstchen, Pommes frites, Eis, Getränke).

→ Viele Produkte enthalten eine ganze Fülle von Zusatzstoffen.

→ Es fehlen Vitamine und Mineralstoffe.

Fastfood - eine neue Ernährungsform setzt sich durch. Die Gerichte schmecken, sind rasch zubereitet und anscheinend günstig im Preis. Junge Leute nutzen Fastfood-Lokale mit Vorliebe als billigen Treffpunkt.

Wer täglich Fastfood isst, riskiert gesundheitliche Schäden. Hamburger, Currywürste, Pommes frites und zuckerhaltige Limonadengetränke, verbunden mit Süßigkeiten zwischendurch decken den Bedarf an Vitaminen, Mineralstoffen und Ballaststoffen nur lückenhaft. In jedem Fall aber liefern sie ein Überangebot an Fett, Zucker, Kochsalz und Phosphaten.

Wer Hunger hat, wird von Fastfood meist nicht satt. Eigentlich erstaunlich bei den ca. 600 bis 700 Kalorien, die Doppel-Whopper und Big Mäcs in den Magen bringen. Das Geheimnis der Kalorien, die nicht satt machen, ist leicht erklärbar. Hamburger tricksen die menschliche Verdauung aus. Ruck-zuck gekaut, geschluckt, verdaut vermitteln sie dem Organismus das Gefühl, nur wenig Nahrung bekommen zu haben. Verantwortlich für die Täuschung ist in erster Linie ein Mangel an Ballaststoffen, die der Nahrung normalerweise Gewicht und Volumen geben, ohne die Energieaufnahme nennenswert zu erhöhen. Volumen und Gewicht sind aber für die Sättigung sehr wichtig. Durch das schnell wiederkehrende Hungergefühl sind viele Fastfood-Gerichte auch ein teures Essen. Wer für einen doppelstöckigen Hamburger, eine Portion Pommes frites und ein Colagetränk 60 bis 70 Schilling bezahlt, hätte anderswo dafür auch eine vernünftige Kleinigkeit kaufen können.

---

1. „Jugendliche sind für ihre Ernährung selbst verantwortlich." Wie siehst du das?

Essen mit Maß und Ziel

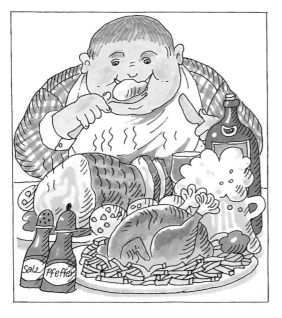

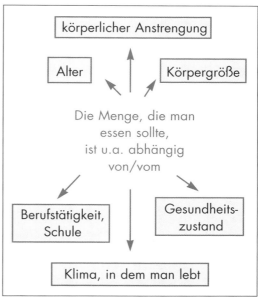

körperlicher Anstrengung

Alter — Körpergröße

Die Menge, die man essen sollte, ist u.a. abhängig von/vom

Berufstätigkeit, Schule

Gesundheits-zustand

Klima, in dem man lebt

„Kein Tier überfrisst sich, nur der Mensch." Stimmt diese Redewendung? - Wir haben verlernt, auf unseren Körper zu hören. Er würde uns schon sagen, wie viel wir essen sollen. Manche behaupten: „Der Körper sagt sogar, was er benötigt: Süßes, Saures, Scharfes ...”

Solange wir uns auf unsere Gefühle nicht verlassen können, müssen wir den Kopf einschalten und unsere Ernährung bewusst gestalten. Ein erster Schritt ist, geregelt zu essen! Fünf kleinere Mahlzeiten am Tag sind besser, als drei große. Bei den sogenannten *Hauptmahlzeiten* (Frühstück, Mittagessen, Abendessen) isst man meist mehr als bei den verbleibenden Zwischenmahlzeiten. Aber es sollten auch keine „Berge" auf dem Mittagsteller liegen.

Häufig wird auch nach der Abendmahlzeit noch etwas gegessen (Knabbereien beim Fernsehen). Vorsicht! Hier wird meist unkontrolliert gefuttert.

Zur Nahrungsaufnahme zählen auch die Getränke. Ein Glas Milch oder Cola bringen dem Körper relativ viele Nährstoffe.

Natürlich isst und trinkt man „zwischendurch", dagegen ist auch nichts zu sagen. Nur sollte man es bewusst tun und im Auge behalten, was und wie viel man insgesamt gegessen und getrunken hat.

Auf die gesüßten Getränke oder Süßigkeiten oder Knabbereien zwischendurch könnte der Körper gut verzichten. Seinen Nährstoffbedarf deckt er bei den Hauptmahlzeiten.

1. Wie viel isst und trinkst du neben den Hauptmahlzeiten? Notiere einmal für einige Tage, was und welche Menge davon du zwischendurch isst bzw. naschst.

2. Auf welche Zusammenhänge weist die Grafik oben rechts hin?

> Du bist ganz schön dick geworden. Ist dir deine Gesundheit denn gleichgültig?

> Gesundheit! - Was hat das denn mit meiner Figur zu tun? Ich fühle mich wohl, so wie ich bin. Und Treppen kann ich auch langsam steigen ...

Nach allem, was man heute über die Zusammenhänge zwischen Ernährung und Gesundheit weiß, bringt **Übergewicht** Probleme mit sich. So ist für Übergewichtige das Risiko größer, an bestimmten Krankheiten zu erkranken. Dazu zählen einige Krebsarten, Herz- und Kreislauferkrankungen und „Zucker" (Diabetes mellitus). Aber auch Atemwegserkrankungen und die schmerzhafte Arthritis (Gelenksentzündung) können durch Übergewicht begünstigt werden.

Übergewichtige sollten daher versuchen, ihr Übergewicht abzubauen. Dazu muss man zunächst das optimale Körpergewicht kennen. Heute gilt der Body-Mass-Index (BMI) als Kenngröße.

In der Regel wird es auf ein oder zwei Kilo nicht ankommen. Wer wirklich übergewichtig ist, sollte aber überlegen, ob er die überflüssigen Kilo nicht „abspecken" will. Für die Gesundheit ist dies auf lange Sicht auf jeden Fall besser.

Auch **Untergewicht** kann ein Problem darstellen. Wie soll der Körper leistungsfähig bleiben, wenn ihm ständig zu wenig „Betriebsstoffe" zugeführt werden? Untergewicht ist in den allermeisten Fällen die Folge einer nicht ausreichenden Ernährung. Die Frage muss also lauten: Warum isst der oder die Untergewichtige zu wenig oder erbricht die aufgenommene Nahrung gar (vgl. auch Seite 21)? Vielleicht sind es seelische Einflüsse, innere Ängste, die zu einem solchen Verhalten führen? Vielleicht sind aber auch außer Kontrolle geratene Steuerungsmechanismen des Körpers die Ursache. Man sollte mit vorschnellen Urteilen vorsichtig sein. Auf jeden Fall aber ist ärztlicher Rat angebracht.

Wer Hilfe sucht, sollte Hilfe finden. Wer Hilfe anbietet, sollte bedenken: „Auch Ratschläge können Schläge sein." Dumme Sprüche haben übergewichtige wie untergewichtige Menschen schon genug gehört. Was sie brauchen, ist ernst gemeinte und langfristig angelegte Hilfe!

1. Bereite einen Kurzvortrag zum Thema „Risiken des Übergewichts" vor. Gehe auch auf Risiken ein, die hier nicht erwähnt sind, die du aber aus dem Alltag kennst.

2. „Dicke müssen doch einfach nur weniger essen!" Ist das so einfach - was meinst du?

Ursachen von Gesundheitsstörungen

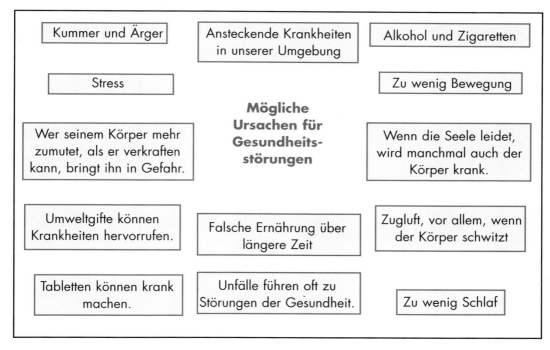

Kummer und Ärger	Ansteckende Krankheiten in unserer Umgebung	Alkohol und Zigaretten
Stress		Zu wenig Bewegung
Wer seinem Körper mehr zumutet, als er verkraften kann, bringt ihn in Gefahr.	**Mögliche Ursachen für Gesundheits-störungen**	Wenn die Seele leidet, wird manchmal auch der Körper krank.
Umweltgifte können Krankheiten hervorrufen.	Falsche Ernährung über längere Zeit	Zugluft, vor allem, wenn der Körper schwitzt
Tabletten können krank machen.	Unfälle führen oft zu Störungen der Gesundheit.	Zu wenig Schlaf

Viren oder Bakterien können uns krank machen. Das ist bekannt. Gegen Erreger von Erkältungskrankheiten beispielsweise hat man manchmal keine Chance. Aber es sind nicht immer nur solche eindeutigen Ursachen, die unsere Gesundheit stören. Vielfach weiß man nicht, wo die eigentliche Quelle für eine Erkrankung liegt. Störfaktoren können auch mit in die Wiege gelegt werden, Krankheiten sind also vererbbar.

Ein bekannter Krankmacher unserer modernen, hektischen Zeit ist der Stress. Wer kennt nicht die Bezeichnung „Managerkrankheit"? Immer mehr rückt heute auch die Umwelt - konkret: die belastete Luft oder das schadstoffhaltige Wasser - ins Blickfeld. Allergien oder Hauterkrankungen stehen mit Umwelteinwirkungen vielfach in unmittelbarer Verbindung.

Ein weiteres Phänomen unserer Gesellschaft drückt sich im Spruch von „Selbstmord mit Messer und Gabel" aus: Viele essen sich krank. Ein hoher Teil der Krankheitskosten, den die Krankenversicherungen (aus den Taschen ihrer Versicherten) aufbringen müssen, geht auf ein falsches Ernährungsverhalten zurück. Ein erschreckendes Beispiel dafür, dass man sich krank essen kann, liefert Japan. Früher hat man dort sehr naturbezogen gegessen. Seit Japaner auch beim Essen amerikanischen Vorbildern nacheifern, treten Krankheiten auf, die vorher keine oder kaum eine Rolle gespielt haben.

1. „Wer arm ist, wird leicht krank." Hältst du diese Aussage für richtig? Begründe deine Meinung.

2. „Manche Krankheit bietet die Chance, über seine Lebensführung nachzudenken und vielleicht künftig dieses oder jenes besser zu machen." Sprecht darüber.

Schlankheitskuren machen schlank - vor allem die Geldbörse

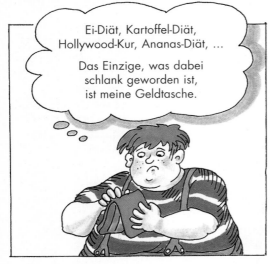

Ei-Diät, Kartoffel-Diät, Hollywood-Kur, Ananas-Diät, ...

Das Einzige, was dabei schlank geworden ist, ist meine Geldtasche.

Schlemmen mit wenig Kalorien

Fort mit den Fettpölstern

Umfangreduzierung! Mühelos!

SCHLANK IN DREI WOCHEN

Ohne Hungern abnehmen

Schlank über Nacht

Abnehmen: einfach, sicher, schnell

Nach dem Ende von Diättagen oder -wochen hat Anna immer ganz schnell wieder zugenommen. Anna ist kein Einzelfall. Tausende junge Mädchen hungern hierzulande, um ihr „Traumgewicht" zu erreichen, das sie dann doch nicht halten. Wahrscheinlich können sie es auch gar nicht halten, ihr Körper ist vielleicht von Natur aus auf ein höheres Gewicht „eingestellt".

In Amerika werden pro Jahr schätzungsweise 10 Milliarden US-Dollar für Diät-Bücher, Antifett-Pillen und Appetitzügler ausgegeben. Auch in Österreich gehen die Ausgaben dafür in die Millionen ... So wird vor allem die Geldtasche schlank!

Viele Diäten beruhen auf dem Prinzip, nur ein Lebensmittel zu erlauben. Wer nur Sauerkraut, Eier oder Spaghetti isst, nimmt natürlich weniger Energie auf als bei gemischter Kost. Das Gewicht sinkt zunächst. Diese Kost ist allerdings einseitig, die Folgen sind Mangelerscheinungen.

Welche Diät kann man denn empfehlen? Der einzig Erfolg versprechende Weg besteht darin, sein Ernährungsverhalten in kleinen Schritten zu ändern, und das mit Konsequenz. Erst einmal auf die halbe Tafel Schokolade täglich zu verzichten oder nur noch eine Rippe zu essen ist sinnvoller als jede Extremdiät.

In jedem Fall abzuraten ist von sensationellen Schlankmachern wie Tabletten, Tees oder sogar Kleidungsstücken, „die das Fett dahinschmelzen lassen".

Da kann doch irgendwas nicht stimmen!
Wenn die Abmagerungskuren alle so erfolgreich wären, wie behauptet wird,
und die Leute schon so viel Geld dafür ausgegeben haben,
dann dürfte es eigentlich schon bald keine Dicken mehr geben.
Tatsächlich gibt es immer mehr davon.

1. Berichte von eigenen Erfahrungen oder jenen von Bekannten mit Diäten.
2. Welche Gefahren stecken in der Durchführung extremer Diäten?
3. Wie erklärt ihr euch den großen Publikumserfolg vieler Extremdiäten?

Wenn Mädchen nicht mehr essen wollen

Gabi, 14 Jahre, besucht die 4. Klasse der Hauptschule und möchte einmal in der Mode-branche arbeiten. In letzter Zeit aber gibt es eine Menge privaten Ärger und Probleme. Vor einigen Wochen hat sie mit ihrem Freund Schluss gemacht. Seit gut einem Monat hat sie das Gefühl, dass sie nichts mehr essen kann. Auch wenn sie nur kleine Mengen isst, wird ihr immer sofort schlecht. In den letzten vier Wochen hat Gabi schon fast fünf Kilo abge-nommen. Am letzten Wochenende hat sie mit ihrer Freundin, die in eine andere Stadt übersiedelt ist, darüber am Telefon gesprochen. Zwei Tage später findet sie im Postkasten diesen Brief.

Liebe Gabi!

Was du mir erzählt hast, macht mir große Sorgen. Ich habe inzwischen versucht, etwas über ähnliche Fälle zu erfahren. Vielleicht hängt das alles mit deinem Gefühlsleben zusammen. Ich muss daran denken, dass Essen ja sowieso mit dem Gefühl zu tun hat. Schließlich reden wir ja davon, dass Liebe durch den Magen geht, oder sprechen von Kummerspeck oder dem Genuss beim Essen. In einer Zeitschrift habe ich gelesen, dass gerade bei Mädchen in unserem Alter Essstörungen immer häufiger werden. Die sprechen von Magersucht und beschreiben das so ähnlich wie das, was du mir von dir erzählt hast. Es kommt vor, dass sich solche Mädchen zu Tode hun-gern! Das hat mich erschreckt. Ich glaube, du solltest jetzt doch einmal zum Arzt gehen, am besten zu einem, der auch psychologische Behandlungen macht.

Lass bald wieder von dir hören. Einstweilen viele liebe Grüße
deine *Lollo* ♡ ♡ ♡

In den letzten Jahren werden zwei Essver-haltensstörungen immer häufiger beob-achtet, die beide die gleichen Ursachen haben: die **Magersucht** (Anorexie) und die **Esssucht** (Bulimie). Bei beiden Krankhei-ten, die fast nur bei Frauen zwischen der Pubertät und dem 30. Lebensjahr vorkom-men, wehren sich die Betroffenen unbe-wusst dagegen, als Frau erwachsen zu werden.

Während sich Magersüchtige beinahe zu Tode hungern, denn kein Medikament, höchstens psychotherapeutische Behand-lung kann ihnen helfen, stopfen sich die Esssüchtigen mit Speisen voll und trinken unmäßig viel - anschließend erbrechen sie wieder alles.

Ein Ernährungspsychologe stellte fest, dass fast alle Betroffenen vorher niemals mit anderen Menschen über ihre Anfälle von Heißhunger gesprochen hatten. Sie schämten sich. Esssüchtige können dabei bis zum zehnfachen dessen essen, was ein „normaler" Esser täglich isst. Doch durch das ständige Erbrechen sind die meisten Esssüchtigen schlank.

1. Überlege dir, warum Schlanksein und Schönheit fast allen so wichtig erscheinen.

2. Magersüchtige brauchen Hilfe von außen. Wer kann ihnen Hilfe bieten?

3. Esssüchtige verstecken ihr Verhalten vor der Umwelt. Warum wohl?

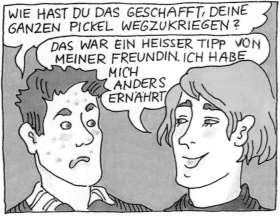

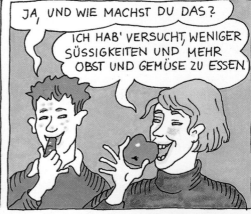

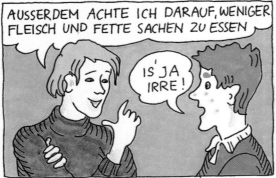

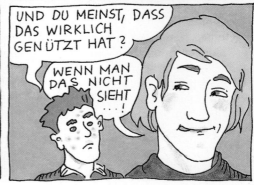

Eine mögliche Ursache für unreine Haut und Wimmerln kann falsche Ernährung sein. Wenn man zu viel, zu fett und zu süß isst, wird der Körper mit den Schlacken aus dem Abbau dieser Fehlernährung oft nicht mehr fertig. Die Schlacken suchen sich dann ein Ventil über die Haut: Die Wimmerln sprießen.

Ein heißer Tipp: Wer Probleme mit unreiner Haut hat, sollte versuchen, sich eine Zeit lang anders zu ernähren: Süßigkeiten weglassen, wenig Fleisch und Fett essen; statt dessen viel Obst, Gemüse und Vollkornprodukte. Zwischendurch könnt ihr auch einen reinen Obsttag oder Safttag

(mit Obst- und/oder Gemüsesäften) einlegen. Das Ganze nach Möglichkeit 10 bis 14 Tage durchhalten. Wenn dann plötzlich die Wimmerln weg sind oder zumindest weniger werden, hat sich die Mühe doch gelohnt, oder?

Wer seine Wimmerln auch dadurch nicht wegbekommt, sollte es nicht mit tausend Cremen und Salben versuchen. Das kann alles noch viel schlimmer machen. Am besten ist in diesem Fall, einen guten Hautarzt aufzusuchen. Nur der kann beurteilen, welche Behandlungsmaßnahmen dann richtig sind. Das ist in jedem Fall besser, als irgendeiner Reklame zu vertrauen.

1. Wie sollte die Ernährung für die „reine Haut" aussehen?

2. Warum kann Hautunreinheit für Jugendliche zum Problem werden?

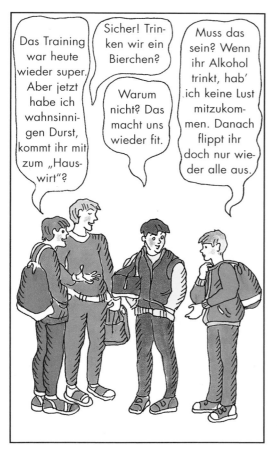

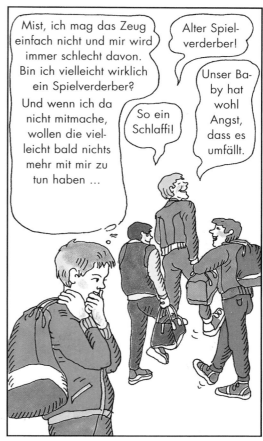

Auch wenn es Florian schwer fällt und an seinen Befürchtungen etwas dran ist, kann man nur hoffen, dass er standhaft bleibt. Nur allzu oft beginnt der Einstieg in die Droge Alkohol durch das Drängen anderer.

Alkohol ist ein Gift für unseren Körper - und das auch schon in kleinen Mengen. Alkohol tötet den Geist; mit jedem Rausch werden Millionen von Gehirnzellen unwiederbringlich vernichtet! Der Alkohol hat aber noch jede Menge anderer gesundheitlicher Wirkungen: Er kann den Blutdruck gefährlich in die Höhe treiben, die Folgen sind arge Kopfschmerzen. Im Übermaß genossen führt Alkohol zur Leberzirrhose, einer unheilbaren Erkrankung der Leber.

Alkohol zerstört aber nicht nur Körper und Geist, er zerstört auch zwischenmenschliche Beziehungen. Viele Ehen scheitern, weil ein Partner dem Alkohol verfällt. Wie viele unschuldige Kinder werden von alkoholisierten Vätern oder Müttern geprügelt!

Vorsicht Alkohol!

Alkohol kann auch in vielen Lebensmitteln enthalten sein, bei denen man gar nicht damit rechnet:

- Puddingsoßen
- Bonbons
- Pralinen
- Mehlspeisen

Schadstoffe in unseren Lebensmitteln

„Was kann man überhaupt noch essen?" - Fast jedes Lebensmittel ist irgendwann schon einmal wegen Schadstoffen ins Gerede gekommen: Hormone im Kalbfleisch, PER (= Fettlösemittel aus der chemischen Reinigung; gelangt es in den Körper, schädigt es Leber, Niere, in Olivenöl und Glykol im Wein. Kein Wunder, dass sich bei vielen Menschen eine Mischung aus Angst und Gleichgültigkeit einstellt. Was ist nun tatsächlich dran an der Sache mit dem Gift in unserer Nahrung?

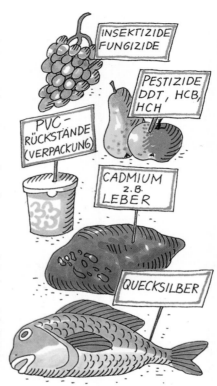

INSEKTIZIDE FUNGIZIDE

PESTIZIDE DDT, HCB, HCH

PVC-RÜCKSTÄNDE (VERPACKUNG)

CADMIUM z.B. LEBER

QUECKSILBER

Einerseits waren unsere Lebensmittel noch nie so sicher wie heute. Dank moderner Lebensmitteltechnologie können Lebensmittel unter bestmöglichen hygienischen Bedingungen hergestellt werden. Andererseits ist unsere Umwelt voll von Schadstoffen - im Boden, Wasser, in der Luft, aber auch in Tieren und Pflanzen.

Die gesundheitlichen Folgen der verschiedenen Schadstoffe, die unser Körper heute mit der Nahrung aufnimmt, lassen sich in vielen Fällen noch gar nicht absehen.

Schadstoffe unterscheidet man nach ihrer Herkunft und Verwendung. Es gibt:

- Rückstände. Das sind Reste von Pflanzenschutzmitteln, Düngemitteln oder Tierarzneimitteln. Diese Stoffe werden absichtlich und kontrolliert verwendet.

- Verunreinigungen. Dazu gehören Schwermetalle oder bestimmte chlorierte Kohlenwasserstoffe. Die Substanzen gelangen unbeabsichtigt und unkontrolliert aus der Umwelt (z.B. über Luft, Boden und Regen) in unsere Lebensmittel.

- Schadstoffe aus der Nahrungsmittelerzeugung und -verarbeitung.

- Schadstoffe aus Verpackungsmaterialien, wie Weichmacher als Kunststoffbestandteil.

- Schadstoffe natürlichen Ursprungs. Hierzu gehört beispielsweise das Gift Solanin in grünen Kartoffeln, das Amygdalin in bitteren Mandeln oder das Cumarin im Waldmeister.

So gelangen Schadstoffe in unseren Körper

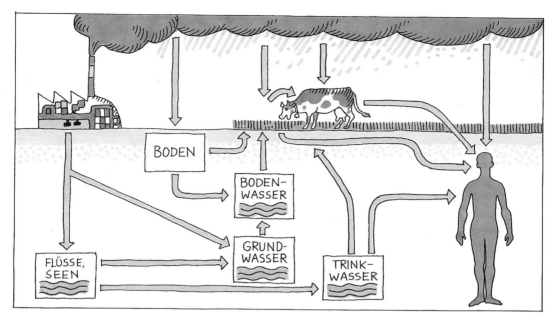

Abgase, Abwässer und Müll aus Haushalt, Industrie und Verkehr enthalten viele giftige Substanzen. Über Luft und Wasser gelangen sie in den Boden und in die Pflanzen. Pflanzen dienen nicht nur Tieren, sondern auch den Menschen als Nahrung, - und so kommen die Schadstoffe über die Pflanzen in unseren Körper. Schadstoffe nehmen wir auch über das Wasser, das wir verwenden, und das Fleisch der Tiere, das wir essen, auf. Am Ende der Nahrungskette steht also der Mensch selbst.

Besonders mit Schadstoffen belastet sind:
- **Wildpilze:** Sie speichern vor allem Schwermetalle (Blei, Cadmium, Quecksilber).
- **Innereien**, wie Leber und Nieren: Tiere entgiften ihren Körper über Leber und Niere. Deswegen reichern sich in diesen Organen die verschiedensten Schadstoffe besonders stark an.

- **Obst** und **Gemüse**, das **nahe an Straßen** angebaut wird. Das Blei der Autoabgase lagert sich darauf ab.
- **Tunfisch**, **weißer Heilbutt und Hai:** Sie sind besonders mit Quecksilber belastet.

Aber auch bei Schadstoffen gilt: „Die Dosis macht das Gift!"

Von den meisten Schadstoffen nimmt der Mensch so geringe Mengen auf, dass es kaum zu einer direkten Gesundheitsgefährdung kommt. Die Gefahr liegt woanders: Viele Stoffe, die wir ständig in kleinsten Mengen aufnehmen, addieren sich im Körper, treffen dort irgendwann mit anderen Stoffen zusammen und schaden unserer Gesundheit. Was dabei im Einzelnen passiert und zu welchen Folgen das führen kann, wissen selbst Mediziner noch nicht genau.

1. Überlege dir selbst ein Beispiel für eine Nahrungskette.
2. Was macht Schadstoffe so gefährlich?

Giftige Stoffe können auch entstehen, wenn Nahrungsmittel verderben. Verantwortlich dafür sind vor allem Bakterien, Hefen und Schimmelpilze. Verdorbene Lebensmittel riechen und schmecken meist Ekel erregend. Der Verzehr kann schlimme Folgen haben.

Salmonellen kann man weder sehen noch schmecken, sie sind aber gefährlich. Sie gelangen vor allem durch mangelnde Sauberkeit bei der Zubereitung in Lebensmittel und vermehren sie sich dort innerhalb weniger Stunden. Sie verursachen fiebrige Durchfälle, Brechreiz und Übelkeit.

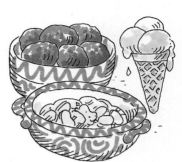

Salmonellen kommen vor allem in Fleisch, Fleischerzeugnissen, Geflügel und Eierprodukten vor. Besonders gerne tummeln sie sich in Faschiertem, in Speiseeis und Kartoffelsalat. Die gefährlichen Bakterien werden erst durch Kochen oder Braten zerstört.

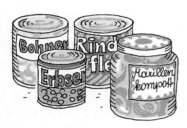

Botulismus gilt als eine besonders gefährliche Lebensmittelvergiftung: Im schlimmsten Fall kann sie sogar tödlich enden. Die Bakterien finden sich v.a. in Fleisch-, Erbsen-, Bohnen-, Obst- und Gemüsekonserven. Da die Botulinus-Bakterien Gas entwickeln, haben infizierte Konserven einen gewölbten Deckel. Solche Konservendosen sollte man schnellstens entsorgen!

Schimmelpilze können sehr giftige Stoffe bilden, die zu den stärksten Krebsauslösern zählen. Sie schädigen außerdem die Leber und das Nervensystem.

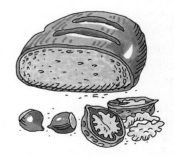

Schimmelpilze gedeihen an feuchten und warmen Plätzen besonders gut. Anfällig sind vor allem pflanzliche Lebensmittel (Brot, Backwaren, Mandeln, Nüsse) und Obstsäfte. Verschimmelte Lebensmittel dürfen auf keinen Fall mehr gegessen werden.

Auf Käse und Marmelade ist Schimmel unbedenklich.

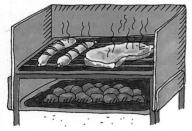

Giftstoffe (**Benzpyrene** und **Nitrosamine**) entstehen beim Räuchern und Grillen (besonders auf dem Holzkohlegrill). Sie sind vor allem im Rauch enthalten und Krebs erregend.

Beim Grillen ist Folgendes zu beachten:

- Die Holzkohle gut durchglühen lassen, das Grillgut erst nach der Rauchphase auf den Rost legen!

- Kein Fett in die heiße Kohle tropfen lassen!
  Grillschalen aus Aluminium sind hier zwar praktisch, aus Umweltgesichtspunkten ist davon aber abzuraten.

- Kein gepökeltes Fleisch grillen, da sich dabei Giftstoffe bilden.

Wozu brauchen wir eine Lebensmittelüberwachung?

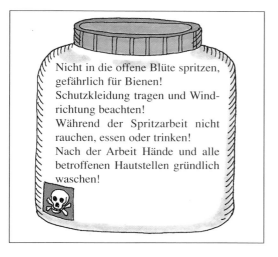

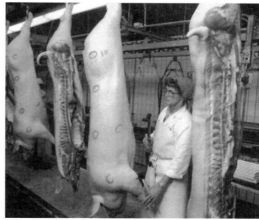
Fleischbeschau

Angaben, wie sie auf der abgebildeten Flasche zu lesen sind, findet man unter vielen Hinweisen auf Gebrauchsanleitungen von Insektenbekämpfungsmitteln für den Obst- und Gemüseanbau. Diese Maßnahmen schreiben amtliche Prüfstellen vor. Sie prüfen jedes Gift, das im Obst- und Gartenbau eingesetzt wird. Nur so kann möglichen gesundheitlichen Gefahren für den Menschen vorgebeugt werden.

Dennoch ist jede Frucht, die mit chemischen Mitteln bearbeitet worden ist, vor dem Essen gründlich zu reinigen!

Im Jahre 1980 entdeckten Eltern in Italien, dass sich bei ihren männlichen Säuglingen die Brust ungewöhnlich stark entwickelte. Untersuchungen ergaben, dass die Säuglinge überwiegend mit Kalbfleischnahrung gefüttert worden waren. Diese Nahrung enthielt eine hohe Dosis von weiblichen Hormonen. Sie sollten den Fleischzuwachs der Kälber fördern, waren aber im Fleisch der geschlachteten Tiere immer noch nachzuweisen. An diesem Beispiel wird deutlich, wie wichtig es ist, Lebensmittel ständig auf chemische Rückstände hin zu kontrollieren.

Eine besondere Überprüfung ist für fast alle Tiere angeordnet, deren Fleisch für den Verzehr gedacht ist. Das Fleischbeschaugesetz schreibt vor, dass die Tiere vor und nach der Schlachtung untersucht werden müssen. Der Fleischbeschauer, meist ein Tierarzt, entnimmt dazu gleich nach der Schlachtung verschiedene Organproben, die unter dem Mikroskop auf Krankheitserreger und Parasiten untersucht werden.

Hat die Untersuchung einwandfreies Fleisch ergeben, wird dieses mit amtlichen Stempeln versehen und für den Genuss freigegeben. Untaugliches Fleisch muss der Beschauer beschlagnahmen und vernichten. Auch importiertes Fleisch unterliegt strengen Kontrollen, da ja das lebende Tier nicht begutachtet werden konnte.

---

1. Warum ist eine strenge Lebensmittelüberwachung so wichtig?
2. Wie kann man mehr über die Lebensmittelüberwachung erfahren? Besorgt euch Unterlagen und erstellt eine Liste der Kontrollmöglichkeiten.

„Vertrauen ist gut, Kontrolle ist besser."

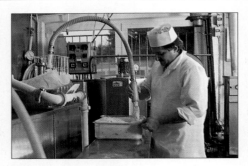

Eisherstellung: Abfüllung

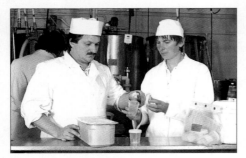

Entnahme einer Eisprobe

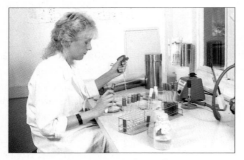

Eisuntersuchung im Labor: Ansetzen von Kulturen

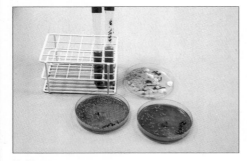

Kulturen

Grausige Fleischproben: Zwei Drittel bedenklich

Wien. - Rohes Fleisch, allem voran Geflügelspezialitäten, erfüllen auch diesen Sommer die in sie gesetzten Befürchtungen. Jüngste Tests der „Bundesanstalt für Lebensmitteluntersuchung" erbrachte Ekelerregendes: Von 5260 gezogenen Proben entsprach rund ein Drittel nicht den gesetzlichen Anforderungen. Besonders bedenklich ist die derzeitige Lage von rohem Hendl und Pute in den ostösterreichischen Regalen. In 62,2 Prozent des tiefgekühlten Geflügels fanden sich Salmonellen. Schuld an diesen ungustiösen Fakten ist laut Gesundheitssprecherin Anni Huber die unsachgemäße und mangelnde Kühlung der Produkte. Huber fordert die verpflichtende Anbringung von Thermometern sowie härtere Strafen für die beanstandeten Unternehmen. (red)

Der Standard, 13.8.1996

Was nützen noch so gute gesetzliche Regelungen, wenn sich niemand daran hält? Damit dies nicht eintritt, hat der Gesetzgeber nicht nur die Gesetze geschaffen, sondern auch dafür Sorge getragen, dass ihre Einhaltung überwacht wird. Bei Kontrollen von Schnellimbissen wird häufig festgestellt, dass das Fett nicht mehr einwandfrei ist, in dem Pommes frites etc. frittiert werden sind. Auch die Betreiber von Eisgeschäften müssen ständig damit rechnen, kontrolliert zu werden. Verstöße gegen das Gesetz werden entsprechend bestraft.

Schlagzeilen machen die Überwachungsbehörden, wenn sie so etwas wie einen kleinen „Lebensmittelskandal" aufdecken. Solche Skandale machen deutlich, wie wichtig die Überwachungstätigkeit ist. Denn der Wettbewerb, manchmal auch reine Geldgier, treiben hin und wieder Anbieter dazu, lebensmittelrechtliche Vorschriften zu missachten und Lebensmittel anzubieten, die der Gesundheit des Verbrauchers schaden könnten.

Weniger Schadstoffe im Essen - gewusst wie!

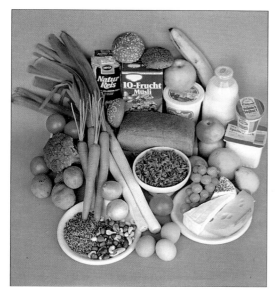 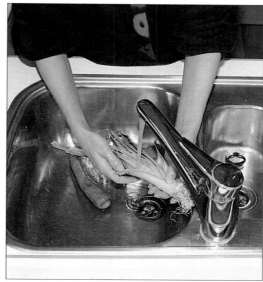

Eine **abwechslungsreiche** Zusammenstellung der Kost ist der erste Schritt zu einer Verringerung der Schadstoffaufnahme aus Lebensmitteln. Wer abwechslungsreich isst, verhindert, dass sein Körper mit einigen wenigen Substanzen besonders stark belastet wird.

Obst und **Gemüse** müssen unter fließendem Wasser gewaschen und danach mit einem Tuch abgerieben werden. Auf diese Weise lassen sich Schwermetalle vermindern. Das Gleiche erreicht man durch gründliches Schaben oder Schälen. Blei- und Quecksilbergehalte in Obst und Gemüse können dabei um etwa die Hälfte verringert werden. Das Schwermetall Cadmium allerdings kann dadurch nur um 10% verringert werden. Der Grund: Cadmium wird von vielen Lebensmitteln über die Wurzeln aufgenommen und lässt sich deshalb kaum abwaschen.

Wildpilze sind stark mit Schadstoffen belastet. Von wild wachsenden Pilzen sollten daher nie mehr als etwa 250 g auf einmal gegessen werden.

Innereien vor allem von älteren Tieren enthalten hohe Mengen verschiedenster Schadstoffe. Niere und Leber sollten daher nicht oder nur sehr selten auf den Tisch kommen.

Produkte aus ökologischem Landbau sind in der Regel mit weniger Schadstoffen belastet als übliche Waren.

Lebensmittel ganz ohne Schadstoffe gibt es nicht. Die Belastung unserer Umwelt ist inzwischen so hoch, dass auch unsere Nahrungl davor nicht verschont bleiben.

---

1. Wie lässt sich die Schadstoffaufnahme beim Verzehr von belasteten Lebensmitteln bereits mit einfachen Mitteln reduzieren!

2. Welche Lebensmittel sind besonders stark belastet?

---

2. WAS WIR UNSEREM KÖRPER ZUFÜHREN

Der Mensch ist ein sehr leistungsfähiges, dafür aber auch ungeheuer kompliziertes Lebewesen. Das hat seine Folgen. So benötigt unser Körper eine Vielzahl von Stoffen zu seinem Aufbau und seinem Funktionieren. Wenn der Körper nicht das bekommt, was er benötigt, dann reagiert er mit einer Verminderung seiner Leistungsfähigkeit oder in schlimmen Fällen mit

Krankheit. Ein länger anhaltender Mangel an Nahrung führt sogar zum Tod. Aber auch wenn die Nahrung dem Körper nicht all die Stoffe zuführt, die er benötigt, kann das schlimme Folgen haben. Auch in diesem Fall reagiert er mit Krankheit. Welche Stoffe unser Körper benötigt, zeigt die Zeichnung. Auf den nachfolgenden Seiten werdet ihr mehr über diese Stoffe erfahren.

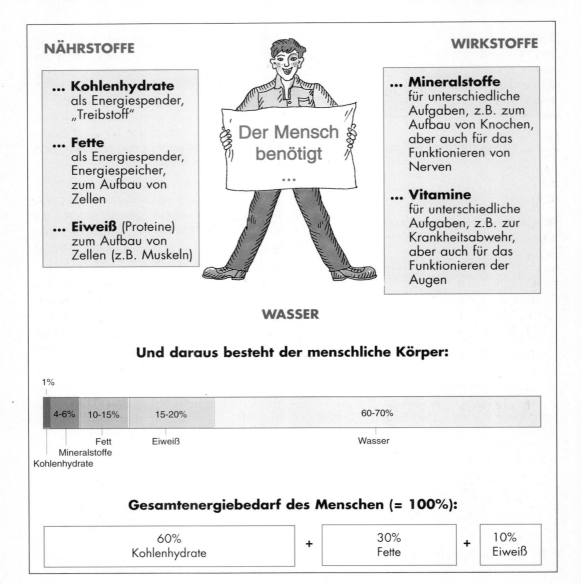

NÄHRSTOFFE

... Kohlenhydrate
als Energiespender, „Treibstoff"

... Fette
als Energiespender, Energiespeicher, zum Aufbau von Zellen

... Eiweiß (Proteine)
zum Aufbau von Zellen (z.B. Muskeln)

Der Mensch benötigt ...

WIRKSTOFFE

... Mineralstoffe
für unterschiedliche Aufgaben, z.B. zum Aufbau von Knochen, aber auch für das Funktionieren von Nerven

... Vitamine
für unterschiedliche Aufgaben, z.B. zur Krankheitsabwehr, aber auch für das Funktionieren der Augen

WASSER

Und daraus besteht der menschliche Körper:

1%			
4-6%	10-15%	15-20%	60-70%
	Fett	Eiweiß	Wasser
Mineralstoffe			
Kohlenhydrate			

Gesamtenergiebedarf des Menschen (= 100%):

60% Kohlenhydrate	+	30% Fette	+	10% Eiweiß

Nährstoffe		**Wirkstoffe**

Nährstoffe

- Kohlenhydrate
- Eiweiß
- Fett

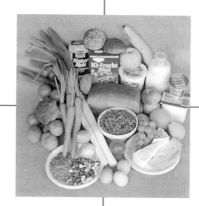

Wirkstoffe

- Vitamine
- Mineralstoffe

Begleitstoffe

- Ballaststoffe
- Farb-, Duft-, Geschmacksstoffe
- sonstige Inhaltsstoffe

Wasser

Der Körper benötigt die im Bild oben angeführten Stoffe in einem bestimmten „Mischungsverhältnis". Es wäre z.B. schädlich, seinem Körper riesige Mengen an Vitaminen zuzuführen, ihm aber nur ganz wenige Kohlenhydrate zu gönnen.

Wissenschafter haben versucht, die vielen Stoffe in unseren Nahrungsmitteln in Gruppen zu ordnen: Eine Möglichkeit, die Vielzahl überschaubar zu machen, zeigt die Abbildung oben.

Die Stoffe gelangen in die Nahrungsmittel durch sehr komplizierte Prozesse. Dabei spielen die Stoffe, die von den Pflanzen aus dem Boden aufgenommen werden, ebenso eine Rolle, wie die Sonne mit ihrer Energie und der Regen. In den Pflanzen steckt so etwas wie „eingefangene Sonnenenergie". Unser Körper ist in der Lage,

diese „eingefangene Energie" und die anderen Stoffe, die sich in der Pflanze entwickelt haben, wieder freizusetzen. Das geschieht durch die Verdauung. Sie ist ganz wichtig für unseren Körper. All die Stoffe, die unser Körper für seinen Aufbau und für sein Funktionieren benötigt, holt er sich durch die Verdauung aus der Nahrung.

Neben den Nahrungsmitteln ist Wasser ein besonders wichtiger Stoff für den Körper. Ohne Wasser kann kein Lebewesen leben. Auch der Mensch nicht. Man verdurstet bekanntlich schneller, als man verhungert.

Wir können aus einer Fülle von Nahrungsmitteln auswählen. Einige wenige dienen vorwiegend dem Genuss, sind also nicht unbedingt als Nährstofflieferanten wichtig.

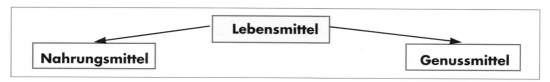

1. Warum ist es unklug, sich nur von Pommes frites zu ernähren?
2. Wer sollte darüber Bescheid wissen, welchen Ernährungsbedarf Menschen haben? Begründe deine Antwort.
3. Ärzte fragen ihre Patienten oft nach der Verdauung. Warum ist die Verdauung so wichtig?
4. Was rechnest du zu den Genussmitteln?

Kohlenhydrate: Nicht alle Zucker schmecken süß

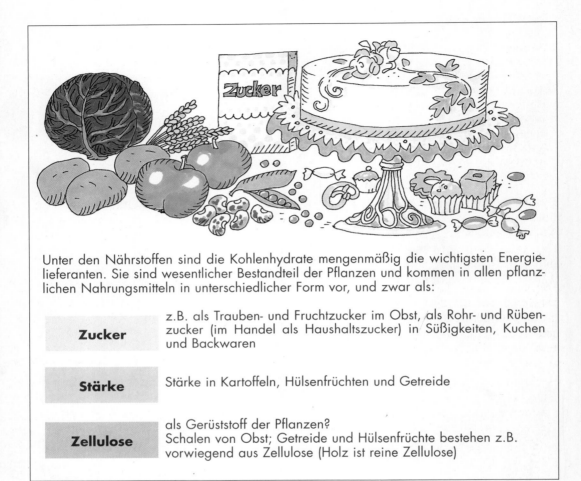

Unter den Nährstoffen sind die Kohlenhydrate mengenmäßig die wichtigsten Energielieferanten. Sie sind wesentlicher Bestandteil der Pflanzen und kommen in allen pflanzlichen Nahrungsmitteln in unterschiedlicher Form vor, und zwar als:

Zucker	z.B. als Trauben- und Fruchtzucker im Obst, als Rohr- und Rübenzucker (im Handel als Haushaltszucker) in Süßigkeiten, Kuchen und Backwaren
Stärke	Stärke in Kartoffeln, Hülsenfrüchten und Getreide
Zellulose	als Gerüststoff der Pflanzen? Schalen von Obst; Getreide und Hülsenfrüchte bestehen z.B. vorwiegend aus Zellulose (Holz ist reine Zellulose)

Wenn wir von Zucker reden, dann meinen wir eigentlich immer die weißen Kristalle, mit denen wir uns den Kaffee und vieles andere versüßen. Anders die Ernährungsexperten. Sie bezeichnen die ganze Gruppe der sogenannten **Kohlenhydrate** mit dem Sammelnamen „die Zucker". Darunter gibt es nun einige, die gar nicht mehr süß schmecken, z.B. Stärke und Zellulose. Die Bezeichnung rührt daher, weil der süße Zucker, die Stärke und die Zellulose chemisch ganz eng miteinander verwandt sind. Sie bestehen alle aus den gleichen chemischen Grundbausteinen.

Kohlenhydrate haben in unserem Stoffwechsel die Aufgabe, Energie zu liefern. Zucker, speziell der Einfachzucker Glukose (Traubenzucker genannt), ist der wichtigste Brennstoff für die Energiegewinnung unseres Körpers. Er ist unser „Benzin".

Aus unserem Magen und Darm werden nur Einfachzucker in den Körper aufgenommen. Alle Kohlenhydrate, die noch aus mehreren Bausteinen bestehen, werden vorher von unseren Verdauungssäften in Einfachzucker zerlegt. Erst dann können sie in unserem Körper genutzt werden.

Kohlenhydrate - Brennstoff für unseren Körper

Mehrfachzucker

Sie kommen z.B. in Brot und Getreide vor. Mehrfachzucker „fließen" ins Blut. Ihr Transport erfolgt etwas langsamer, weil sie vor der Aufnahme ins Blut noch gespalten werden müssen.

Stärke

Sie kommt z.B. in Kartoffeln, Hülsenfrüchten und Getreide vor. Aus der Stärke heraus „tröpfelt" der Einfachzucker ins Blut: Es dauert seine Zeit, bis der Vielfachzucker in seine einzelnen Bestandteile zerlegt ist.

Zellulose

Sie ist unverdaulich und kann daher nicht für die Energiegewinnung genutzt werden. Trotzdem erfüllt sie als Ballaststoff sehr wichtige Funktionen.

Einfachzucker

Sie bringen verbrauchte Energie sofort zurück. Traubenzucker braucht daher nicht erst umständlich abgebaut zu werden. Die Einfachzucker „strömen" ins Blut. Dort stehen sie sofort als Energiereserven zur Verfügung.

Merke: Dass Traubenzucker „verbrauchte Energie sofort zurückbringt", ist für den Körper nur dann eine gute Sache, wenn der Brennstoff wirklich akut gebraucht wird. Vor einer sportlichen Höchstleistung, einem 1000-Meter-Lauf beispielsweise, kann eine Traubenzuckertablette durchaus einmal sinnvoll sein. Wer „nur so zwischendurch" den Zucker nascht, der schadet hingegen nicht nur seinen Zähnen, sondern auch seiner Verdauung. Diese ist über den unnötigen Energieschub eher sauer, denn der Körper bekommt ihn, wenn er ihn eigentlich gar nicht braucht.

Ein gesunder Erwachsener sollte in der Normalkost ca. 300 Gramm Kohlenhydrate aufnehmen. Das Minimum sind 30 bis 50 Gramm. Diese Menge ist bereits in zwei Scheiben Vollkornbrot enthalten.

Dabei ist es nicht gleichgültig, in welcher Form und in welchen Lebensmitteln die Kohlenhydrate aufgenommen werden. Lebensmittel, die viel Einfachzucker enthalten, liefern bei kleiner Menge viel Energie. Lebensmittel, in denen die Kohlenhydrate in Form von Stärke vorkommen, beinhalten meist auch noch andere Wirkstoffe, sind daher gesünder.

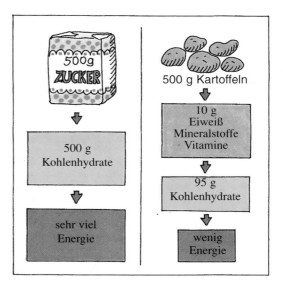

1. Welche Kohlenhydrate kennst du? Welche Aufgaben erfüllen sie in unserem Körper?

2. Welche Bedeutung haben Einfachzucker (z.B. Traubenzucker)?

Die Schokoladenseite

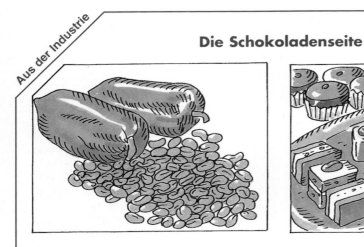

Geschichte. Die Azteken stellten ein wohlschmeckendes Getränk her, das die Spanier nach Europa brachten: Kakao. Dazu wurden Kakaobohnen geröstet und zermahlen, mit Pfeffer und Vanille gemischt und mit Wasser aufgegossen. Dieses Getränk galt anfangs nur als Arznei oder Stärkungsmittel. Richtig durchgesetzt hat sich der Verzehr von Kakao und Kakaoprodukten erst im 19. Jahrhundert, als Zucker zur Verfügung stand und die Schokoladenherstellung begann.

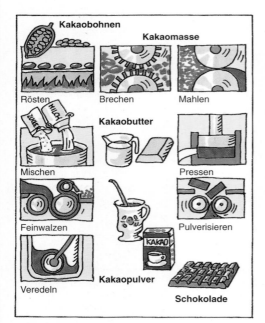

Kakaobohnen

Kakaomasse

Rösten · Brechen · Mahlen

Kakaobutter

Mischen · Pressen

Feinwalzen · Pulverisieren

Veredeln · Kakaopulver

Schokolade

Der **Weg von der Kakaobohne** bis zur fertigen Schokolade ist lang. Er beginnt irgendwo im tropischen Regenwaldgebiet, wo der Kakaobaum zu Hause ist. Er braucht viel Wärme und Feuchtigkeit, verträgt aber keine direkte Sonne und keinen Wind. Die reifen Kakaobohnen werden vom Baum geschnitten, von der Fruchtschale befreit und vor dem Trocknen fermentiert. Bei diesem natürlichen Gärungsprozess laufen viele chemische Reaktionen ab. Am Ende haben sich die Kakaobohnen vom Fruchtfleisch gelöst und eine braune Farbe angenommen. Die getrockneten Bohnen werden dann in alle Welt versandt.

Kakaoherstellung: Die Bohnen werden zunächst geröstet, wobei sich das typische Schokoladenaroma entwickelt. Anschließend werden sie gebrochen und zur Kakaomasse zermahlen. Ein Teil dieser Masse wird ausgepresst, dabei wird Kakaobutter abgeschieden. Die ausgepresste Masse wird zu Kakaopulver verarbeitet.

Schokoladenherstellung: Die Kakaomasse wird mit Zucker und Gewürzen, für Milchschokolade auch mit Milch, vermischt. Dann wird sie gewalzt und mit Kakaobutter versetzt.

Zum Schluss wird die Masse etwa vier Tage in einem großen Gefäß bei 45 °C geknetet. Die fertige Schokolade wird geformt und abgepackt.

Die Zuckerkrankheit

Wenn Viktoria eine Torte sieht, muss sie den Heißhunger auf Süßes zuerst einmal verdrängen und ihre BE's (Broteinheiten) zählen. Zudem muss sie regelmäßig ihren Blutzuckergehalt kontrollieren. Seit ihrem 5. Lebensjahr ist Viktoria nämlich Diabetikerin.

Diabetiker produzieren zu wenig von dem Bauchspeicheldrüsenhormon Insulin. Ohne Insulin wird der Zucker vom Körper nicht richtig verwertet. Der Regelmechanismus kommt durcheinander und der Blutzuckerspiegel steigt an. Die Folgen sind: Zucker im Harn, unstillbarer Durst, vermehrte Harnausscheidung, Leistungsverminderung und auch zahlreiche Spätfolgen wie Sehstörungen und Nierenkrankheiten.

Diabetiker müssen schnell verwertbare Zucker mit Ausnahme von Fructose vermeiden und Lebensmittel mit schwer verdaulichen Kohlenhydraten und Ballaststoffen bevorzugen. Mit einer strengen Diät und mit Medikamenten kann die Krankheit in den meisten Fällen unter Kontrolle gehalten werden. Schwer Zuckerkranke müssen regelmäßig Insulin spritzen.

Wie gewinnt man Zucker?

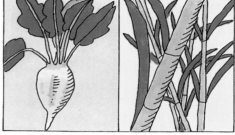

Jahrhundertelang war Honig der einzige Stoff zum Süßen von Speisen. Die Soldaten Alexanders des Großen waren wohl die ersten Europäer, die an den Grenzen Indiens von dem „feinsten Honig, der nicht von den Bienen stammt" aßen. Er wurde aus Zuckerrohr gewonnen. Heute ist Zucker kein Luxusartikel mehr. Er wird in Übersee aus Zuckerrohr und in Europa seit etwa 1800 aus Zuckerrüben gewonnen.

Die Zuckerproduktion ist reine Saisonarbeit, sie ist von der Rübenernte im Herbst abhängig. Im ersten Arbeitsschritt werden die Rüben entkrautet, gewaschen und zu flachen Schnitzeln zerkleinert. Im heißen Wasser werden alle löslichen Bestandteile herausgewaschen.

Der Rohsaft hat einen Zuckergehalt von etwa 14%. Außer Zucker enthält er noch eine Vielzahl von gelösten Stoffen. Sie werden in einem chemischen Verfahren abfiltriert. So entsteht der hellgelbe klare Dünnsaft.

Durch Verdampfen des Wassers wird der Zuckersaft immer stärker eingedickt. Schließlich entsteht eine Masse, die zur Hälfte aus Zuckerkristallen und flüssigem Zuckersirup besteht.

Die Kristalle werden abzentrifugiert. Dieser noch braun gefärbte Rohzucker wird mit heißem Wasserdampf behandelt. So erhält man Weißzucker. Er wird noch einmal gereinigt und kommt dann als Raffinadezucker in den Handel.

Eiweiß: Bringen Proteine Power?

„Protein" ist das Fachwort für Eiweißstoff. Wörtlich übersetzt heißt es „das Erste, das Wichtigste". Das sagt etwas über die Wichtigkeit. Eiweiß ist der Stoff des Lebens. Jede Zelle enthält Eiweiß. Ob Haut, Haare, Fingernägel oder unsere Muskeln: Eiweiß ist der Baustoff für den Aufbau von Zellen. Der Körper ist in einem ständigen Ab- und Aufbau. Demnach benötigen auch Erwachsene Eiweiß.

Dem Körper muss Eiweiß mit der Nahrung zugeführt werden. Wer also nur Lebensmittel zu sich nimmt, die kein oder wenig Eiweiß enthalten, ernährt sich falsch. Da der Körper keine großen Eiweißvorräte anlegen kann, ist er auf eine regelmäßige Zufuhr angewiesen. Darum ist z.B. die tägliche Portion Milch so wichtig. Eiweiß kann sowohl in tierischen als auch in pflanzlichen Lebensmitteln enthalten sein. Man spricht deshalb auch von tierischem Eiweiß und pflanzlichem Eiweiß.

Tierisches Eiweiß findet man in Fleisch, Fisch, Eiern und Milch.

Pflanzliches Eiweiß ist z.B. in Erbsen, Bohnen, Linsen, Kartoffeln, Nüssen und Getreide enthalten.

Wer Vollkornbrot isst und Milch trinkt, der führt seinem Körper Eiweiß zu, und zwar verschiedene Sorten von Eiweiß. Eiweiß ist nämlich nicht gleich Eiweiß. Es gibt Millionen unterschiedlicher Eiweißarten. Sie sind jedoch alle nach dem gleichen Prinzip aufgebaut. Man kann sie sich wie lange Ketten mit verschiedenen Perlen vorstellen. Die Reihenfolge der Perlen und die

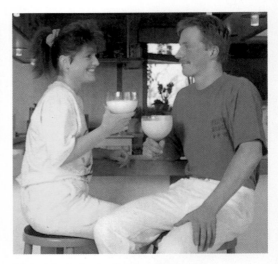

Mehr Muskeln durch Eiweißdrinks?

Kettenlänge entscheiden darüber, was für eine Art Eiweiß die Kette darstellt.

Die Palette der angebotenen Eiweißdrinks wird ständig reichhaltiger. Im Zeitalter der Fitness-Studios nutzen viele Hobbysportler diese Angebote. In der Werbung wird der Eindruck erweckt, dass in Steaks und Eiweißdrinks Kraft und Gesundheit steckt, „die man essen und trinken kann".

Nach neuen Forschungen reichen aber täglich etwa 0,8 g Eiweiß pro Kilogramm Körpergewicht selbst für Leistungssportler aus, um den Eiweißbedarf zu decken. Wir essen aber täglich, ob Sportler oder Nichtsportler, etwa die doppelte Menge. Da überschüssiges Eiweiß in Körperfett umgewandelt wird, ist es unnötig, zusätzliche Eiweißpräparate zu sich zu nehmen!

---

1. Warum benötigen Kinder wohl deutlich mehr Eiweiß (gemessen an ihrem Körpergewicht) als Erwachsene?

2. Nenne eiweißreiche Nahrungsmittel.

3. Bei welchen Nahrungs- und Genussmitteln verspricht die Werbung besonderen Eiweißgehalt?

Fette: Der Mensch braucht sein Fett

Fette sind der größte Energiespeicher für den Menschen. Sie sättigen dauerhaft, denn sie füllen den Magen, ohne bereits darin verdaut zu werden. Das Fettgewebe des Körpers schützt empfindliche Organe wie Herz, Niere oder Augapfel vor Erschütterungen. Das Fettgewebe unter der Haut isoliert den Körper gegen Hitze und Kälte. Zudem erhält der Körper durch die Aufnahme von Fett wichtige Wirkstoffe, z.B. Vitamine. Der menschliche Körper braucht also Fette, aber in Maßen!

Fett ist nicht gleich Fett. Es gibt **tierische** und **pflanzliche Fette**. Fette bestehen aus verschiedenen Bausteinen, den Fettsäuren. Nach ihrer Zusammensetzung unterscheidet man **gesättigte** und **ungesättigte Fettsäuren** und **mehrfach ungesättigte Fettsäuren**.

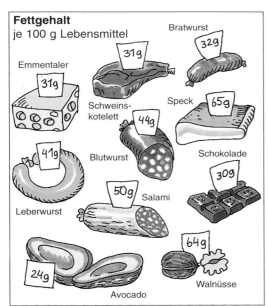

Fettgehalt je 100 g Lebensmittel
Bratwurst 32 g
Emmentaler 31 g
31 g
Schweinskotelett 44 g
Speck 65 g
41 g
Blutwurst
Schokolade 30 g
50 g Salami
Leberwurst
64 g
24 g
Walnüsse
Avocado

Grundsätzlich bestehen tierische Fette vorwiegend aus gesättigten Fettsäuren, pflanzliche dagegen oft aus ungesättigten oder mehrfach ungesättigten Fettsäuren. Für unsere Ernährung sind die ungesättigten und mehrfach ungesättigten Fettsäuren wichtig. Sie werden nämlich besser verarbeiten und verdaut.

Kaltgepresste Pflanzenöle enthalten einen sehr hohen Anteil an ungesättigten Fettsäuren. Die Samen (Früchte) werden nicht erhitzt, sondern unter hohem Druck ausgepresst.

Eine wichtige ungesättigte Fettsäure heißt **Linolsäure**. Der Körper benötigt sie, kann sie aber nicht selbst herstellen. Sie muss ihm also durch die Nahrung zugeführt werden (z.B. auf Margarinepackungen steht oft: „Linolsäureanteil ...“). Der Körper kann diese Fettsäure speichern, sodass er nicht täglich auf Nachschub angewiesen ist.

Pflanzenöl und Butter bestehen beinahe zu 100% aus Fett. Dass auch Wurst, Käse und viele andere Lebensmittel erhebliche Mengen an Fett enthalten, sieht man ihnen oft nicht an. Mehr als die Hälfte der täglich aufgenommenen Fettmenge sind solche „versteckten“ Fette.

Wer deutlich mehr als die empfohlenen 45 - 60 g Fett zu sich nimmt, sollte seine Essgewohnheiten ändern: bei Wurstsorten auf Streichfett verzichten, mehr Fisch statt Fleisch essen.

Doch nicht jeder, der wenig Fett isst, ist auch schlank. Das liegt daran, dass der Körper alle Nahrungsüberschüsse dazu verwendet, Fett aufzubauen.

---

1. Warum findet man auf Margarinepackungen wohl oft den Hinweis „Linolsäureanteil ...“ oder „Anteil der mehrfach ungesättigten Fettsäuren ...%“?

2. Wozu braucht der Mensch Fett?

3. Welche Arten von Fetten kennst du?

„Fit mit wenig Fett!"

„Fit mit wenig Fett" - das ist eine gute Entscheidung, denn zu viel Fett macht dick und unbeweglich. Die meisten Menschen essen zu fett. Wer Fett sparen will, muss wissen, wo es sich versteckt, und geeignete Gararten kennen.

Versucht einmal, mit all euren Sinnen offen zu sein und probiert folgende Lebens- und Genussmittel mit verbundenen Augen. Übertragt diese Tabelle auf ein Blatt Papier und füllt sie aus.

	Geschmack	Geruch	Aussehen (Beschaffenheit)
Sahnejoghurt			
Magerjoghurt			
Corned beef			
Salami			
Hüttenkäse			
Doppelrahm-frischkäse			
Magermilch			
Vollmilch			
Salzgebäck			
Kartoffelchips			

---

1. Vergleicht eure Ergebnisse. Wie erklärt ihr euch Unterschiede?
2. Berichtet, was ihr besonders gern esst. Informiert euch, ob dies viel Fett enthält.
3. Schaut in der Nährwerttabelle nach, wie viel Fett in 100 g der genannten Lebensmittel enthalten ist. Messt diese Menge in Öl ab und gebt sie in ein Reagenzglas. Zeichnet ein Säulendiagramm. Vergleicht die Fettmenge mit dem täglichen Bedarf an Fett.

   Achtung: Kippt das Öl nicht einfach in den Ausguss, sondern entsorgt es umweltgerecht!

Cholesterin - ein Fettbegleitstoff

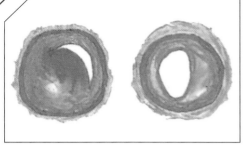

„Zu viel Cholesterin im Ei: Herzinfarkt!"

Was ist Cholesterin? Cholesterin ist ein Begleitstoff tierischer Fette. Es kommt also in Butter, Fleisch, Käse und in größeren Mengen auch in Eiern vor. Pflanzliche Nahrungsmittel wie Getreide, Obst, Gemüse oder Pflanzenöl enthalten kein Cholesterin.

Für den Menschen ist Cholesterin unentbehrlich. Im Körper ist es am Aufbau der Zellen beteiligt und ein wichtiger Baustein für Hormone. Der menschliche Körper bildet Cholesterin in ausreichender Menge selbst. Wird es mit der Nahrung aufgenommen, stellt der Körper entsprechend weniger davon her.

Oft sind in den Mahlzeiten zu viel gesättigte Fettsäuren enthalten. Dann kann sich der Cholesteringehalt des Blutes krankhaft erhöhen. Überschüssiges Cholesterin kann sich vor allem an den Wänden der Blutgefäße ablagern und diese verengen. Dadurch können Kreislauferkrankungen und Herzinfarkte entstehen.

Das Herzinfarktrisiko steigt auf das Vierfache, wenn noch zwei der folgenden Risikofaktoren dazukommen: Rauchen, erhöhter Blutdruck, Zuckerkrankheit oder Übergewicht.

Was soll man tun? Untersuchungen haben gezeigt, dass pflanzliche Fette mit einem hohen Anteil an mehrfach ungesättigten Fettsäuren den Cholesterinspiegel wieder senken. Auch Ballaststoffe zeigen diese Wirkung. Das Frühstücksei kann also in Ruhe genossen werden, wenn man dazu ausreichend pflanzliche Fette und Ballaststoffe isst.

Tipps rund ums Fett

• Fette sollten vorsichtig und nur unter ständiger Beobachtung erhitzt werden. Fette entzünden sich bei 300 °C!

• Fettbrände nicht mit Wasser löschen, sondern abdecken. Sonst bilden sich Dampfblasen und das brennende Fett verspritzt.

• Fette nicht überhitzen. Wenn es raucht, ist es oft schon zu spät: Fett hat sich zersetzt. Dabei können gesundheitsschädliche Stoffe entstehen.

• Beim Fritieren zersetzen sich Fette. Deshalb Fritierfett max. 3 bis 5-mal verwenden.

Eine Currywurst mit Ketchup enthält fast 50 g Fett. Für eine gesunde Ernährung gilt aber, dass man nur etwa 45 bis 60 g Fett täglich zu sich nehmen sollte.
Deshalb:

• Fettarm essen. Besser Geflügel, Rohkostsalate und Joghurt essen statt Schweinsbraten, Nüssen und Pommes frites mit ihrem hohen Anteil an versteckten Fetten.

• Speisen fettarm zubereiten. Soßen sollte man statt mit Mayonnaise mit Joghurt anrichten. Gemüse ohne Fett dünsten. Selten fritieren oder panieren.

Vitamine: unentbehrliche Wirkstoffe

Vitamine und Mineralstoffe sind lebensnotwendige Wirkstoffe. Sie schützen vor Krankheiten und regeln die Stoffwechselvorgänge im Körper.

Vitamine werden zwar nur in kleinen Mengen gebraucht, der Organismus kann sie aber nicht selbst herstellen. Bis heute ist die Existenz von 14 verschiedenen Vitaminen nachgewiesen. Man unterscheidet zwischen fettlöslichen (A, D, E, K) und wasserlöslichen Vitaminen (B-Gruppe, C).

In Milch, Obst und Gemüse sind so viele Vitamine enthalten, dass man auf zusätzliche Vitamintabletten verzichten kann. Einen erhöhten Vitaminbedarf haben Jugendliche, Schwangere, Sportler, Raucher sowie Mädchen und Frauen, die die „Pille" nehmen.

Wichtige Informationen

Die Feinde von Vitaminen und Mineralstoffen (S. 43) sind **Licht**, **Luft**, **Wasser** und **Wärme**.

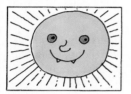 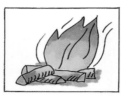 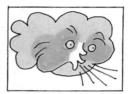 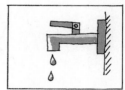

Vitamin **A** ist besonders lichtempfindlich.

Die Vitamine **B1** und **C** sind besonders hitzeempfindlich.

Der Sauerstoff in der Luft kann v.a. die Vitamine **A** und **C** zerstören.

Wasser kann Vitamine und Mineralstoffe aus den Lebensmitteln herauslösen.

Deshalb:

→ Obst, Gemüse und Kräuter dunkel und kühl aufbewahren, nicht lange lagern, möglichst schnell verbrauchen;

→ Lebensmittel unzerkleinert und zügig waschen; nicht im Wasser liegen lassen;

→ nährstoffschonend garen: Dünsten und Dämpfen sind im Allgemeinen günstiger als Kochen;

→ Warmhalten von Speisen vermeiden;

→ zerkleinerte Lebensmittel immer abdecken und bis zur Weiterverarbeitung kühlstellen;

→ Speisen möglichst mit frischen Kräutern aufwerten.

---

1. Unser Motto für gesunde Ernährung könnte heißen: „Kein Essen (mit Ausnahme des Abendessens) ohne Salat, Obst oder Gemüse!"
   Plant ein entsprechendes Menü und beachtet dabei:

   - das jahreszeitliche Angebot an Obst, Gemüse und Salaten sowie
   - die Nährstoff schonende Verarbeitung (vgl. Vorspann zum Rezeptteil).

Enthält unsere Nahrung zu wenig Vitamine, kommt es zu Mangelerscheinungen, die zum Tode führen können. Noch im letzten Jahrhundert starben Menschen beispielsweise an Skorbut, einer Vitamin-C-Mangelkrankheit. Vor allem Seefahrer, die monatelang kein frisches Obst oder Gemüse bekamen, traf diese Krankheit. Den Menschen fallen die Zähne aus und es kommt zu inneren Blutungen. Noch heute gibt es in Entwicklungsländern Menschen, die an Vitaminmangel sterben.

Wie ist es um unsere Versorgung mit Vitaminen bestellt?
Dazu eine Fragestunde:

„Ist man als Schüler oder Jugendlicher von Vitaminmangel bedroht?"

Dr. K.: „Grundsätzlich kann man sagen, dass der Durchschnitt der Bevölkerung in Österreich recht gut mit Vitaminen versorgt ist. Aber es gibt sogenannte Risikogruppen, bei denen sieht es gar nicht mehr so rosig aus. Und dazu gehören gerade auch die Jugendlichen. Durch das Wachstum haben sie einen etwas höheren Vitaminverbrauch. Leider stellen wir aber gerade bei ihnen häufig ziemlich schlechte Ernährungsgewohnheiten fest."

„Was meinen Sie denn mit schlechten Ernährungsgewohnheiten?"

Dr. K.: „Unsere Untersuchungen zeigen uns, dass sich gerade Jugendliche oft sehr einseitig ernähren. Sie essen zu viel Fleisch, Fett und Zucker und zu wenig Brot, Getreideprodukte, Gemüse und Obst. In Gemüse, Obst und Vollkornprodukten haben wir die höchsten Vitaminmengen."

„Wie erkennt man einen Vitaminmangel?"

Dr. K.: „Ein Vitaminmangel kann sich schleichend bemerkbar machen. Man fühlt sich müde, schlaff und abgespannt, kann sich nicht konzentrieren, ist dem Schulstress nicht mehr gewachsen - all das kann der Beginn eines Vitaminmangels sein! Besonders gefährdet sind auch die Mädchen und jungen Frauen, die immer wieder neue, einseitige Diäten ausprobieren."

„Ich esse jeden Tag mindestens zwei Orangen, da kann ich doch gar keinen Vitaminmangel bekommen!"

Dr. K.: „Da täuscht du dich gewaltig. Du verwechselst wahrscheinlich das Vitamin C mit *den* Vitaminen. Viele Menschen kennen nur das Vitamin C - es ist eben das bekannteste - und denken, wenn sie dann fleißig Orangen essen, ist die Vitaminversorgung schon o.k. Aber es gibt schließlich 14 verschiedene Vitamine, die lebensnotwendig sind. Die verschiedenen B-Vitamine oder die Folsäure kommen z.B. so gut wie gar nicht in der Orange vor. Gerade bei denen ist beispielsweise die Versorgungslücke unter Jugendlichen besonders groß. Da hilft dann nur, fleißig Vollkornprodukte zu essen."

„Sollte man dann täglich zusätzlich eine Vitamintablette nehmen?"

Dr. K.: „Das kann man grundsätzlich so nicht sagen. Wer sich ausgewogen und gesund ernährt, braucht keine Vitamintabletten. Wer krank war oder ist oder zu einer Risikogruppe gehört oder sich eine Zeitlang aus irgendeinem Grund einseitig ernährt hat, der kann über eine gewisse Zeit, um seinen Vitaminbestand im Körper wieder aufzubauen, durchaus risikolos ein Multivitaminpräparat nehmen."

Insgesamt kennen wir also 14 Vitamine und einige sogenannte vitaminähnliche Wirkstoffe. Die folgende Übersicht gibt einen Überblick über Vorkommen, Aufgaben, Mangelerscheinungen und den täglichen Bedarf an den wichtigsten Vitaminen:

Vitamin	Vorkommen	Aufgaben	Mangel-erscheinungen	Täglicher Bedarf
A	Marillen, Gemüse, Ei, Milch, Butter, Leber	Schleimhaut, Augen, Wachstum	Augenerkrankungen, Nachtblindheit, Haut- und Schleimhaut-schäden, Gewichts-verlust	weniger als 1 mg
B	Hülsenfrüchte, Hefe, Nüsse, Vollkornbrot, Fleisch, Ei, Le-ber, Gemüse, Fisch, Milch	Wachstum, Appetit, Ner-ven, Energie-umsatz, geisti-ge Spannkraft	Appetitlosigkeit, Ner-ven- u. Gedächtnis-schwäche, Haut- und Haarschäden, Wachs-tums- u. Verdauungs-störungen	1 bis 1,2 mg
C	Kartoffeln, Le-ber, Kohl, Zitro-nen, Orangen, Hagebutten, schwarze Jo-hannisbeeren	Stoffwechsel-anregung, Wi-derstandsfähig-keit, Zahn-fleisch, Wund-heilung	Frühjahrsmüdigkeit, Zahnfleischerkrankun-gen, Anfälligkeit für Infektionen, Herz-störungen	60 bis 100 mg
D	Leber, Milch, Ei, Butter, Fisch, Fett, Pilze, Hefe	Knochenbildung, Wachstum	Anfälligkeit für Rachitis (mangelhafte Festigkeit der Knochen), Wachs-tumsstörungen	weniger als 1 mg
E	Pflanzliche Fette und Öle (Distel-, Maiskeimöl, hochwertige Margarine)	Zellenschutz, Energiestoff-wechsel, Fett-verarbeitung im Körper	Störung der Fortpflan-zungsfähigkeit, Stoff-wechselstörungen	ca. 12 mg
K	Obst, Gemüse	Blutgerinnung	Blutungen, Blutungs-gefahr	weniger als 1 mg

1. Nenne Ursachen, die zu Vitaminmangel führen können.

2. Braucht man Vitaminpräparate? Wie begründest du deine Ansicht?

3. Wer viel Vitamin C zu sich nimmt, hat keine Vitaminprobleme. Was meinst du?

Mineralstoffe: die kaum bekannten Lebenshelfer

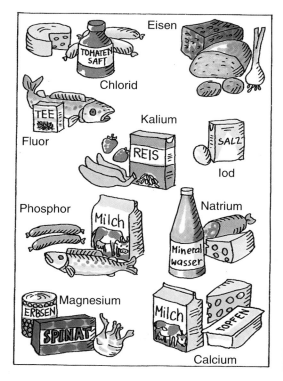

Mineralstoffe	Wichtigste Aufgaben
Calcium 1700 g	Baustoff der Knochen, Zähne; Blutgerinnung
Phosphor 700 g	Baustoff der Knochen
Kalium 100 g	Gewebespannung; fördert Wasserentzug aus Gewebe
Chlorid 80 g	Gewebespannung
Natrium 80 g	Gewebespannung, leitet Reize weiter
Magnesium 30 g	Stoffwechsel
Eisen 4 g	Baustein des roten Blutfarbstoffes
Fluor	erhält den Zahnschmelz
Iod	baut Schilddrüsenhormone auf

„Gehirn an Fäuste: entkrampfen und mit dem „Kleiderschrank', der vor dir steht, Hände schütteln!" - Vielleicht kennt jemand diese kleine Szene: Die Augen sehen etwas, im Gehirn entsteht ein Gedanke und die Hände führen ihn aus. Damit dieses komplizierte Zusammenspiel von Augen, Gehirn und Händen funktioniert, sind Stoffe erforderlich, die die Befehle vom Gehirn an die Körperteile weiterleiten. Diese Stoffe machen von der gesamten Körpersubstanz weniger als 1% aus, sind aber lebenswichtig. Die Rede ist von Mineralstoffen. Einige von ihnen wirken wie Regler bei einer elektrischen Schaltung. Deshalb bezeichnet man diese Mineralstoffe als „Reglerstoffe". Sie beeinflussen u.a. den Wasserhaushalt und die Erregbarkeit von Nerven und Muskeln.

Einen Mineralstoff kennt fast jeder: *Calcium*. Ohne diesen Baustoff würden sich unsere Knochen wie Gummi biegen. *Natrium*, das im Kochsalz enthalten ist, macht nicht nur Blut, Tränen und Schweiß salzig. Es ist auch unerlässlich für die Reizweiterleitung in den Nerven. Wir essen heute meistens zu viel Salz. Das kann zu Bluthochdruck führen.

Mineralstoffe müssen dem Körper durch die Nahrung zugeführt werden. Es gibt aber kein Lebensmittel, das alle Mineralstoffe in der benötigten Mischung enthält. Daher brauchen wir eine abwechslungsreiche, ausgewogene Ernährung. Die Übersicht oben links zeigt, in welchen Lebensmitteln die wichtigsten Mineralstoffe besonders enthalten sind.

Unser Körper erhält alle benötigten Stoffe, wenn wir uns nur natürlich ernähren. Mineralstoffdrinks - als isotonische Sportgetränke bekannt - sind völlig überflüssig! Empfehlenswert sind Gemüse- und Fruchtsäfte, die mit Mineralwasser verdünnt werden. Selbst gemixt kann das Getränk in einer Plastikflasche auch gut auf den Sportplatz mitgenommen werden.

Ballaststoffe: alles eher als Ballast!

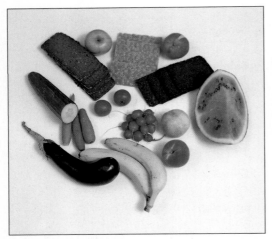

Ballaststoffreiche Ernährung - die bessere Alternative!

Viele Menschen leiden an ständiger Verstopfung. Das ist nicht nur unangenehm, sondern auch gesundheitsgefährdend. Die Hauptursache dafür ist die mangelhafte Versorgung mit **Ballaststoffen** in der täglichen Ernährung. Ernährungsmediziner raten daher dringend, mehr Ballaststoffe zu essen. Um das zu erreichen, müssen wir einfach mehr pflanzliche Lebensmittel verzehren. Besonders geeignet sind Vollkornbrot und andere Getreideprodukte.

Damit unser Darm vernünftig arbeiten kann, muss er ordentlich gefüllt sein - vor allem mit quellfähigen Ballaststoffen. Je größer der Darminhalt ist, desto zügiger wird er weiterbefördert und um so regelmäßiger und schneller ausgeschieden. Ballaststoffe verhindern Darmträgheit und damit hartnäckige Verstopfung. Sie beugen auch gegen Krankheiten vor, verhindern zu hohen Blutfett- und Cholesteringehalt, Zuckerkrankheit, Übergewicht, Gallensteine und Arterienverkalkung.

Würden wir beispielsweise zwei bis drei Scheiben Vollkornbrot pro Tag essen, wäre eine ausreichende Ballaststoffzufuhr gewährleistet, um Verdauungsschwierigkeiten vorzubeugen.

Ballaststoffe sind für den Menschen unverdauliche Bestandteile in der pflanzlichen Nahrung. Ballaststoffe sind also kein Ballast, wie ursprünglich angenommen wurde. Inzwischen weiß man's besser und hat erkannt, dass Ballaststoffe wertvolle Bestandteile der Ernährung sind.

Nahrungsmittel tierischer Herkunft enthalten keine Ballaststoffe.

Nicht vergessen!

Wer sich ballaststoffreich ernährt, muss viel trinken: **2 Liter pro Tag** werden empfohlen. Erst die Flüssigkeit lässt nämlich die Ballaststoffe quellen.

1. Wie kann man den Ballaststoffgehalt der üblichen Tageskost verbessern?

Farb-, Duft- und Geschmacksstoffe: nur Verkaufstricks?

Schätzungsweise 80% aller Lebensmittel, die auf unseren Tisch kommen, stammen aus der Lebensmittelindustrie. Die massive Werbung für viele Produkte beeinflusst natürlich auch unser Ernährungsverhalten.

Werbung will verführen, und wir fallen oft genug darauf herein. Viele Verbraucher bevorzugen Produkte, mit denen sie ein angenehmes Gefühl verbinden. Das nutzt die Werbung geschickt aus, indem sie Markennamen, Produktnamen oder Firmensymbole so gestaltet, dass diese unsere Gefühle ansprechen oder bestimmte gesundheitliche Erwartungen wecken. Ein gutes Beispiel dafür ist die Werbung für Lebensmittel, denen künstliche Vitamine zugesetzt werden. Die Etiketten versprechen „eine ausgewogene Zusammensetzung lebenswichtiger Vitamine zur Erhöhung der natürlichen Vitalität und Leistungsfähigkeit beim Sport und im Alltag". Über den Vitaminzusatz wird Gesundheit versprochen, mit der sich fast jedes Lebensmittel gut verkauft. Da wir nicht nur mit dem Verstand kaufen, sondern vor allem auch mit unserem Geruchs- und Geschmackssinn und mit den Augen, müssen die Produkte auch unseren Wunschvorstellungen im Hinblick auf Geruch, Geschmack und Farbe entsprechen. Farb-, Geschmacks- und Duftstoffe werden heute im Labor erzeugt und den Nahrungsmittel als „Aufbesserer" beigemengt. Natürlich überwacht das Gesundheitsamt diese Beigaben sehr genau, sie schaden unserem Körper nicht, haben allerdings auch nicht den Gesundheitseffekt, wie ihn die Werbung gerne verspricht.

Aus dem Labor

Aromastoffe

Bonbons, Gebäck, Joghurt und Parfum verdanken ihren verführerischen Duft nur selten natürlichen Aromastoffen. Vielmehr wird dem Mangel an natürlichem Aroma geschickt entgegengewirkt: Der süße Duft kommt aus dem Labor.

Als **natürliche Aromastoffe** bezeichnet man die aus einem natürlichen Produkt gewonnenen Geruchs- und Geschmacksstoffe. Sie sind kompliziert zusammengesetzte Substanzen. Im Wein beispielsweise können je nach Lage und Jahrgang bis zu 500 verschiedene Aromastoffe nachgewiesen werden!

Man kann sich vorstellen, wie aufwändig es ist, den natürlichen Geruch und Geschmack eines Nahrungsmittels künstlich nachzuempfinden. Ein gutes Erdbeeraroma aus dem Labor setzt sich aus mindestens 40 bis 50 verschiedenen Aromastoffen zusammen.

Der Wissenschaft ist es bereits geglückt, manche natürlichen Aromastoffe im Labor genau nachzubauen. Sie sind mit den in der Natur vorkommenden ident und heißen daher **naturidente Aromastoffe**.

Ein Beispiel dafür ist das *Vanillin*. Es kommt in einer in Mexiko heimischen Orchideenart vor und kann auch daraus gewonnen werden. Viel häufiger als das natürliche Vanillin wird aber heute das synthetisch gewonnene verarbeitet. Natürliches Vanillin könnte den Bedarf der Lebensmittelindustrie bei weitem nicht decken.

Als **künstliche Aromastoffe** werden solche Aromen bezeichnet, die in der Natur nicht vorkommen.

3. LEBENSMITTEL ALS NÄHRSTOFFTRÄGER

Der Ernährungskreis

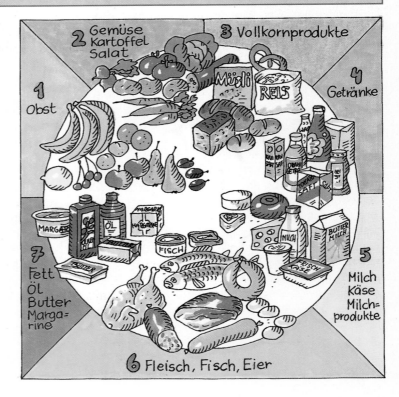

Unser Körper benötigt Kohlenhydrate, Fette, Eiweiß, Vitamine, Mineralstoffe und Ballaststoffe. Er bekommt diese Stoffe nicht jeweils isoliert, sondern in Form von Lebensmitteln zugeführt. Die einzelnen Lebensmittel enthalten die erforderlichen Nähr-, Wirk- und Begleitstoffe in unterschiedlichen Mengen.

Wissenschafter haben eine einfach zu befolgende Empfehlung herausgearbeitet, wie wir unseren Körper mit der richtigen Mischung von Lebensmitteln versorgen können: Sie haben die Lebensmittel in Gruppen eingeteilt und raten, nach Möglichkeit täglich Lebensmittel aus jeder Gruppe zu sich zu nehmen.

Ein paar heiße Tipps:

⇨ Iss täglich Lebensmittel aus jeder Gruppe.

⇨ Wähle hauptsächlich aus den Gruppen 1 bis 5.

⇨ Iss wenig aus den Gruppen 6 und 7.

⇨ Iss nicht jeden Tag dasselbe, sondern wechsle innerhalb der Lebensmittelgruppe ab (z.B. kannst du zwischen Nudeln und Reis wählen).

---

1. Schreib auf, was du gestern gegessen hast. Überlege, ob du die Regeln befolgt hast. Wenn nicht: Was könntest du verbessern?

Aus den Gruppen 1 und 2: **Obst, Gemüse, Salat**

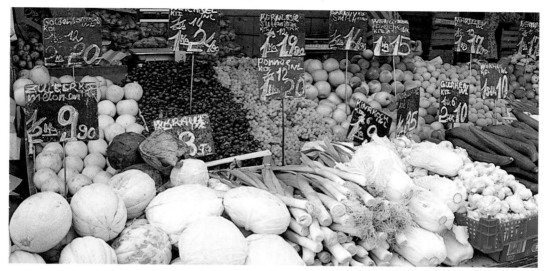

Keine Lust mehr auf Hamburger, Pommes und Co.? - Dann empfehlen wir frisches Gemüse und frische Salate als knackige und gesunde Alternative. Gemüse enthält z.B. mehr Vitamine und Mineralstoffe als jede andere Lebensmittelgruppe. Für einige Wirkstoffe (z.B. die Vitamine Folsäure und Vitamin B_2 und den Mineralstoff Eisen) ist Gemüse der wichtigste Lieferant in unserer Nahrung.

Obst und Gemüse bestehen meistens zu mehr als 70% aus Wasser. Das ist ein Hauptgrund dafür, dass Obst und Gemüse so wenig Energie haben. Dass sie dennoch sättigen, liegt an ihrem hohen Ballaststoffgehalt. Gemüse und Obst nehmen auch deshalb einen besonderen Stellenwert in unserer Nahrung ein, weil sie roh, ohne Erhitzen und ohne industrielle Bearbeitung

gegessen werden können. Schließlich ist jede Be- oder Verarbeitung eines Lebensmittels mit Verlust an Inhaltsstoffen verbunden, gerade im „Abfall" stecken oft besonders viele Nährstoffe - z.B. in und direkt unter den Schalen vieler Obstsorten. Dort ist auch die Konzentration von Geruchs-, Geschmacks- und Aromastoffen besonders hoch. Viele dieser Substanzen wirken anregend auf unsere Verdauung oder haben sogar medizinische Wirkung. So gibt es in Knoblauch und Zwiebeln Inhaltsstoffe, die Blutdruck und Blutfettspiegel senken können.

Also:
Obst und Gemüse sollten auch im Haushalt vorsichtig behandelt und möglichst frisch, ohne lange Lagerzeiten verzehrt werden.

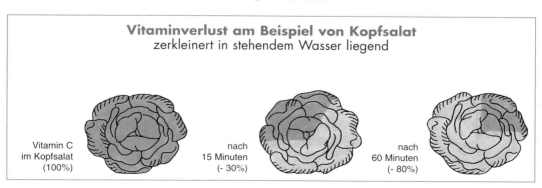

Vitaminverlust am Beispiel von Kopfsalat
zerkleinert in stehendem Wasser liegend

Vitamin C
im Kopfsalat
(100%)

nach
15 Minuten
(- 30%)

nach
60 Minuten
(- 80%)

Gemüse und Kartoffeln werden oft in be- und verarbeiteter Form angeboten. Die rohe Kartoffel enthält viele wertvolle Inhaltsstoffe: Stärke, hochwertiges Eiweiß, Vitamin C, Calcium, Magnesium und andere wichtige Vitamine und Spurenelemente. Wie aber steht es mit dem Ernährungswert der Kartoffelprodukte?

Bratkartoffeln

sind eine beliebte und schmackhafte Abwechslung im „Kartoffelalltag". Der gute Geschmack sollte jedoch nicht darüber hinwegtäuschen, dass die gekochten Kartoffeln, in Scheiben geschnitten, beim Braten Fett aufsaugen. Außerdem wird das Vitamin C bei den Brattemperaturen fast völlig zerstört.

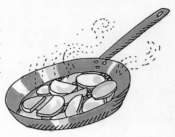

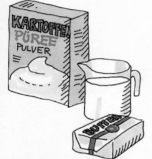

Kartoffelpüreepulver

Ganz sicher geht es schneller, aus Püreepulver mit Milch, Butter und weiteren Zutaten Kartoffelpüree herzustellen. Doch wer weiß schon, was bei der Verarbeitung der Kartoffeln zu Pulver geschieht? Neben den Verlusten an Nährstoffen (besonders Vitamin C) beim Trocknen wird manchmal auch das wertvolle Eiweiß entzogen.

Kartoffelchips

Zutaten (zum Beispiel): Kartoffeln, Erdnussöl, Würzmittel mit natürlichen Aromastoffen, Salz.

Öl kommt mengenmäßig gleich hinter den Kartoffeln. Der „Knabberspaß" so nebenbei liefert große Mengen zusätzlicher Kalorien: 1 Sack mit 10 dag Kartoffelchips entspricht dem Energiegehalt von 80 dag gekochten Kartoffeln!

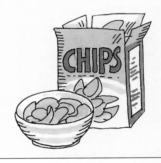

Trotz aller Vorteile von Obst und Gemüse ist der Verbrauch bei bestimmten Sorten in der Wohlstandsernährung sehr stark gesunken, z.B. bei Kartoffeln und Hülsenfrüchten. Dass Kartoffeln „Dickmacher" sind, ist ein Vorurteil.

Übrigens:
Auch Nüsse werden zum Obst gerechnet. Sie sind aufgrund ihres hohen Fettgehalts besonders nahrhaft. Viele sind reich an Vitamin E und haben gleichzeitig einen hohen Eiweißgehalt.

1. Wie könnte man mehr Obst und Gemüse in die Alltagskost einbauen?
2. Nenne Obst- und Gemüsesorten, die im Winter angeboten werden.
3. Welche Bedeutung hat ein Erntekalender, wenn man doch das ganze Jahr über fast alle Arten von Obst und Gemüse kaufen kann?
4. Ist es bei der ständig steigenden Belastung unserer Umwelt zu verantworten, Obst und Gemüse zu verzehren, das über tausende Kilometer in unsere Supermärkte kommt? Diskutiert diese Frage.

Was man aus Gemüse alles machen kann:

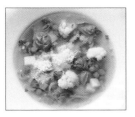
Suppen

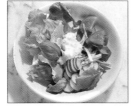
Salate

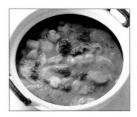
Eintopf

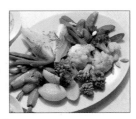
Gemüseplatte

Was gibt es in dieser Jahreszeit?

	Jän.	Feb.	März	Apr.	Mai	Juni	Juli	Aug.	Sept.	Okt.	Nov.	Dez.
Karfiol	●	●	●	●	●	●	●	●	●	●	●	●
Bohnen				●	●	●	●	●	●	●	●	●
Broccoli		●	●	●	●	●	●	●	●	●	●	
Chicorée	●	●	●	●	●				●	●	●	●
Kopfsalat	●	●	●	●	●	●	●	●	●	●	●	●
Karotten	●	●	●	●	●	●	●	●	●	●	●	●
Lauch	●	●	●	●	●	●	●	●	●	●	●	●
Kohlsprossen	●	●	●	●					●	●	●	●
Rote Rüben	●	●	●	●					●	●	●	●
Rotkraut	●	●	●	●	●	●	●	●	●	●	●	●
Salatgurke	●	●	●	●	●	●	●	●	●	●	●	●
Tomaten	●	●	●	●	●	●	●	●	●	●	●	●
Zucchini	●	●	●	●	●	●	●	●	●	●	●	●

Großes Angebot   Geringes Angebot

1. Schaut in der Tabelle nach, welches Gemüse zur Zeit angeboten wird.
2. Sucht dazu passende Rezepte aus dem Rezeptteil.

Aus der Gruppe 3: **Vollkornprodukte**

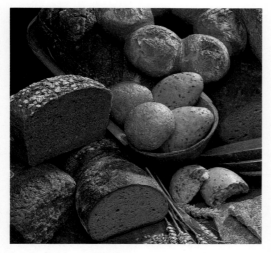

Brot und Getreideprodukte gehören seit Jahrtausenden zu den wichtigsten Grundnahrungsmitteln. Getreide enthält fast alle lebenswichtigen Nährstoffe. Das Getreidekorn versorgt den Körper mit hochwertigem Eiweiß, mit Fett, Mineralstoffen und Vitaminen (besonders Vitamin B und E).

Getreide essen wir fast ausschließlich in verarbeiteter Form. Bei der Herstellung unseres weißen Haushaltsmehls werden der Keim und die Randschichten vom Getreidekorn entfernt. Nur der weiße Mehlkörper wird vermahlen. Deshalb heißen solche Mehle auch *Auszugsmehle*. Gerade in den Schalen des Getreidekorns befinden sich aber viele wichtige Nähr- und Ballaststoffe. Vollkornmehl enthält diese Bestandteile und ist daher gesünder als Auszugsmehl. Das gilt auch für die daraus hergestellten Produkte.

Beim **Reis** ist es ähnlich. Er wird als „polierter", weißer Reis ohne Keim und Schale angeboten und als Naturreis, der alle Kornbestandteile enthält.

Auch **Nudeln** sind als Teigwaren aus Getreide hergestellt. Echte italienische *paste* sind aus reinem Gerstengrieß.

Vollkornnudeln schmecken intensiver als Weißmehlnudeln und haben einen höheren Nährstoffgehalt.

Getreide kann auch roh gegessen werden. Ein Frischkornmüsli aus gequollenen Getreidekörnern schmeckt kräftig und gut.

Empfehlungen für den Verzehr von Getreideprodukten

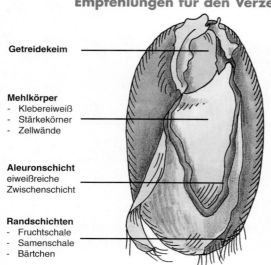

Getreidekeim

Mehlkörper
- Klebereiweiß
- Stärkekörner
- Zellwände

Aleuronschicht
eiweißreiche
Zwischenschicht

Randschichten
- Fruchtschale
- Samenschale
- Bärtchen

⇨ Mehr Brot essen - möglichst Vollkornbrot.

⇨ Vollkornprodukte bevorzugen: Vollkorn-Kuchen, -Gebäck, -Nudeln.

⇨ Einmal täglich Müsli essen. Nach Möglichkeit dabei auch selbst zubereiteten Frischkornbrei (frisch geschrotet und eingeweicht) verwenden.

⇨ Vollkornmehle verwenden.

⇨ Weniger Weißbrot, Toastbrot und helles Mischbrot essen.

⇨ Produkte aus Auszugsmehlen (Nudeln, Kuchen, Gebäck, Pudding) eher seltener verzehren.

Aus den Gruppen 4 und 5: **Getränke** und **Milchprodukte**

Ein Jugendlicher sollte etwa 1,5 bis 2 Liter Flüssigkeit pro Tag zu sich nehmen. Sein Körper benötigt insgesamt zwar 2 bis 3 Liter Flüssigkeit, einen Teil bekommt er allerdings bereits durch die Nahrung. So besteht Obst z.B. überwiegend aus Wasser. Vorsicht! Viele Fertiggetränke bringen dem Körper zwar das benötigte Wasser mit seinen Mineralstoffen, aber zusätzlich auch viel Zucker. Und den braucht er in der Regel nicht.

Milch dagegen ist neben reinem Quellwasser das idealste Getränk. Milch ist nicht nur unser erstes Lebensmittel, es ist zugleich auch eines unserer wertvollsten. Die Muttermilch ist das einzig wirklich „vollwertige" Nahrungsmittel. Kuhmilch hat fast die gleich hohe Qualität. Vor allem ihr Eiweißgehalt (3,2%), die Vitamine und der Reichtum an Mineralstoffen und Spurenelementen wie Calcium, Kalium und Iod machen ihren besonderen Wert aus. Ohne Milch und Milchprodukte lässt sich unser Bedarf an Calcium gar nicht decken.

Milch ist nicht gleich Milch. In der Molkerei wird Milch mit Wärme behandelt, um krankheitserregende Keime abzutöten. Man unterscheidet pasteurisierte, ultrahocherhitzte und sterilisierte Milch.

Pasteurisierte Milch: Die Pasteurisierung bei ca. 70 °C ist eine relativ schonende Wärmebehandlung, die den wertvollen Inhaltsstoffen der Milch nur wenig schadet.

Ultrahocherhitzte Milch ist die sogenannte H-Milch, die mit Temperaturen von ca. 150 °C behandelt wird. Sie hat zwar eine besonders lange Haltbarkeit (in ungeöffneter Packung mindestens 6 Wochen), dafür ist das Milcheiweiß stärker geschädigt als bei der pasteurisierten Milch. Wegen der Hitzebehandlung schmeckt H-Milch wesentlich weniger frisch.

Sterilisierte Milch wird eine knappe halbe Stunde gekocht. Dabei werden alle Keime abgetötet. Viele Vitamine und essentielle Eiweißstoffe werden dadurch geschädigt oder zerstört. Sie ist deswegen für Säuglinge und Kleinkinder ungeeignet.

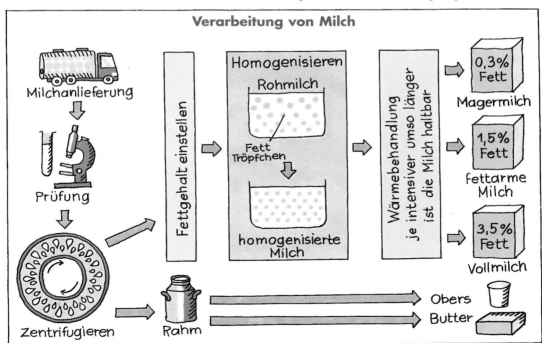

Verarbeitung von Milch

Milchanlieferung — Prüfung — Zentrifugieren — Rahm

Fettgehalt einstellen

Homogenisieren — Rohmilch — Fett Tröpfchen — homogenisierte Milch

Wärmebehandlung je intensiver umso länger ist die Milch haltbar

0,3% Fett Magermilch

1,5% Fett fettarme Milch

3,5% Fett Vollmilch

Obers

Butter

Das alles wird aus Milch gemacht:

Joghurt, Kefir, Sauerrahm, Topfen **Sauermilch- produkte**	Süßrahm (Obers), Buttermilch, Butter **Rahmprodukte**	2000 verschiedene Sorten **Käse**

Heute ist jede Milch im Handel **homogenisiert**, das bedeutet: Die Fettkügelchen in der Milch wurden zerkleinert und gleichmäßig verteilt. Deswegen bildet sich auf homogenisierter Milch kein Rahm mehr.

Die verschiedenen **Käsesorten** werden nach ihrem Fettgehalt unterschieden. Die Angabe erfolgt als Fett i. Tr. (= Fett in der Trockenmasse); dazu ein Tipp: Der tatsächliche Fettgehalt beträgt grob gerechnet etwa die Hälfte des Fettanteils in der Trockenmasse! Wird auf einem Käse also z.B. „60% Fett i. Tr." angegeben, so beträgt der tatsächliche Fettgehalt ca. 30%.

Milch und Milchprodukte sind - was ihr Eiweißgehalt anbelangt - ein preiswerter und vollwertiger Ersatz für Fleisch und Fleischprodukte. Ein viertel Kilo Magertopfen enthält 34 g Eiweiß und 0,9 mg Vitamin B_2. Das ist die Hälfte des Tagesbedarfs.

> **Ein heißer Tipp:**
>
> ⇨ Vorsicht bei der Lagerung von Milch und Milchprodukten. Die Vitamine in der Milch sind sehr licht- und hitzeempfindlich. Milch, vor allem in Glasflaschen, daher immer kühl und dunkel lagern!

Das Geheimnis des Roquefort

Aus der Industrie

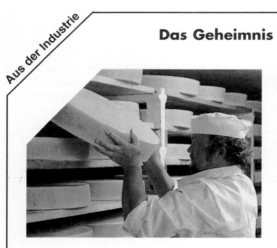

Alle Käsesorten werden aus Milch hergestellt. Zunächst vermischt man die Milch mit Milchsäurebakterien oder Lab. Lab ist ein eiweißspaltendes Enzym aus

Kälbermägen. In beiden Fällen wird die Milch zum Gerinnen gebracht.

Das Casein flockt dabei aus. Dieser „Käsebruch" wird geknetet, gesalzen, ausgepresst und gelagert.

Die Herstellung von **Blauschimmelkäse** wie den Roquefort entdeckte man zufällig. Ein Käse war unbeabsichtigt von natürlichen Schimmelsporen aus der Luft befallen. Dieser ungefährliche Schimmelpilz besiedelte den Käsekeller. Nach der Reifezeit fiel der von Schimmel befallene Käse durch seine blaue Farbe und den delikaten Geschmack auf. Heute wartet man nicht auf den Zufall, sondern impft den Käsebruch gezielt mit Schimmelsporen.

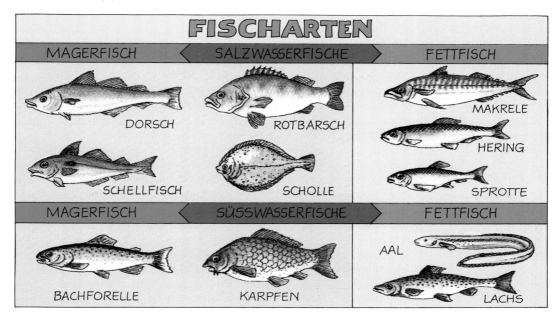

Fisch ist für den Körper gut - bislang zumindest. Er liefert hochwertiges Eiweiß, Vitamine und Mineralstoffe. Wichtige Iod-Lieferanten sind vor allem Süßwasserfische.

Fischfett hat Fettsäuren, die dem Körper besonders gut bekommen (z.B. die Linolsäure). Allerdings sollte man Fettfische von Magerfischen unterscheiden. Fettfische geben dem Körper nicht nur mehr Fett, im Fettgewebe können auch leichter Schadstoffe enthalten sein.

„Fischstäbchen" sind ein besonderes Produkt. Der Fischanteil selbst (Kabeljau oder Seelachs) ist in Ordnung. Aber wer auf die Zutatenliste der Verpackung sieht, erkennt, was er mit dem Fisch noch alles mitisst, z.B. E450 (= Phosphate). Das sind besondere Zusatzstoffe, die nicht jeder verträgt. Wie bei allen Lebensmitteln bringt eine Bearbeitung auch beim Fisch Nährstoffverluste mit sich. Ein Beispiel sind Bratheringe oder Rollmöpse. Die Brathitze, das Fett, die Marinade: Alles hinterlässt seine Spuren. Bei „Tomatenfisch" aus der Dose isst man oft Hering mit Zucker. In der Tomatensoße ist nämlich meist eine gehörige Menge an Zucker enthalten.

Vor einigen Jahren sind die ersten Fischfarmen entstanden. Vor allem der teure Lachs wird heute - ähnlich wie das Schwein - in großen Mengen gezüchtet. Dabei ist auch viel Chemie im Spiel!

Ein paar heiße Tipps:

⇨ Frische Fische erkennst du an ihren klaren, hervorstehenden Augen, den rosa schimmernden Kiemen und einem festen Fleisch, das auf Druck nachgibt. Sie riechen frisch und eben nicht nach Fisch.

⇨ Fische sollst du immer am selben Tag kaufen und zubereiten. Für kurze Zeit können sie zugedeckt im Kühlschrank gelagert werden.

⇨ Den Fisch unter fließendem Wasser reinigen, mit Zitronensaft beträufeln.

⇨ Erst vor dem Garen salzen.

⇨ Pro 2 cm Dicke 10 - 12 Minuten in heißem Sud garen oder in heißem Öl auf beiden Seiten kurz anbraten. Fette Fische brauchen etwas länger als magere.

Aus der Gruppe 7: **Butter** und **Margarine**

Fette unterscheiden sich in ihrem Vitamingehalt. Butter beispielsweise enthält viel Vitamin A, Margarine dagegen viel Vitamin E, aber auch Karotin. Was ist nun gesünder und besser? Der alte Streit zwischen Butter- und Margarinebefürwortern ist unentschieden. Butter und Qualitätsmargarine stehen sich in ihrem Ernährungswert nicht viel nach. Menschen, die eine cholesterinarme Diät halten müssen, wird meist zu Margarine mit einem hohen Anteil an ungesättigten Fettsäuren geraten.

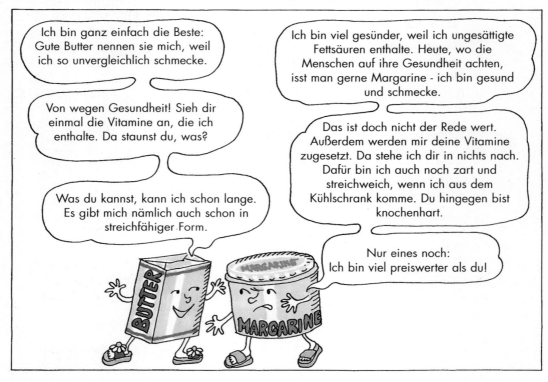

Neben den Streichfetten spielen **Speiseöle** eine wichtige Rolle. Auch hier gibt es Qualitätsunterschiede. Als besonders wertvoll werden die naturbelassenen kaltgepressten Speiseöle empfohlen. Sie werden durch Pressen der Ölsaaten oder Ölfrüchte gewonnen. Beim Erhitzen verlieren sie allerdings an Wert. Sie sind daher besonders für Salate geeignet.

Zum Braten greift man sinnvollerweise zu den sogenannten „raffinierten" Ölen.

Ein paar heiße Tipps:

➪ Weniger Fett essen! An Streichfetten sparen und vor allem auf „verstecktes" Fett in Wurst, Fleisch und Käse achten!

➪ Wegen des hohen Anteils an ungesättigten Fettsäuren pflanzliche Fette vorziehen! Gute Pflanzenöle wählen!

---

1. Wie lässt sich Fett in der Alltagsküche einsparen? Denke dabei an Fette, die bei der Zubereitung von Speisen vom Nahrungsgut aufgenommen werden.

Und was esse ich jetzt wirklich?

Es ist gar nicht so einfach zu sagen, wie eine ideale Ernährung nun konkret zusammengestellt sein muss. Bestimmte Regeln sollten aber in jedem Fall berücksichtigt werden: Die Nahrung sollte den Körper mit Energie versorgen und gleichzeitig die nötigen Baustoffe, Vitamine, Mineralsalze und Spurenelemente enthalten.

Wir können und wollen euch keinen fixen Speiseplan für heute und morgen vorschreiben. Jeder von euch bevorzugt eine Geschmacksrichtung - und diese soll und darf auch jeweils mitberücksichtigt werden.

Essen ist Vergnügen. Nur ein Essen, das Freude macht, kann letztlich auch gesund sein.

Die Richtlinien für eine ausgewogene, gesunde Ernährung habt ihr schon erfahren. Wer gesund bleiben, sich wohl fühlen und gut aussehen möchte, wird in Eigenverantwortung mit etwas Phantasie seinen künftigen Speiseplan zusammenstellen. Als Appetitanreger bieten wir auf dieser Seite noch ein paar Menüs an. Weitere Vorschläge findet ihr im Rezeptteil.

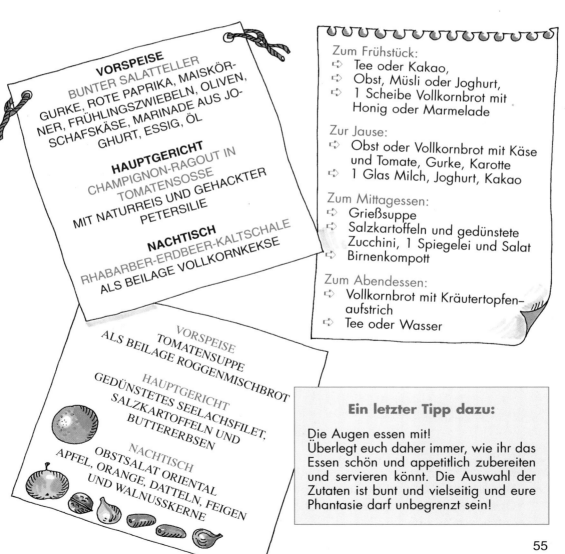

VORSPEISE
BUNTER SALATTELLER
GURKE, ROTE PAPRIKA, MAISKÖRNER, FRÜHLINGSZWIEBELN, OLIVEN, SCHAFSKÄSE, MARINADE AUS JOGHURT, ESSIG, ÖL

HAUPTGERICHT
CHAMPIGNON-RAGOUT IN TOMATENSOSSE
MIT NATURREIS UND GEHACKTER PETERSILIE

NACHTISCH
RHABARBER-ERDBEER-KALTSCHALE
ALS BEILAGE VOLLKORNKEKSE

VORSPEISE
TOMATENSUPPE
ALS BEILAGE ROGGENMISCHBROT

HAUPTGERICHT
GEDÜNSTETES SEELACHSFILET,
SALZKARTOFFELN UND BUTTERERBSEN

NACHTISCH
OBSTSALAT ORIENTAL
APFEL, ORANGE, DATTELN, FEIGEN UND WALNUSSKERNE

Zum Frühstück:
⇨ Tee oder Kakao,
⇨ Obst, Müsli oder Joghurt,
⇨ 1 Scheibe Vollkornbrot mit Honig oder Marmelade

Zur Jause:
⇨ Obst oder Vollkornbrot mit Käse und Tomate, Gurke, Karotte
⇨ 1 Glas Milch, Joghurt, Kakao

Zum Mittagessen:
⇨ Grießsuppe
⇨ Salzkartoffeln und gedünstete Zucchini, 1 Spiegelei und Salat
⇨ Birnenkompott

Zum Abendessen:
⇨ Vollkornbrot mit Kräutertopfenaufstrich
⇨ Tee oder Wasser

Ein letzter Tipp dazu:

Die Augen essen mit!
Überlegt euch daher immer, wie ihr das Essen schön und appetitlich zubereiten und servieren könnt. Die Auswahl der Zutaten ist bunt und vielseitig und eure Phantasie darf unbegrenzt sein!

4. LEBENSMITTEL RICHTIG LAGERN

Ganz so wichtig wie noch vor 50 Jahren ist in privaten Haushalten die Vorratshaltung heute nicht mehr. Viele Waren kann man das ganze Jahr über kaufen. Vorratshaltung erstreckt sich bei vielen Haushalten heute auf die Kurzzeitlagerung im Kühl- und Tiefkühlschrank und auf die Vorratshaltung einiger weniger Trockenprodukte wie Mehl und Zucker oder Konserven.

Gelagerte Nahrungsmittel dürfen sich bis zum Zeitpunkt des Verbrauchs nicht nachteilig verändern: Inhaltsstoffe, Farbe, Geschmack und Beschaffenheit sollen so gut wie möglich erhalten bleiben. Verderb durch Schimmel, Bakterien oder Ungeziefer darf nicht eintreten. Für die kurzfristige Aufbewahrung lagerfähiger Lebensmittel gilt allgemein:

- Kühl, dunkel und trocken aufbewahren!
- Nicht mehr kaufen, als im Zeitraum der Lagerfähigkeit verbraucht werden kann!
- Vorräte erst verbrauchen, dann frische nachkaufen!

Wie konnte das passieren? Wie macht man es besser?

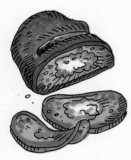

Kühle und dunkle Keller sind ideale Lagerräume. Kartoffeln, die vorzeitig keimen, verlieren ihre Nährstoffe. Äpfel werden in zu warmen Räumen schrumpelig. Lagerobst sollte häufig nach Faulstellen durchgesehen werden.
Vorsicht: Faulige Stoffe sind gesundheitsschädlich! Angefaulte Lebensmittel nicht mehr essen!

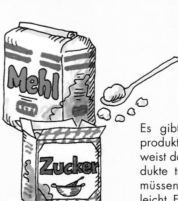

Brot wird oft hart. Das passiert, wenn es zu trocken lagert. Es hält sich in Tontöpfen lange frisch. Tontöpfe sind ein kühler Lagerort. Wenn sie außerdem noch abgedeckt werden, kann wenig Sauerstoff eindringen. Schimmelpilze können sich unter diesen Bedingungen schlecht vermehren. Verschimmelte Lebensmittel sind gesundheitsschädlich!
Ein Tipp: Vorratsgefäße für Brot von Zeit zu Zeit mit Essigwasser auswischen.

Es gibt verschiedene Trockenprodukte. Schon dieser Name weist darauf hin, dass diese Produkte trocken gelagert werden müssen. Sie ziehen nämlich leicht Feuchtigkeit an und werden dadurch klumpig.

---

1. Was spricht für Vorratshaltung, was eventuell dagegen?
2. Obstschwemme im Garten. Was würdet ihr tun, wie das Obst behandeln?

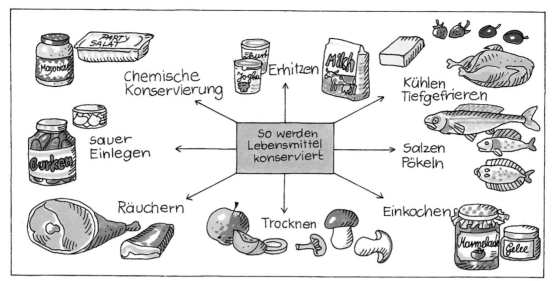

Für eine langfristige Aufbewahrung von Lebensmitteln bedarf es besonderer Konservierungverfahren. Konserviert werden kann mittels Sauerstoffentzug, Wasserentzug, Wärmeentzug oder Zusetzen von Konservierungsmitteln.

Als Formen der Konservierung im privaten Haushalt kommen in Betracht:

- Sterilisieren / Einkochen (Obst, Gemüse, Säfte, ...)
- Salzen / Pökeln (Fleisch, Heringe, ...)
- Säuern (Gurken, Sauerkraut, ...)
- Tiefkühlen (Obst, Gemüse, Fleisch, Fisch, ...)
- Trocknen (Kräuter, Obst, Pilze, ...)

Einkochen

Der Herbst ist die Zeit zum Einkochen. Marmeladen, Gelees und Kompotte sind das ganze Jahr über feine Leckerbissen, die den Speiseplan versüßen.

Für **Marmeladen** wird das einwandfreie, gut ausgereifte Obst gewaschen, entkernt und geschnitten. Anschließend werden die Früchte mit Zucker oder Honig im Verhältnis 1:1 oder 1:2 verkocht.
Spezieller Einmachzucker kann sparsamer eingesetzt werden (Anweisungen auf der Verpackung genau lesen!). Die Einmachgläser, mit heißem Wasser gründlich ausgespült, werden bis knapp unter den Rand mit der heißen Masse gefüllt. Je kleiner der Luftraum, desto haltbarer das Einmachgut.

Für **Kompotte** können Früchte und Beeren verwendet werden. Wasser wird mit Zucker aufgekocht und dann kaltgestellt. Die Früchte werden gut gewaschen, entkernt, geschnitten und in Gläser gefüllt. Anschließend gießt man die Zuckerlösung darüber. Die Gläser werden geschlossen und in ein Wasserbad gestellt. Bei Beeren ist keine Zuckerlösung notwendig, sie werden mit dem Zucker direkt vermengt.

Für **Gelees** werden nicht die ganzen Früchte, sondern der Fruchtsaft verwendet. Zum Geletieren eignet sich auch ein noch nicht ganz ausgereiftes Obst. Der Saft wird mit Zucker oder Honig im Verhältnis 1:1 eingekocht und wie die Marmelade in Gläser gefüllt (vgl. Rezeptteil).

Salzen/Pökeln

Wie Zucker, so entzieht auch Salz dem Lebensmittel Feuchtigkeit. Dadurch können Mikroorganismen nicht mehr weiterleben oder sich vermehren. Salzheringe sind besonders haltbar, wenn sie richtig gelagert werden: dunkel, trocken und kühl.

Säuern

Das Säuern ist die gesündeste Konservierungsart. Die Nährstoffe bleiben erhalten und die wertvolle Milchsäure wird gebildet. Die Haltbarmachung erfolgt durch die *Milchsäuregärung*, die wiederum durch Milchsäurebakterien verursacht wird. Die Milchsäurebakterien hindern Krankheitskeime und Fäulniserreger an ihrer Entwicklung.

Zum Säuern eignen sich besonders Krautsorten, Wirsing (eine Kohlart), Bohnen, Broccoli, Gurken, Kohlrabi, Kürbis, Lauch, Karotten, Paprika, Rote Rüben, Sellerie, Tomaten und Zwiebeln.

Das Gemüse wird zerkleinert und/oder eingestampft, in Gefäße - vorzugsweise Steinzeugtopf, Gärtopf oder Konservierungsgläser - gefüllt. Dabei entweicht die Luft, der Zellsaft tritt aus. Die Mikroorganismen verbrauchen den frei gewordenen Sauerstoff und wandeln diesen in Kohlensäure um.

Das Gemüse wird mit ausgekühltem Salzwasser übergossen, die Gefäße geschlossen und bei 20 bis 22 °C ca. 10 Tage gelagert. Dabei setzt die Gärung ein. Nach 10 Tagen soll die Temperatur auf 10 bis 18 °C herabgesetzt werden. Nach 4 Wochen ist die Gärung abgeschlossen, das Gefäß darf geöffnet werden.

Trocknen

Beim Trocknen kommt es darauf an, den Lebensmitteln das Wasser möglichst schonend zu entziehen. Kräuter und Pilze (geschnitten) können auf Papier gelegt oder aufgehängt und im Freien getrocknet werden. Früchte hingegen würden durch ihren Zuckergehalt im Freien Insekten anziehen. Sie werden deshalb im Backrohr gedörrt. Das allerdings braucht viel Zeit (ca. 36 Stunden) und damit viel Energie (50 - 70 °C). Die Backrohrtüre muss in den ersten Stunden immer wieder geöffnet werden, damit die Feuchtigkeit entweichen kann. Als Alternative zum Backrohr bietet der Handel heute schon Dörrapparate an.

Zum Dörren eignen sich nur gut ausgereiftes Obst, Gemüse, Pilze und Kräuter. Vitamine können beim Dörren bis zu 90% verloren gehen! Die Mineralstoffe allerdings bleiben zur Gänze erhalten.

Zur Vorbereitung: Früchte putzen und waschen, klein schneiden; harte Gemüsesorten blanchieren, dann auf das Gitter des Apparates legen. (Gebrauchsanweisung genau studieren!)

Einfrieren

Bei dieser Konservierungsart bleiben die Nährwerte ebenfalls großteils erhalten. Ab Temperaturen von 18 Minusgraden können Mikroorganismen das Lebensmittel nicht mehr schädigen.

Beim Einfrieren spielt die Verpackung eine wichtige Rolle. Sie soll ein Austrocknen des Gefriergutes verhindern, andererseits dieses luftdicht abschließen. Kommt Sauerstoff dazu, verliert das Lebensmittel an Geschmack und Qualität. Spezielle Kunststoff-Kühlboxen und Gefriersäckchen sind das ideale Material. Auch extrastarke Alufolie eignet sich, sollte aber aus Überlegungen zum Umweltschutz sparsam eingesetzt werden. Wer das Gefriergut in die Mikrowelle geben möchte, muss auf Metallverpackungen ganz verzichten.

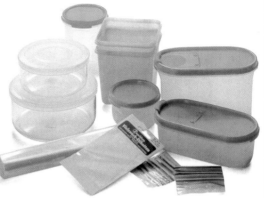

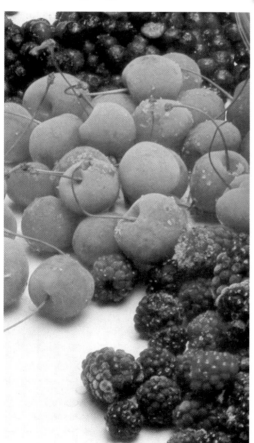

Eingefroren werden dürfen nur einwandfreie Lebensmittel, kein angeschlagenes Obst oder Gemüse.

Das Gefriergut wird zuerst geputzt und gewaschen, Gemüse geschnitten und blanchiert (= ca. 3 Min. aufkochen). Einige Vitamine gehen dabei verloren, dafür aber hält sich das Lebensmittel sehr gut, unerwünschte Gerüche und Geschmacksstoffe werden entfernt und das Volumen stark verkleinert - das spart Platz in der Gefriertruhe. Blanchiertes Gemüse schmeckt besser und enthält mehr Nährwerte als Gemüse, das in rohem Zustand in die Truhe gelangt.

Früchte (z.B. Beeren) sind sehr empfindlich. Sie sollten daher auch beim Einfrieren behutsam behandelt werden. Viele Gefriergeräte verfügen heute schon über ein integriertes Tablett, auf dem die Früchte nach dem Waschen einzeln aufgelegt und im Schockfrostfach vorgefroren werden können. Anschließend können sie in Säcke oder Behälter gefüllt und eingefroren werden.

Der beste Rat ist Vorrat
(eine Empfehlung des Österreichischen Zivilschutzverbandes)

Stellt euch vor:

⇨ Eine plötzliche Natur- oder Umwelt-katastrophe (Hochwasser, Mure, Lawinenabgang, Glatteis, Smog) schneidet euch vorübergehend von der Außenwelt ab.

⇨ Internationale Ereignisse oder technische Pannen lassen Versorgungsengpässe befürchten.

⇨ Der Strom fällt aus.

⇨ Ihr könnt wegen einer Erkrankung oder Verletzung das Haus (die Wohnung) nicht verlassen.

Wer für solche Zwischenfälle vorsorgt, wird auch im Ernstfall die Situation leichter im Griff haben. Der beste Rat für solche Fälle ist der **Vorrat**.

Das braucht eine Person, wenn sie zwei Wochen lang den Wohnbereich nicht ver-lässt:

Lebensmittel mit viel Eiweiß		haltbar	
Lebensmittel	Menge	Wochen	Monate
Kondensmilch	1/4 kg		15
Schmelzkäse	6 St.		4 - 6
Eier	10 St.	2	
Fisch (tiefgek.)	1/4 kg		6 - 12
Dosenfisch	1/4 kg		24 - 36
Linsen/Boh-nen/Erbsen (getrocknet)	1/2 kg		24 - 36
Selchfleisch, Landspeck	1/4 kg	2 - 4	
Dauerwurst	1/4 kg		3
Dosenfleisch	1/2 kg		48

Lebensmittel mit vielen Kohlenhydraten		haltbar	
Lebensmittel	Menge	Wochen	Monate
Zucker	1/2 kg		60 - 72
Honig/ Marmelade	1/4 kg		12
Kartoffeln	2 kg		2 - 8
Reis / Teigwaren	1/2 kg		12/24
Mehl, Grieß	2 kg		6
Haferflocken	1/4 kg		6
Brot (verpackt)	1 kg	2 - 4	
Salzgebäck/ Kekse/Zwie-back /Knäcke	1/2 kg		6 - 10

Öle und Fette		haltbar	
Lebensmittel	Menge	Wochen	Monate
Margarine	1/8 kg	12	
Speisefett/ Speiseöl	1/4 kg		9
Butter (lichtgeschützt)	1/8 kg	3-4	

Getränke: Der Mensch kann zwar 14 Tage ohne feste Nahrung, aber nur zwei bis drei Tage ohne Flüssigkeit überleben. Für den Vorrat eignen sich Mineralwasser und Fruchtsäfte (pro Tag und Person 2,5 Liter).

Für Abwechslung sorgen zusätzlich gela-gertes Dosengemüse, Dosenobst, Tee, Süßwaren, Pudding, Gewürze, Löskaffee, Kakao, Essig, Nüsse, ...

Das bisschen Haushalt! ...

Jeder, der in einem Haushalt lebt, hat bestimmte Ansprüche: Man will essen, anständig angezogen sein, sich ausruhen, mit Freunden zusammen sein, bei Krankheit gepflegt und versorgt werden, seine Sorgen und Nöte loswerden oder einfach nur daheim sein und sich wohl fühlen. Von alleine tut sich aber gar nichts. All dies ist mit Arbeit verbunden, verlangt Einsatz, Hilfsbereitschaft, Verständnis und Zeit.

Wer macht den Haushalt?
Aufgabenverteilung im Haushalt in %

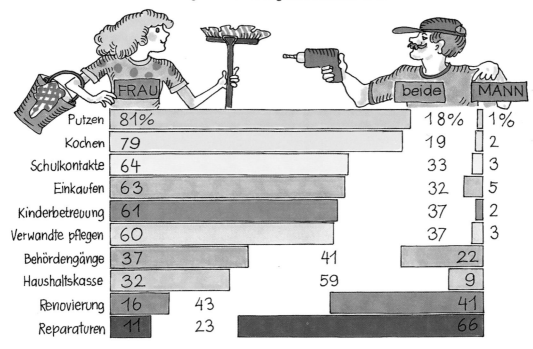

	FRAU	beide	MANN
Putzen	81%	18%	1%
Kochen	79	19	2
Schulkontakte	64	33	3
Einkaufen	63	32	5
Kinderbetreuung	61	37	2
Verwandte pflegen	60	37	3
Behördengänge	37	41	22
Haushaltskasse	32	59	9
Renovierung	16	43	41
Reparaturen	11	23	66

Meinungen zum Thema Hausarbeit:

- „Das bisschen Hausarbeit!"
- „Dazu braucht man nichts können!"
- „Ein Fass ohne Boden!"
- „Frustrierend und immer dasselbe!"
- „Den ganzen Tag auf den Beinen und keinen Dank!"

- „Der schönste Beruf ist Hausfrau - für andere sorgen und da sein!"
- „Unbezahlte Arbeit und obendrein nicht angesehen!"
- „Mindestens so wichtig wie Erwerbsarbeit!"

---

1. Betrachtet das Schaubild und erläutert, weshalb bestimmte Arbeiten lieber von Männern übernommen werden und andere nicht.

2. Weshalb arbeiten Frauen mehr im Haushalt? Sucht nach einer Erklärung.

„ Hausarbeit ist Frauenarbeit!" - Wie es dazu kam ...

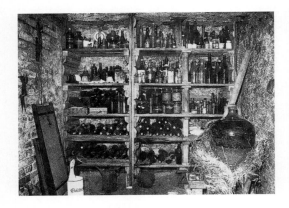

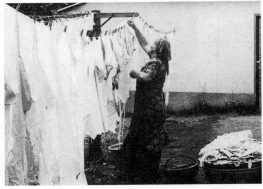

In früheren Handwerker- und Bauernfamilien wohnte und arbeitete die Familie zusammen in einem Haus. In der Regel versorgte die Frau Haushalt und Kinder und half auch in Werkstatt oder Stall mit. Als vor etwa 180 Jahren die Industrialisierung einsetzte, wurden Wohnbereich und Arbeitsplatz getrennt. Wenn der Mann genug verdiente, blieb die Frau daheim, kümmerte sich um Kinder und Haushalt und wurde so zur „Hausfrau". Die Arbeit im Haushalt war damals um ein Vielfaches schwerer und anstrengender. Es gab keine elektrischen Geräte und Maschinen. Der Herd musste angefeuert und Wasser oft noch gepumpt werden. Waschen, Heizen, Putzen, Bügeln und Flicken waren zeitraubende Arbeiten. Außerdem musste noch alles aus Frischprodukten selbst hergestellt werden. Sehr wichtig war daher die Vorratshaltung, denn im Winter war das Lebensmittelangebot besonders karg.

Bis zur Reform des Ehe- und Familienrechtes im Allgemeinen Bürgerlichen Gesetzbuch (1976) war die Rolle der beiden Ehegatten im Gesetz festgeschrieben: Der Mann vertrat die Familie nach außen und sorgte für das Einkommen, die Hausfrau war für den Haushalt verantwortlich. Ob sie mit ihrer Rolle einverstanden war, fragte keiner. Oft hatte sie auch keine entsprechende Schul- oder Berufsausbildung, um einen angemessen bezahlten Beruf zu ergreifen. Wollte sie erwerbstätig sein, musste sie das Einverständnis ihres Ehemannes einholen.

Allgemeines Bürgerliches Gesetzbuch (ABGB) - bis 1976:

§91. Der Mann ist das Haupt der Familie. In dieser Eigenschaft steht ihm vorzüglich das Recht zu, das Hauswesen zu leiten; es liegt ihm aber auch die Verbindlichkeit ob, der Ehegattin nach seinem Vermögen den anständigen Unterhalt zu verschaffen, und sie in allen Vorfällen zu vertreten.

§92. Die Gattin erhält den Namen des Mannes (und genießt die Rechte seines Standes). Sie ist verbunden, dem Manne in seinen Wohnsitz zu folgen, in der Haushaltung und Erwerbung nach Kräften beizustehen, und soweit es die häusliche Ordnung erfordert, die von ihm getroffenen Maßregeln sowohl selbst zu befolgen, als befolgen zu machen.

---

1. Befragt Eltern und Großeltern über die Hausarbeit in ihrer Jugend: Was gab es zu tun? Wie anstrengend waren diese Tätigkeiten? Wer hat sie ausgeführt?

2. Vergleicht die Vorratshaltung auf dem Bild um 1900 mit der Vorratshaltung heute. Holt auch dazu Erkundigungen bei Großeltern und Eltern ein.

Die neue Frau sucht den neuen Mann ...

Die Gesellschaft hat sich in den letzten Jahrzehnten grundlegend gewandelt und mit ihr auch die Rolle der Frau. Es ist heute selbstverständlich, dass Mädchen und Burschen die gleiche Schulbildung erhalten, einen Beruf erlernen und diesen auch ausüben.

Die Hausarbeit hat sich ebenfalls gewandelt. Einerseits hat die körperliche Anstrengung abgenommen, andererseits sind aber die Ansprüche in vielerlei Hinsicht gewachsen, z.B. die Ansprüche an die Hygiene, die Wäschepflege, die Kleidung, die Pflege der Wohnung und die Ansprüche an gesunde, schmackhafte Ernährung. Während die Erwerbstätigkeit Sache von Männern und Frauen wurde, ist die Hausarbeit weitgehend Frauensache geblieben. Der Mann, der sich genauso wie die Frau für den Haushalt verantwortlich fühlt, ist immer noch die Ausnahme.

> **Allgemeines Bürgerliches Gesetzbuch** (ABGB) -
> seit der Eherechtsreform,
> die 1976 in Kraft trat:
>
> §89. Die persönlichen Rechte und Pflichten der Ehegatten im Verhältnis zueinander sind [...] gleich.
>
> §91. Die Ehegatten sollen ihre eheliche Lebensgemeinschaft, besonders die Haushaltsführung und die Erwerbstätigkeit, unter Rücksichtnahme aufeinander und auf das Wohl der Kinder einvernehmlich gestalten.
>
> §94. (1) Die Ehegatten haben nach ihren Kräften und gemäß der Gestaltung ihrer ehelichen Lebensgemeinschaft zur Deckung der ihren Lebensverhältnissen angemessenen Bedürfnisse gemeinsam beizutragen.
>
> §95. Die Ehegatten haben an der Führung des gemeinsamen Haushalts nach ihren persönlichen Verhältnissen, besonders der Berücksichtigung ihrer beruflichen Belastung mitzuwirken. [...]

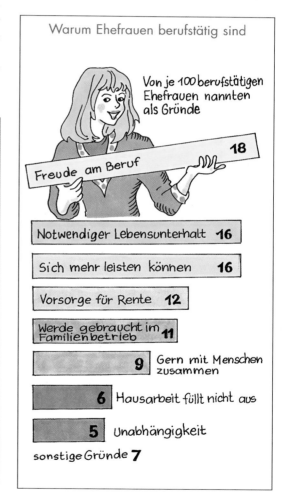

Warum Ehefrauen berufstätig sind

Von je 100 berufstätigen Ehefrauen nannten als Gründe

Freude am Beruf — 18
Notwendiger Lebensunterhalt — 16
Sich mehr leisten können — 16
Vorsorge für Rente — 12
Werde gebraucht im Familienbetrieb — 11
9 — Gern mit Menschen zusammen
6 — Hausarbeit füllt nicht aus
5 — Unabhängigkeit
sonstige Gründe 7

---

1. Lest die Gesetzestexte. Was hat sich verändert?

2. Welche Argumente aus der Abbildung „Warum Ehefrauen berufstätig sind" würdet ihr für euch in Anspruch nehmen? Diskutiert Vor- und Nachteile.

Was zur Lösung von Haushaltsproblemen beiträgt

Probleme beschreiben

Zunächst muss die Haushaltssituation erfasst werden. Leben mehrere Personen in einem Haushalt, so ist es wichtig, dass sich alle zum Problem äußern und es aus ihrer Sicht beschreiben. Dazu ist es notwendig, miteinander reden zu lernen.

Ziele klären und formulieren

Um ein Problem zu lösen, muss man sich genau überlegen, was verändert, überdacht oder neu organisiert werden soll. - Für einen Haushalt kann es wichtig sein, dass die Arbeit gerecht verteilt wird, für einen anderen kann im Vordergrund stehen, dass Ansprüche reduziert werden müssen, und ein weiterer Haushalt sieht sein Hauptproblem im ...

Sich informieren

Um mehrere Lösungswege miteinander vergleichen zu können, muss man sich Wissen, evtl. auch Fertigkeiten aneignen. Informationen erhält man z.B. bei Verbraucherberatungsstellen, in Testheften und auf den nachfolgenden Seiten.

Lösungsmöglichkeiten vergleichen und abwägen

Für jede Lösungsmöglichkeit müssen Vor- und Nachteile gegeneinander abgewogen werden. Jeder Haushalt muss für sich eine angemessene und umsetzbare Lösung finden. Lösungen sind nicht automatisch auf andere Haushalte übertragbar.

Sich entscheiden

Nachdem alle Vor- und Nachteile bedacht wurden, muss man sich für eine Lösung entscheiden. Die Entscheidung sollte von allen Betroffenen gemeinsam gefällt werden. Dabei ist es wichtig, dass alle Beteiligten den Lösungsweg, für den man sich entschieden hat, mittragen können und wollen.

Entscheidung prüfen und bewerten

Die gefundene Lösung wird überprüft, wenn möglich erprobt und nach einer angemessenen Zeit bewertet. Jeder Haushalt muss für sich entscheiden, ob sich der gefundene Weg bewährt und eine dauerhafte Lösung darstellt.

Arbeit partnerschaftlich aufteilen

Ehepaar Zettel ist zu Besuch bei Familie Meister:

> Wie macht ihr das nur? Zwei Kinder, beide geht ihr arbeiten und trotzdem habt ihr so viel Freizeit?

> Jeder hat, nach Alter und Können, bestimmte Aufgaben zu erledigen. Wir bemühen uns, die Hausarbeit so gerecht wie möglich zu verteilen.

> Da ich wechselnde Arbeitszeiten habe, müssen wir unsere Wochenplanung immer neu besprechen. Außerdem gibt es ja auch noch andere Termine, die man berücksichtigen muss.

Wochenplan der Familie Meister

	Montag	Dienstag	Mittwoch	Donnerstag	Freitag	Samstag	Sonntag
Frühstück richten + abspülen	Vater	Vater	Vater	Vater	Vater	Vater	der Frühaufsteher
Mittagessen kochen	Mutter	Mutter	Gabi	Mutter	Mutter	Vater	—
Tisch decken + abräumen	Vater	Mutter	Thomas	Thomas	Vater	Thomas	—
Abspülen	Gabi	Gabi	Vater	Mutter	Mutter	Mutter	—
...							

Diese Woche außerdem zu tun:

Geburtstagsgeschenk für Tante Anna besorgen - Mama

Bei Oma und Opa anrufen - Thomas

Fenster im Erdgeschoss putzen - . . .

1. Wo seht ihr Vorteile bzw. Nachteile eines solchen Plans?

Einer Köchin oder einem Koch stehen unendlich viele „kleinere" und „größere" Küchenhilfen zur Verfügung. Sie nehmen Arbeit ab, erleichtern das Zubereiten und sind letztlich auch zu einem Teil für die Qualität der Speisen mitverantwortlich.

Die Industrie bietet heute sehr gute und vor allem praktische Küchengeräte in verschiedenen Materialien, Ausführungen und Formen an. Bevorzugte Materialien in der Küche sind Holz, Metall (Eisen, Edelstahl, Blech), Keramik (Steingut, Porzellan), Glas und Kunststoff.

Jedes dieser Materialien hat seine besonderen Qualitäten und Vorteile. Nicht jedes Material aber ist für jeden Gebrauch im Haushalt geeignet. Um dies beurteilen zu können, muss man die Eigenschaften der Materialien etwas genauer kennen

Glas

Glas ist zwar hart, reagiert aber empfindlich auf Druck, Stoß und Temperaturunterschiede und geht leicht zu Bruch. Glas wird deshalb in erster Linie für den Tisch (Gläser, Kuchenteller, Schüsseln) - also auch zur Dekoration - verwendet. In der Küche selbst kommt nur feuerfestes Glas (*Jena-Glas*) zum Einsatz. Es verträgt große Hitze und kann ins heiße Rohr gestellt werden.

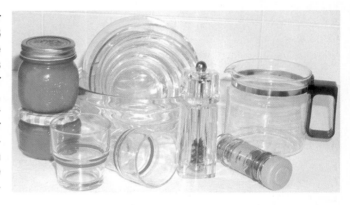

Im Geschirrspüler ist bei Glas besondere Vorsicht geboten. Glasgegenstände dürfen sich nicht berühren, da sie sonst brechen bzw. Sprünge bekommen. Zur Reinigung sollte man immer heißes Wasser verwenden, zum Trocknen faserfreie Tücher.

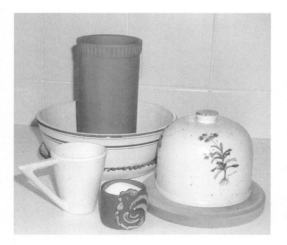

Keramik

Auch Keramik (Porzellan, Steingut, Töpferware) ist zerbrechlich und hat ihren Platz daher hauptsächlich auf dem Esstisch - als Speisegeschirr, Servierteller und Schüsseln.

In manchen Haushalten sind auch Rührschüsseln und Vorratstöpfe aus Keramik. Da Keramik aber sehr schwer sein kann und daher in der Küche weniger handlich ist, wurde sie in modernen Haushalten vielfach vom Kunststoff abgelöst.

Metalle

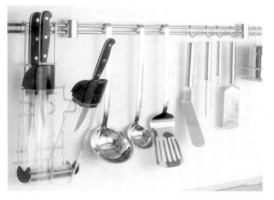

Metallgeräte werden in der Küche vielseitig eingesetzt. Metalle sind gute Wärmeleiter und hitzebeständig. Immer mehr setzt sich in modernen Haushalten das *Edelstahlgeschirr* (Mischung aus Stahl und anderen Metallen) durch. Es sieht nicht nur sauber und „edel" aus, es ist leicht, kratzfest, lässt sich gut reinigen und wird weder von Säuren noch von Laugen angegriffen.

Eisenpfannen eignen sich hervorragend zum Braten. Achtung: Eisenpfannen sind schwer und daher nicht sehr handlich. Sie verlangen auch eine sorgfältige Pflege: Die Bratfläche darf weder mit scharfen Scheuermitteln noch mit spitzen, scharfen Gegenständen wie Messer oder Gabel in Berührung kommen.

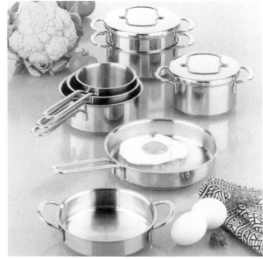

Metalle werden für Kochgeschirr, Besteck, Bleche, Kuchenformen, Scheren, Zangen, Reiben u.a. verwendet.

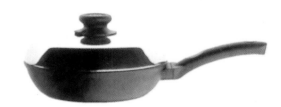

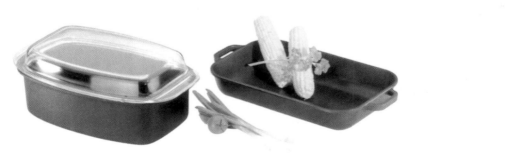

Silber ist ein besonders wertvolles Metall. Besteck, Platzteller, Teekannen, Zucker- und Milchkännchen können mit einer Silberschicht überzogen oder aus reinem Silber hergestellt sein. Solches Tischgeschirr wird man nur zu festlicheren Anlässen verwenden, denn Silber verlangt eine besondere Pflege. Licht und Luft lassen es dunkel werden. Daher muss es vor Gebrauch mit Spezialmittel meist noch einmal kräftig gereinigt bzw. aufpoliert werden.

Holz

Holz ist weich und saugt Flüssigkeit sowie Geschmacks- und Geruchsstoffe auf. Es darf nicht lange im Wasser stehen oder liegen, da es sonst aufquillt und bricht. Holz ist zwar ein wertvolles Naturprodukt, aus Hygiene- und Pflegegründen aber wird es in modernen Haushalten mehr und mehr vom Kunststoff abgelöst.

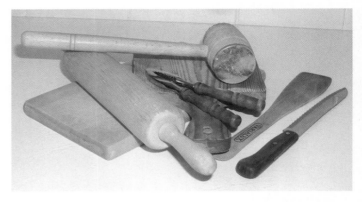

In erster Linie wird Holz zu Schneidbrettern, Kochlöffeln, Nudelwalkern oder Fleischklopfern verarbeitet. Beim Kauf solcher Geräte ist auf die Qualität des Holzes und die Verarbeitung besonders gut zu achten.

Kunststoffe

Kunststoff ist gegenüber Glas, Keramik, Metall und Holz sehr leicht und daher in der Küche besonders handlich. Es lässt sich außerdem gut reinigen, ist stoßfest und unzerbrechlich. Manche Kunststoffe nehmen allerdings Farb- und Geruchsstoffe auf. In keinem Fall sind sie hitzebeständig; Kunststoffobjekte dürfen daher nie mit einer warmen Herdplatte in Berührung kommen. Da es verschiedene Arten von Kunststoffen gibt, sollte man sich im Fachhandel beraten lassen und auf die Zweckmäßigkeit der einzelnen Gegenstände besonders achten.

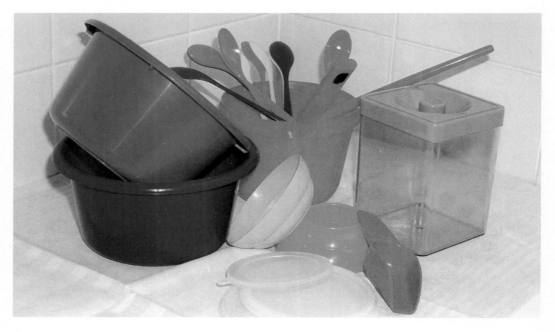

Kochgeschirr und Kochgeräte - eine Grundausstattung

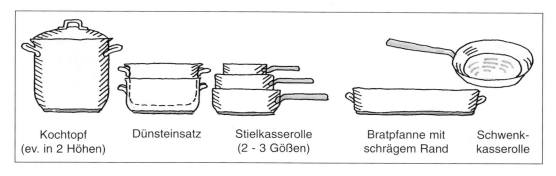

| Kochtopf (ev. in 2 Höhen) | Dünsteinsatz | Stielkasserolle (2 - 3 Gößen) | Bratpfanne mit schrägem Rand | Schwenk-kasserolle |

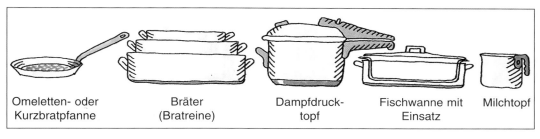

| Omeletten- oder Kurzbratpfanne | Bräter (Bratreine) | Dampfdruck-topf | Fischwanne mit Einsatz | Milchtopf |

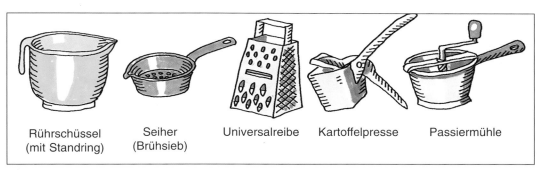

| Rührschüssel (mit Standring) | Seiher (Brühsieb) | Universalreibe | Kartoffelpresse | Passiermühle |

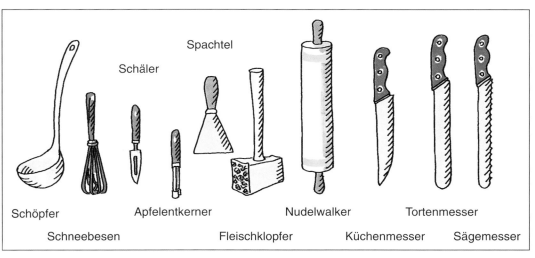

Spachtel

Schäler

Schöpfer

Schneebesen

Apfelentkerner

Fleischklopfer

Nudelwalker

Küchenmesser

Tortenmesser

Sägemesser

Küchenkleingeräte

Der Fachhandel bietet eine fast unübersehbare Auswahl an Küchenkleingeräten an. Viele Produkte sind der Mode unterworfen und nicht immer unbedingt notwendig. Worauf aber kaum ein Haushalt verzichten kann, ist ein Handrührgerät. Es ist relativ günstig in der Anschaffung, handlich zu bedienen und zu reinigen. Es erleichtert Arbeiten wie Rühren, Kneten und Schlagen. Die meisten Handrührgeräte können mit Zusatzteilen ergänzt werden: Passierstab, Reibe, Mixaufsatz u.ä.

Handrührgeräte werden mit elektrischem Strom betrieben. Vorsicht ist geboten:

- Das Gerät darf erst eingeschaltet werden, wenn die Rührbesen fixiert sind.

- Bevor die Rührbesen (Pürrierstab, ...) aus der Speise genommen werden, muss das Gerät ausgeschaltet werden.
- Nach Beendigung der Arbeit wird zuerst der Netzstecker aus der Steckdose gezogen, dann die Steckteile abgenommen und gereinigt.

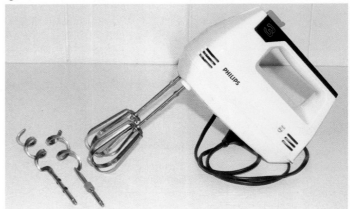

Die Kehrseite der vielen „kleinen Helfer in der Küche"

⇨ Kleingeräte sind oft nicht für eine lange Lebensdauer konstruiert.

⇨ Reparaturen von Kleingeräten sind oft so teuer wie ein neues Gerät.

⇨ Manche Geräte sind gar nicht reparabel.

⇨ Kleingeräte sind oft Modesache (Joghurtbereiter, Raclettegerät, Brotbackmaschine, ...), werden nur kurz genutzt und landen oftmals - kaum gebraucht - im Müll.

⇨ Großgeräte werden als Sondermüll entsorgt, Kleingeräte gelangen oft aus Nachlässigkeit in die Mülltonne und dann auf die Deponie oder in die Verbrennungsanlage.

⇨ Kleingeräte werden vielfach mit Akkus betrieben.
Akkus sind wegen der enthaltenen Schwermetalle gefährlicher Sondermüll.

⇨ Kleingeräte sind heiße Geschenktipps. Sie werden oft aus Verlegenheit geschenkt, ohne dass der Beschenkte etwas damit anfangen kann.

Also: Nicht spontan kaufen, Kaufwunsch genau prüfen, überlegt schenken.

1. Welche Geräte sind deiner Meinung nach überflüssig? Begründe und nenne Alternativen.

Der Dampfdrucktopf (Schnellkochtopf)	
pro	**contra**
➪ weil er Zeit erspart ➪ weil er Energie spart ➪ weil das Essen gut schmeckt ➪ weil beim Garen Inhaltsstoffe geschont werden	➪ weil er gefährlich ist, wenn man ihn falsch bedient ➪ weil seine Anschaffung teuer ist ➪ weil man zwischendurch keine Garprobe machen kann ➪ weil man viel Erfahrung braucht

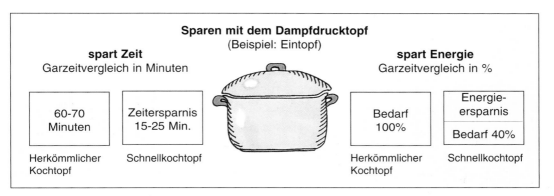

Sparen mit dem Dampfdrucktopf
(Beispiel: Eintopf)

spart Zeit
Garzeitvergleich in Minuten

60-70 Minuten	Zeitersparnis 15-25 Min.
Herkömmlicher Kochtopf	Schnellkochtopf

spart Energie
Garzeitvergleich in %

Bedarf 100%	Energie-ersparnis
	Bedarf 40%
Herkömmlicher Kochtopf	Schnellkochtopf

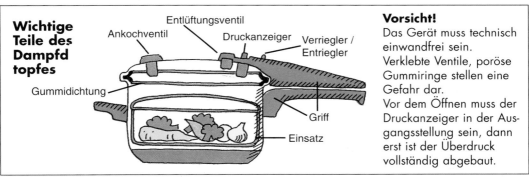

Wichtige Teile des Dampfd topfes

Entlüftungsventil
Ankochventil
Druckanzeiger
Verriegler / Entriegler
Gummidichtung
Griff
Einsatz

Vorsicht!
Das Gerät muss technisch einwandfrei sein.
Verklebte Ventile, poröse Gummiringe stellen eine Gefahr dar.
Vor dem Öffnen muss der Druckanzeiger in der Ausgangsstellung sein, dann erst ist der Überdruck vollständig abgebaut.

So funktioniert der Dampfdrucktopf

Druckgaren ist ein Garen mit Flüssigkeit in einem luftdicht abgeschlossenen Topf. Die Flüssigkeit wird erwärmt, kocht und verdampft dabei. Der Dampf umhüllt das Gargut, erwärmt es und verdrängt die vorhandene Luft durch das Ventil nach außen. Sobald sich das Ventil schließt, entsteht Überdruck, die Temperatur im Topf steigt bis über 100 °C (max. 118 °C). Das verkürzt die Garzeit und hilft Energie sparen.

1. Erkundet in einem Haushaltswarengeschäft, welche Dampfdrucktöpfe es gibt und was sie kosten. Vergleicht sie mit dem Angebot an normalen Töpfen.

2. Führt eine Pro-Contra-Debatte durch. Thema: „Lohnt sich die Anschaffung eines Dampfdrucktopfes?" Ihr könnt dabei die oben genannten Argumente mitverwenden.

Bedienung des Dampfdrucktopfes

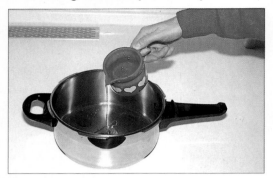

1 Flüssigkeit einfüllen,
mindestens 1/4 l.

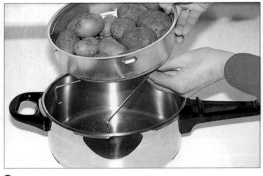

2 Dreifuß in den Topf setzen,
Einsatz mit Lebensmittel daraufstellen.

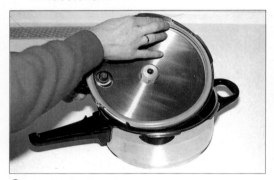

3 Dichtungsring kontrollieren,
fest in den Deckel drücken.

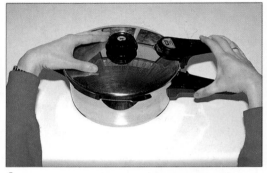

4 Deckel aufsetzen, leicht andrücken
Deckelgriff zum Topfgriff ziehen.

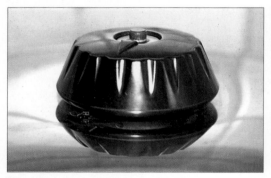

5 Topf auf Herdplatte stellen, Dampf aus-
strömen lassen. Kochregler nach oben
schieben; wenn Druckanzeiger sicht-
bar: zurückschalten (Garzeit beginnt).

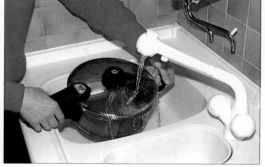

6 Garzeit beenden (Signal), Topf unter
kaltem Wasser abdampfen, mit dem
Öffnungsschieber öffnen.

1. Übt zunächst die Schritte 1-4, bis ihr sie beherrscht, dann die weiteren Schritte.
2. Gart Erdäpfel im Dampfdrucktopf und im normalen Topf. Vergleicht.
3. Überlegt, wann sich der Einsatz des Dampfdrucktopfes lohnt. Begründet.

Der gedeckte Tisch

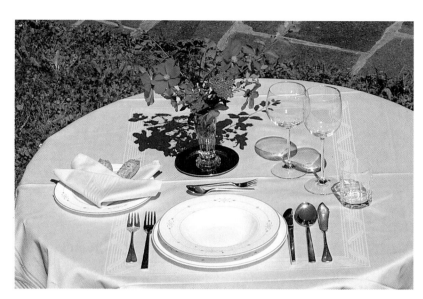

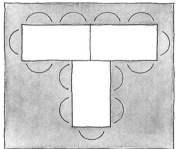 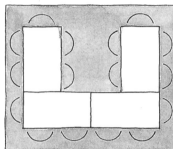 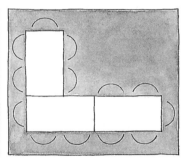

Bei einem Mahl mit mehreren Personen richtet sich die Tischanordnung nach den räumlichen Gegebenheiten: Tische lassen sich in T-, U- und L-Form zusammenstellen.

Esstische lassen sich je nach Anlass, Anzahl der Personen und Jahreszeit unterschiedlich decken und gestalten. In jedem Fall trägt ein bewusst gedeckter Tisch wesentlich zum Wohlbefinden der Tischgäste bei. Sauberkeit der Tischwäsche, des Geschirrs und des Bestecks ist daher oberstes Gebot. Daneben gibt es einige „Regeln", die bei einem kultivierten Essen auch eingehalten werden sollten:

Für jeden Gang wird das entsprechende Geschirr und Besteck aufgedeckt. Zu unterst meist der Fleischteller, darauf der Suppenteller (oder die Suppenschale). Rechts davon liegen das Messer und der Suppenlöffel, links vom Teller die Gabel. Das Dessertbesteck liegt quer oberhalb des Tellers.

Gibt es auch noch eine kalte Vorspeise oder mehrere Hauptgerichte, so liegt das zuerst benötigte Essgerät jeweils ganz außen. Die Serviette hat ihren Platz links vom Teller, ebenso der Salatteller. Rechts steht das Glas (die Gläser). Eventuelle Tischkärtchen können je nach Geschmack platziert werden.

Der Blumenschmuck in der Mitte des Tisches soll verschönern, nie aber die Sicht zu einem der Tischnachbarn verstellen.

Tafelgeschirr - eine Grundausstattung

Das Speiseservice

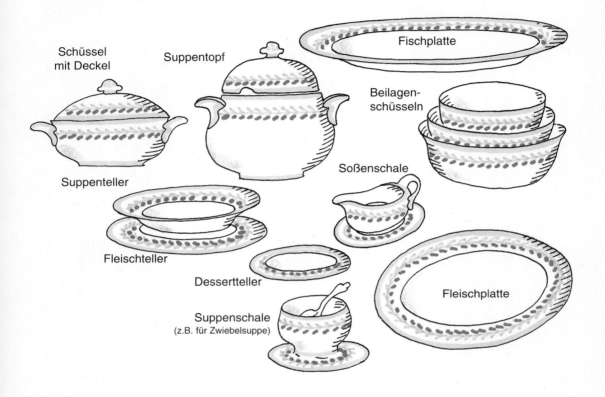

Schüssel mit Deckel

Suppentopf

Fischplatte

Beilagen-schüsseln

Soßenschale

Suppenteller

Fleischteller

Dessertteller

Fleischplatte

Suppenschale
(z.B. für Zwiebelsuppe)

Das Kaffeeservice   Das Teeservice

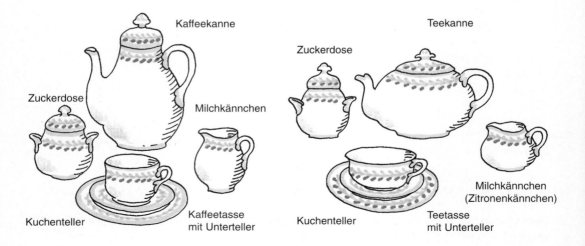

Kaffeekanne

Teekanne

Zuckerdose

Zuckerdose

Milchkännchen

Milchkännchen
(Zitronenkännchen)

Kuchenteller

Kaffeetasse mit Unterteller

Kuchenteller

Teetasse mit Unterteller

Gläser und Besteck - eine Grundausstattung

Gläser

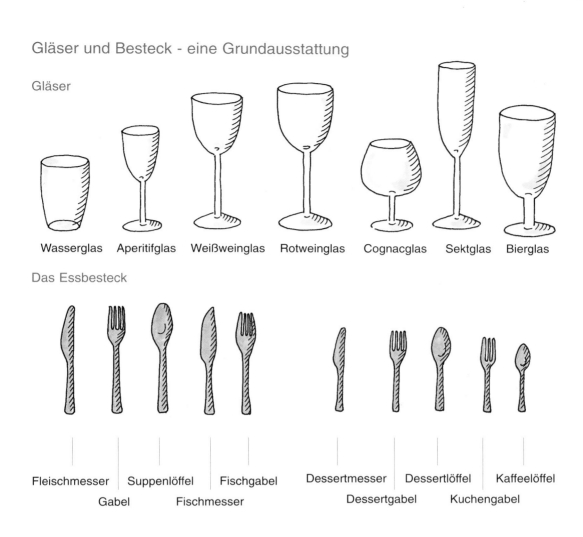

| Wasserglas | Aperitifglas | Weißweinglas | Rotweinglas | Cognacglas | Sektglas | Bierglas |

Das Essbesteck

Fleischmesser　Suppenlöffel　Fischgabel　Dessertmesser　Dessertlöffel　Kaffeelöffel

Gabel　Fischmesser　Dessertgabel　Kuchengabel

Das Vorlegebesteck

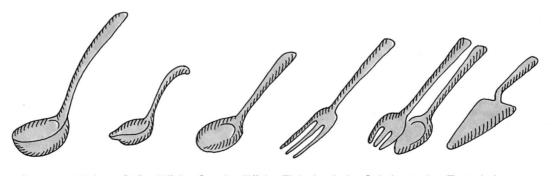

Suppenschöpfer　Soßenlöffel　Gemüselöffel　Fleischgabel　Salatbesteck　Tortenheber

Diese Grundausstattung kann durch zusätzliche Gemüselöffel, Fischgabeln und Salatbestecke in mehreren Größen ergänzt werden.

Richtig servieren

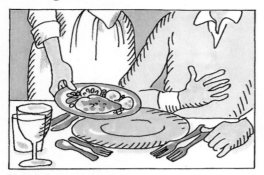

Eingestellt wird von rechts.
Ist das Essen bereits in der Küche portionsweise angerichtet worden, muss der Teller nur noch eingestellt werden.

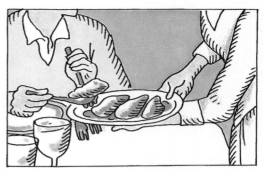

Angeboten wird von links.
Wurde das Essen in der Küche auf Serviertellern und in Schüsseln angerichtet, muss man die Speisen einzeln anbieten. Das Vorlegebesteck (Griffe) zeigt in Richtung des Gastes.

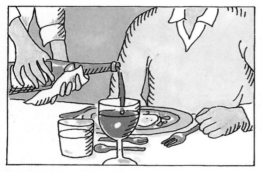

Eingeschenkt wird von rechts.
Gläser nie bis zum Rand anfüllen. Erst nachschenken, wenn das Glas ausgetrunken ist.

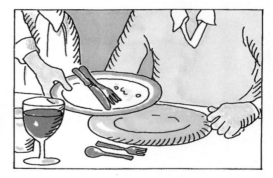

Abserviert wird von rechts.
Zuerst aber müssen die Schüsseln und Servierteller vom Tisch genommen werden.

Noch ein paar Tipps:

⇨ Ist der Teller leer und möchte man noch nachnehmen, wird das Besteck gekreuzt auf den Teller gelegt. Wer aber satt ist, legt sein Besteck parallel mit Griff nach rechts (bzw. links, wenn Linkshänder).

⇨ Speisen und Getränke dürfen nie vor dem Gesicht eines Gastes zum nächsten gereicht werden.

⇨ Zuerst wird immer der Gast bedient. Bei mehreren Gästen wird im „Uhrzeigersinn" serviert. Frauen haben den Vorrang.

Speisefolge eines Schlemmermenüs

kalte Vorspeise
Suppe
warme Vorspeise

◆

Fisch
und/oder
Fleisch
mit Zuspeisen

◆

Salat

◆

Kuchen und Kaffee
Eis
Käse und/oder Obst

7. HILFE FÜR DEN HAUSHALT

Ein Unfall! - Was nun?

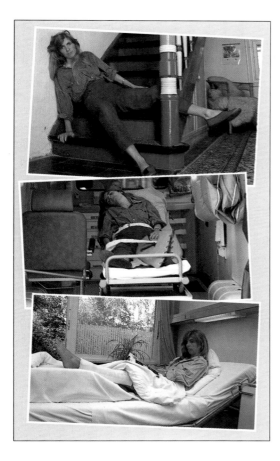

Der Unfall:

Frau Bauer ist auf der Treppe ausgerutscht. Beim Sturz hat sie sich das Bein gebrochen. Sie muss etwa drei Wochen liegen.

Die Familie:

♦ Frau Bauer, Hausfrau im Hauptberuf, kleine Nebentätigkeiten mit geringem Lohn

♦ Markus, 14 Jahre, Hauptschüler, viel beschäftigt mit Hobbytätigkeiten, bisher kaum Mithilfe im Haushalt

♦ Sabine, 12 Jahre, Hauptschülerin, viele Freundinnen, bisher kaum Mithilfe im Haushalt

♦ Herr Bauer, Angestellter, häufig durch Überstunden belastet, samstags frei, kaum Kenntnisse von Haushaltsarbeiten

Die Familie Bauer wohnt in einem Reihenhaus. Eine Oma, die den Haushalt führen könnte, gibt es nicht. Freunde und eine Schwester von Frau Bauer (mit eigener Familie) wohnen in der Nähe. Das Einkommen der Familie Bauer ist durchschnittlich.

Das Problem

Wie geht es weiter? Wer führt den Haushalt? Sollen Herr Bauer und die Kinder versuchen, vorübergehend bei Freunden und Verwandten unterzukommen? Verschiedene Lösungsmöglichkeiten sind denkbar.

⌐ Vorschläge ¬

Vorschlag 1:
Jedes Haushaltsmitglied geht vorläufig in einen anderen Haushalt.

Vorschlag 2:
Familie Bauer holt eine Hilfe ins Haus.

Vorschlag 3:
Die Kinder übernehmen die Arbeit selbst. Der Vater hilft am Wochenende.

---

1. Diskutiert die einzelnen Möglichkeiten. Notiert Vorteile und Nachteile der einzelnen Vorschläge.

2. Hast du einen anderen Vorschlag zur Lösung des genannten Problems?

Hilfs- und Beratungseinrichtungen für Notfälle

Notfälle können ganz unterschiedlich sein. Einmal ist die seelische Not groß. Dann braucht man Rat und Hilfe. Ein anderes Mal geht es um Pflegedienste. Wer hilft, wenn jemand allein krank in seiner Wohnung liegt? Wer, wenn kleine Kinder berufstätiger Eltern krank sind? Wer erledigt die dringendsten Hausarbeiten, wenn der dafür Verantwortliche einen Unfall hatte? Manche Arbeiten kann man vergeben:

♦ Wäsche wird in die Wäscherei gebracht.

♦ Die Wohnungsreinigung übernimmt für kurze Zeit eine Putzhilfe

♦ Statt selbst das Essen zu kochen, bereitet man Fertiggerichte zu.

♦ Kleine Kinder können vielleicht vorübergehend in einem Kindergarten (Krabbelstube, Tagesmutter) untergebracht werden.

Aber das setzt voraus: Man kann das alles bezahlen und hat jemanden, der einkauft, in die Wäscherei geht und wichtige Besorgungen erledigt. In Notfällen muss vieles sorgfältig durchdacht sein. Oft wird es nötig sein, auf „öffentliche Hilfen" zurückzugreifen.

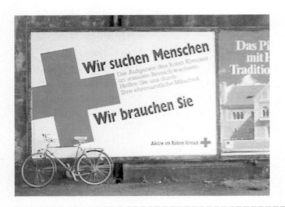

Notrufe	
Feuerwehr	**122**
Polizei	**133**
Rettung	**144**
Ärztenotdienst	**141**

Weitere Telefon-Notrufnummern

Gasgebrechen (Notruf)	**128**
Telefonseelsorge	**17 70**
Vergiftungsnotruf	**43 43 43**
Kinderschutzzentrum Wien (Hilfe und Beratung bei Gewalt gegen Jugendliche)	01/**526 18 20**
Wiener Hilfswerk, soziale Dienste	01/**512 36 61**
Sorgentelefon für Kinder und Jugendliche	01/**319 66 66**
Sozialer Notruf der Stadt Wien	01/**533 77 77**

1. Manche Leute wollen öffentliche Hilfseinrichtungen nicht in Anspruch nehmen. Welche Gründe könnten sie zu solchem Verhalten veranlassen?

Die Hilfe anderer benötigt man nicht nur in Notsituationen. Oft braucht man sie im ganz normalen Alltag. So stellt sich für viele berufstätige Ehepaare oder alleinerziehende Mütter oder Väter die Frage, wo ihre Kinder während ihrer Arbeitszeit bleiben können und betreut werden. Oder es taucht das Problem auf, wer sich um die im Haushalt lebende bettlägrige Oma kümmert oder sie zumindest ein-, zweimal die Woche fachkundig pflegt.

In solchen Fällen sind vorerst einmal folgende Fragen zu klären:

- Wer kommt als Helfer in Betracht?

- Unter welchen Bedingungen kann die Hilfe in Anspruch genommen werden?

- Kostet sie Geld? Ist sie finanzierbar?

- Wie lange kann sie in Anspruch genommen werden?

Hilfe bieten an:

- Familienangehörige, Nachbarn, Freunde

- Staatliche Einrichtungen

- Kirchliche Einrichtungen

- Private Hilfsdienste

Manchmal hilft sachkundiger Rat: Für Eltern und ihre Kinder, die einfach nicht mehr miteinander auskommen, gibt es eine Erziehungsberatung. Personen, denen die Schulden über den Kopf wachsen, sollten zur Schulden-Beratungsstelle. Für Kinder und Jugendliche, die niemanden finden, um über ihre Probleme oder Ängste zu sprechen, gibt es das Sorgentelefon.

Beratungsstellen sind soziale Dienste. Sie haben die Aufgabe, Menschen in schwierigen Situationen zu helfen. Man sollte den Weg dorthin nicht scheuen.

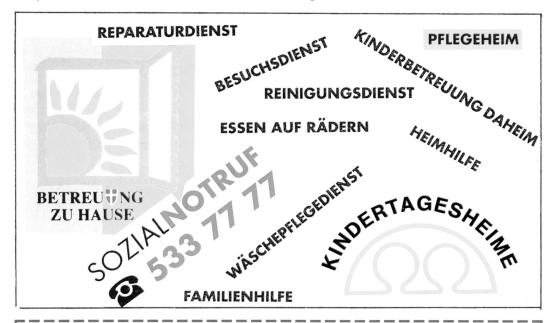

REPARATURDIENST
BESUCHSDIENST
KINDERBETREUUNG DAHEIM
PFLEGEHEIM
REINIGUNGSDIENST
ESSEN AUF RÄDERN
HEIMHILFE
BETREUUNG ZU HAUSE
SOZIALNOTRUF 533 77 77
WÄSCHEPFLEGEDIENST
KINDERPFLEGEDIENST
KINDERTAGESHEIME
FAMILIENHILFE

1. Welche Hilfen bieten die angeführten Einrichtungen? Erkundige dich und beschreibe ihre Hilfsangebote.

2. Welche Einrichtungen betreuen in eurer Gemeinde kleine Kinder?

Fürsorge - ein unbekanntes Wort?

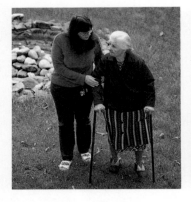 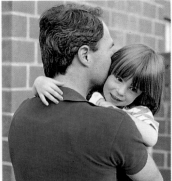 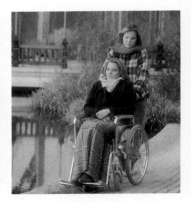

„Von der Fürsorge leben? Ich doch nicht!" Da ist jemand sichtlich entrüstet. „Fürsorge" scheint für ihn eine negative Sache zu sein. Unter diesem Begriff verstand man lange Zeit das, was heute „Sozialhilfe" heißt: finanzielle staatliche Hilfe für Bedürftige. Das Wort „Fürsorge" bedeutet also eigentlich nur: „für jemanden sorgen". Und das ist eine gute Sache.

Am deutlichsten begegnet man fürsorglichem Verhalten in der Familie, also zwischen Eheleuten, Eltern und Kindern, Großeltern und Enkeln.

Warum sind Sie so fürsorglich?

> Der hilflose alte Mann tut mir leid.

> In einer Familie sorgt man für einander. Das ist doch selbstverständlich.

> Die alte, gebrechliche Nachbarin ist nett! Unsere Kinder sind oft bei ihr. Da ist es doch selbstverständlich, dass wir uns auch um sie kümmern.

> Ich arbeite in meiner Freizeit gerne hier. Man kann andere Menschen mit ihrer Not doch nicht einfach alleine lassen ...

> Helfen - das ist doch die Pflicht eines jeden Menschen!

> Die Erfahrungen, die ich hier mache, sind unbezahlbar. Die Arbeit mit den behinderten Kindern befriedigt mich.

Wir sorgen für unsere Oma

> Unsere Oma wohnt in unserer Nähe. Wir kaufen für sie ein.

> Wenn sie krank ist, pflegt Mama sie.

> Wir helfen ihr beim Putzen.

> Hin und wieder holen wir sie zum Kartenspiel ab. Leider gewinnt sie meistens ...

> Papa fährt Oma jeden Mittwoch zur Heilgymnastik.

> Wir erzählen ihr von der Schule und unseren Freizeitaktivitäten. Gut, dass sie nie petzt!

1. Für wen könntet ihr als Schulklasse sorgen?

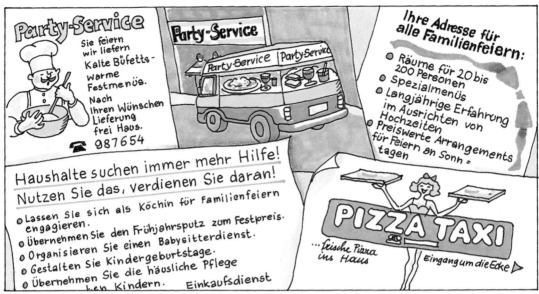

Andere für sich arbeiten lassen - die Angebote sind verlockend: Wäsche schrankfertig geliefert, kein Waschen und Bügeln; Fensterputzer bieten ihre Dienste an, für den Partyabend gibt's ein fertig geliefertes Menü, Fertiggerichte ersparen zeitraubende Nahrungszubereitung ...

Eine Vielzahl von Fremdleistungen wird angeboten, die die Hausarbeit erleichtern sollen. Jeder Haushalt muss für sich selbst entscheiden, ob er solche Dienstleistungen in Anspruch nehmen kann und will und welche davon für ihn in Frage kommen.

Eine Fremdleistung in Anspruch nehmen ist dann sinnvoll, wenn man z.B. einen zeitlichen Engpass überwinden muss. Man ist verhindert, rechtzeitig einen Kuchen für Gäste am Nachmittag zu backen oder ein Mttagessen auf den Tisch zu bringen.

Fremdleistungen - pro und contra

Dafür sprechen könnte:

♦ Es ist bequem.
♦ Die entsprechende Arbeit macht keinen Spaß, ist kompliziert und kraft- und zeitaufwändig.
♦ Man kann die Arbeit selbst nicht erledigen.
♦ Man hat mehr Freizeit, wenn man die Arbeit nicht selbst macht.

Dagegen sprechen könnte:

♦ Die Qualität der Arbeit/Leistung entspricht nicht den eigenen Ansprüchen.
♦ Die Fremdleistung ist zu teuer.
♦ Die Arbeitserleichterung ist zu gering, deshalb lohnt es sich nicht.
♦ Man verlernt bestimmte Fertigkeiten.

1. Sucht ein Beispiel aus der Nahrungszubereitung, Haushaltspflege oder aus dem Textilbereich. Erkundigt euch, was die entsprechende Dienstleistung kostet. Was müsst ihr selbst an Zeit, Geld und Arbeitskraft aufwenden, um diese Arbeit auszuführen?

2. Führt diese Arbeit durch und unterhaltet euch anschließend darüber. - Inwieweit könnte der „Einkauf" von Dienstleistungen in der von euch ausgewählten Haushaltssituation zur Lösung von Problemen beitragen?

Neue Wege gehen

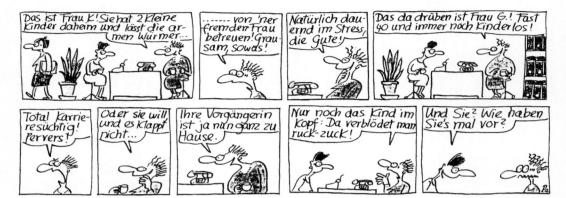

Geburtsurlaub für Väter - Teilzeitarbeit für Väter und Mütter

In den ersten Wochen nach der Geburt eines Kindes beginnt für die Eltern eine schwierige Phase, in der sie sich völlig neu orientieren müssen: Aus dem kinderlosen Ehepaar wird eine Familie. Bisher wurde diese Phase von Vätern und Müttern völlig unterschiedlich erlebt. Die Mutter konnte die Mutterschutzfrist nutzen, während der Vater weiter seinem Beruf nachging und im Erwerbsleben blieb. Heute wollen Mütter und Väter gleichberechtigt am Familien- und am Erwerbsleben teilnehmen. Dazu müssten allerdings drei Forderungen eingelöst werden:

1. Jeder Vater erhält verpflichtend einen bezahlten Geburtsurlaub von acht Wochen, also von der Dauer der Mutterschutzfrist.

2. Mütter und Väter erhalten das Recht, nach der Schutzfrist abgesicherte Teilzeitarbeit zu verrichten, bis das Kind drei Jahre alt ist.

3. Die Teilzeitarbeit sollte im ersten Lebensjahr des Kindes acht Stunden pro Woche betragen und bis zum dritten Lebensjahr des Kindes schrittweise auf 20 Stunden erhöht werden.

Auf diese Art könnten Eltern die Entwicklung ihrer Kinder in gleicher Weise miterleben. Die Männer müssten ihre Rolle als Erwerbstätige und Väter *gleichwertig* sehen, ihre Verantwortung in der Kindererziehung tatsächlich wahrnehmen und diese nicht länger als „Frauensache" betrachten. Dies gilt auch für die Betreuung kranker Kinder, wofür fast ausschließlich Frauen (Pflege-)Urlaub nehmen.

Das Hinarbeiten auf eine künftige Doppelrolle „Vater *und* Erwerbstätiger" müsste bei der Erziehung der Buben von Anfang an mitberücksichtigt werden!

---

1. Betrachte die Bildgeschichte oben. Hast du schon ähnliche Meinungen gehört?

2. Welche neuen Wege schlägt der Autor des Artikels oben vor? Vergleicht die aufgestellten Forderungen mit den Möglichkeiten, die es heute schon gibt.

Gleitzeit: Beginn und Ende der Arbeitszeit bestimmen die Arbeitnehmer in einem vorgegebenen Rahmen selbst. Während der „Kernzeit" besteht Anwesenheitspflicht.

Teilzeitarbeit: Die bekannte Form der Teilzeitarbeit ist die Halbtagsarbeit, die entweder am Vormittag oder am Nachmittag verrichten werden kann. Es gibt allerdings Berufe, in denen Arbeitnehmer nicht selbst wählen können, ob sie vor- oder nachmittags arbeiten wollen.

Variable Teilzeitarbeit: Hier wechseln die Arbeitswochentage und/oder die Arbeitsstunden an den Arbeitstagen, z.B. Krankenschwester. Dienstpläne werden in der Regel in Absprache mit den Arbeitnehmern ausgehandelt.

Arbeit auf Abruf: Betriebe, in denen unterschiedlich viel Arbeit anfällt, benötigen Arbeitskräfte, die sie im Bedarfsfall abrufen können, z.B. für den verkaufsoffenen Samstagnachmittag.

Job-sharing: Zwei oder mehrere Arbeitnehmer teilen sich einen Arbeitsplatz. Sie müssen dafür Sorge tragen, dass dieser ständig besetzt ist - auch in Fällen von Krankheit, Urlaub o.ä.

Stundenkräfte: Bei dieser Tätigkeit werden keine Sozialversicherungsbeiträge bezahlt; Lohnsteuer zahlt der Arbeitgeber pauschal. Voraussetzung ist, dass weniger als 15 Stunden wöchentlich gearbeitet wird und der Lohn monatlich einen bestimmten Betrag nicht überschreitet.

Fragebogen zum Thema
Vereinbarung von Beruf und Kindern

	ja	nein
Ich bin für Ganztagsarbeit für Mann und Frau.		
Der Mann soll seinen Beruf aufgeben.		
Die Frau soll ihren Beruf aufgeben.		
Mann und Frau sollen sich bei der Berufsarbeit ablösen.		
Ich bin für Halbtagsarbeit beider Partner.		
Ich bin für Halbtagsarbeit des Mannes.		
Ich bin für Halbtagsarbeit der Frau.		
Ich bin für ein Dreiphasenmodell (vgl. unten) für die Frau.		
Ich bin für ein Dreiphasenmodell für den Mann.		

[Dreiphasenmodell: 1. Berufstätigkeit bis zum 1. Kind
                              2. Familienphase
                              3. Rückkehr in den Beruf]

1. Besprecht die Vor- und Nachteile der einzelnen Arbeitsmodelle oben.

Ein Kind entwickelt sich

Eine Stufe der Entwicklung baut auf die andere auf.
Die einzelnen Entwicklungsschritte sind nicht genau auf den Monat festzulegen.

Alter	Bewegungsverhalten
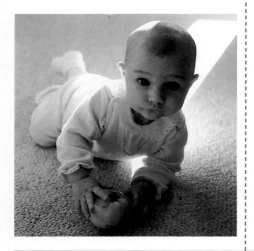	Im **ersten Monat** beginnt das Kind, seinen Kopf aus der Bauchlage zu heben. Ab dem **dritten Monat** fängt das Kind an zu greifen und kann im **vierten Monat** schon den Kopf bewusst drehen. Ab dem **fünften Monat** kann es sitzen und beginnt ab dem **achten Monat** zu krabbeln und sich an Gegenständen hochzuziehen. Es greift nun mit beiden Händen. Bis zu seinem **ersten Geburtstag** kann es - an einer Hand geführt - laufen, vielleicht macht es die ersten Schritte sogar ganz auf eigenen Füßen.
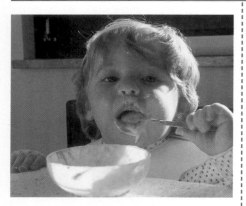	Zwischen dem **ersten** und **zweiten Lebensjahr** lernt das Kind frei zu laufen und dabei einen Gegenstand zu tragen oder zu ziehen. Es entdeckt den Spaß am Klettern. Wenn es sich festhält, kann es Treppen hinauf- und hinunterlaufen. Es kann alleine aus einem Becher trinken und mit dem Löffel essen.
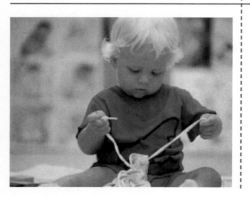	Das Kind ahmt nun schon viele Bewegungen nach. Es kann laufen, von niedrigen Gegenständen herunterspringen, es probiert aus, wie man auf Zehenspitzen geht und wie man hüpft. Im Laufe des **dritten Lebensjahres** lernt das Kind, sich weitgehend selbst an- und auszuziehen.

Wie sich ein Kind entwickelt, ist abhängig von der biologischen Reifung, der Zuwendung und Förderung durch Bezugspersonen und den Anregungen seiner Umgebung. Wer mit Kindern umgeht, muss darauf achten, dass sie weder unter- noch überfordert werden. Die Tabelle kann dabei helfen, Kinder zu verstehen sowie Spielzeug, Spiele oder andere Beschäftigungsmöglichkeiten auszuwählen.

Sprachverhalten	Soziales Verhalten
Im **ersten Monat** kommuniziert das Kind ausschließlich durch *Schreien*, die Mutter kann Lust- und Unlustschreie deutlich unterscheiden. Ab dem **fünften Monat** führt es *Lall-Monologe* (la-la, da-da, ba-ba-ba) und bildet erste Laute, ab dem **siebten Monat** gibt es *Schall-Malerei* (wau-wau, tick-tick, ching-chang) von sich und ab dem **achten Monat** beginnt es zu *plappern*. Ab dem **zwölften Monat** werden *Wörter* als Bezeichnungen für Dinge bewusst verwendet: Mama, Papa, Auto. Das Kind reagiert jetzt auf seinen Namen und versteht kleine Aufforderungen.	Schon im **ersten Monat** reagiert das Kind aufmerksam, wenn man mit ihm spricht. Ab dem **dritten Monat** erwidert es das Lächeln und lacht ab dem vierten Monat laut. Es erkennt nun sicher alle Personen, die ständig mit ihm leben. Im achten Monat beginnt es zu fremdeln, es unterscheidet nun schon zwischen Bekannten und Fremden. Jetzt macht das Kind auch schon aktiv mit, wenn man sich mit ihm beschäftigt (werfen - holen).
Zwischen **ein** und **eineinhalb Jahren** hat das einzelne Wort die Bedeutung eines ganzen Satzes, z.B. „Saft" kann heißen „Ich habe Durst" oder „Bitte, gib mir etwas zu trinken!" Zwischen **eineinhalb** und **zwei Jahren** bildet das Kind Zwei-Wort-Sätze, z.B. „Puppe ada". Das Kind begreift, dass jedes Ding einen Namen hat. Es kann ausdauernd ein Bilderbuch anschauen und dabei erzählen.	Ab dem **ersten Jahr** kann das Kind einfache Verbote befolgen. Beim Spielen entwickelt es zunehmend mehr Ausdauer, verlangt aber auch, dass man sich noch viel mit ihm beschäftigt. Es will immer wieder dieselben Dinge sehen, hören, tun.
Das Kind fragt nach dem Namen der Dinge. Es spricht kurze Sätze, z.B. „Flo(r)i Auto malt.". Das Kind kann schon kleine Gespräche führen. Seine Stimme ist melodisch, oft singt es beim Spielen. Es macht erstmals die Erfahrung, dass es ein eigenes Ich hat. Dadurch kommt es auch in der Sprache zu der Unterscheidung zwischen „ich" und „du".	In diesem Alter beginnt die Trotzphase. Das Kind will seine Selbstständigkeit erproben. Der vorherrschende Satz heißt: „Alleine machen!". Das Kind hat ein starkes Bedürfnis nach Ritualen beim Essen, Einschlafen usw. Es beginnt mit Gleichaltrigen zu spielen. Spielregeln kann es noch nicht einhalten, dafür aber beim Aufräumen helfen, den Platz bestimmter Dinge kann es sich schon sicher merken.

Alter	Bewegungsverhalten

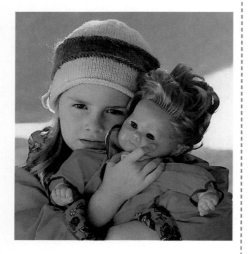

Der Bewegungsdrang wird im **vierten Lebensjahr** immer stärker. Nun fährt das Kind schon mit größerer Sicherheit Dreirad und Roller. Es kann geschickt balancieren und klettern. Jetzt erst lernt es, richtig zu hüpfen. Es kann einen Ball werfen und fangen. Immer feinere und gezieltere Bewegungen gelingen. Das Kind lernt mit einzelnen Geräten wie Schere und Besteck gut umzugehen, denn das Zusammenspiel von Auge und Hand funktioniert immer besser. Es gelingt ihm, einfache Figuren wie Kreis, Kreuz usw. nachzuzeichnen, mit Bauklötzen schafft es ersteGebilde; dies setzt viel Feingefühl und eine ruhige Hand voraus. Das Kind kann sich nun auch weitgehend selbstständig an- und ausziehen.

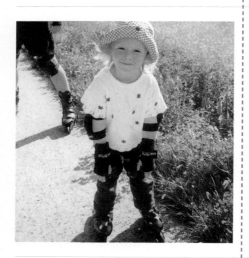

Das **Fünfjährige** wird zunehmend geschickter in seinen Bewegungen. Sein Gleichgewichtssinn und die Geschicklichkeit sind inzwischen gut ausgebildet; das Kind kann Rad fahren oder Rollschuh laufen. Hüpfen, Tanzen und Springen nach Musik machen Spaß und helfen, die Körperbewegung immer genauer einzusetzen. Auch die Geschicklichkeit mit der Hand nimmt zu: Kleine Perlen können schon zu Ketten aufgefädelt, Knöpfe auf- und zugemacht werden, Bauklötze setzt es zu komplizierten Bauten zusammen.

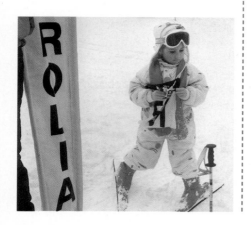

Ein **sechsjähriges** Kind kann sich sicher bewegen und hat Freude am Entdecken verschiedener Bewegungsformen. Es entwickelt fast akrobatische Geschicklichkeit: Rollschuh-, Schlittschuh- und Schilaufen, Seilspringen, freihändiges Fahrradfahren, auf Stelzen gehen und Balancieren sind Beispiele dafür.

Sprachverhalten

Das Kind hat gelernt, sich in seiner Muttersprache gut auszudrücken. Es fragt nach allen Dingen, auch solchen, die es nicht sehen kann. Alles muss erklärt werden, sein Wissensdurst ist groß.

Beim Spielen spricht es viel und nimmt dabei unterschiedliche Rollen ein (z.B. ahmt es die Rollen von Vater, Mutter, Kind nach).

Das Kind ist nun fähig, seine Zu- und Abneigung durch Sprache auszudrücken. Es setzt zunehmend bewusster Verhaltensweisen ein, um ganz bestimmte Reaktionen zu bewirken und Grenzen zu erkennen.

In diesem Alter kann das Kind beim Erzählen Aussagen verschiedener Personen wiedergeben und verschiedene Verhaltensweisen beschreiben. Es will schreiben und lesen lernen.

Soziales Verhalten

Ab diesem Alter kann das Kind ausdauernd mit anderen Kindern spielen und sich in eine Gruppe recht gut einfügen. Die Freundschaft mit anderen Kindern wird zunehmend wichtiger. Gern gespielt werden solche Spiele, bei denen weniger das Denken als viel mehr das Tun und der Spaß ausschlaggebend sind.

Im Spiel mit anderen kann sich das Kind an einfache Regeln halten, z.B. warten, bis es dran ist. Es beginnt zu verstehen, dass andere Personen andere Gefühle und unterschiedliche Standpunkte haben können. Es lernt zu unterscheiden zwischen Gut und Böse. Ältere Kinder werden zum Vorbild und werden nachgeahmt. Nun hat das Kind auch ein Bewusstsein von gestern und morgen und kann auch längere Zeit alleine von zu Hause weg sein.

Das Kind ist sich seiner eigenen Person voll bewusst. Im Rollenspiel werden verschiedene Rollen erprobt. Beliebt sind auch Gruppenspiele; der Reiz liegt darin, gemeinsam eine Situation zu bewältigen. Buben und Mädchen spielen in diesem Alter noch gemeinsam.

Das Kind versucht, die reale Welt zu erfassen. Unverständliche Dinge schmückt es mit fantastischen Vorstellungen aus; es erzählt „Lügengeschichten".

Energieverbrauch - Energieeinsparung

Zwischen Energieverbrauch und Umweltproblemen bestehen verschiedene Zusammenhänge:

♦ Rohstoffe, aus denen Energie gewonnen wird, sind Erdöl, Steinkohle, Braunkohle, Erdgas, Uran und Holz (Primärenergieträger). Sie sind knapp und werden immer knapper. Je mehr Energie wir verbrauchen, desto schneller sind die Rohstoffreserven verbraucht.

♦ Bei der Umwandlung von Primärenergieträgern in Strom oder Benzin laufen Verbrennungsprozesse ab. Jede Verbrennung erzeugt CO_2, ein nicht vermeidbares Gas. CO_2 gilt als Hauptverursacher der Klimaproblematik. Zudem entweichen z.B. bei der Stromproduktion noch weitere Gase, die für den sauren Regen mitverantwortlich gemacht werden.

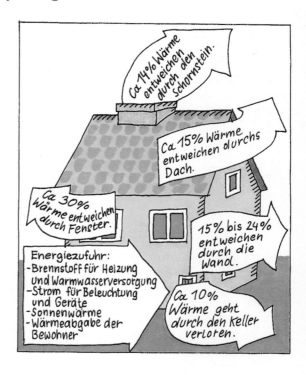

Ca 14% Wärme entweichen den Schornstein.

Ca 15% Wärme entweichen durchs Dach.

Ca 30% Wärme entweichen durch Fenster.

15% bis 24% entweichen durch die Wand.

Energiezufuhr:
- Brennstoff für Heizung und Warmwasserversorgung
- Strom für Beleuchtung und Geräte
- Sonnenwärme
- Wärmeabgabe der Bewohner

Ca 10% Wärme geht durch den Keller verloren.

♦ Bei der Nutzung bestimmter Energieträger (z.B. Benzin) entstehen ebenfalls umweltschädliche Gase und Stoffe.

♦ Die Produktion von Wärme, Licht und Kraft aus sogenannten regenerativen Energien wie Sonnenlicht, Wind, Wasser ist (noch) nicht sehr ergiebig. Hier ist auch bei großer Anstrengung in nächster Zeit kein Durchbruch zu erwarten.

Dennoch gehen viele Haushalte bei ihrem Energieverbrauch verschwenderisch um. Solange wir mehr Energie verbrauchen, als wirklich erforderlich wäre, kann man den Energieerzeugern nicht vorwerfen, dass sie zu viel Energie produzieren.

Was die Haushalte kaufen, muss produziert werden. Dazu wird Energie benötigt. Wer z.B. viel Aluminiumfolie verbraucht, der sorgt für eine Produktion dieser Folie. Die Aluminiumherstellung aber ist ein „Energiefresser" ersten Ranges. Und wer unbedingt im Frühjahr ausländische Erdbeeren essen muss, sorgt mit für die Lkw-Kolonnen auf unseren Straßen und den Energieverbrauch durch diese Fahrzeuge.

Die privaten Haushalte beeinflussen also direkt und indirekt die Energienachfrage und damit die Energieproduktion. Somit ist ihr Verhalten mit ausschlaggebend für die daraus entstehenden Probleme.

---

1. Nenne Beispiele für eine direkte Energienutzung privater Haushalte.
2. Nenne Beispiele für eine indirekte Energienutzung privater Haushalte.

Wassernutzung - Wasserverschmutzung

Das Verhalten von uns Menschen ist oft schwer zu begreifen. Auf der einen Seite sind wir schlau, nachdenklich und erfinderisch. Auf der anderen Seite tun wir alles, um uns selbst umzubringen - langsam, aber sicher.

Wir sind z.B. auf Wasser angewiesen. Ohne Trinkwasser können wir nicht leben, das wissen wir. Trotzdem verseuchen wir unsere Wasservorräte immer mehr. So kippen wir Chemikalien, die wir als Reinigungsmittel benutzen, ins Wasser. Dabei wissen wir um die Schädlichkeit von Chemikalien. Zugleich verschwenden wir Wasser in unglaublichen Mengen. Es ist abzusehen, dass Wasser sehr knapp wird und der Wassermangel das menschliche Leben bedroht.

Eine dreiköpfige Familie verbraucht im Durchschnitt pro Trag etwa 420 Liter. Das sind ca. 50 bis 60 gefüllte Kübel, z.B. für ...

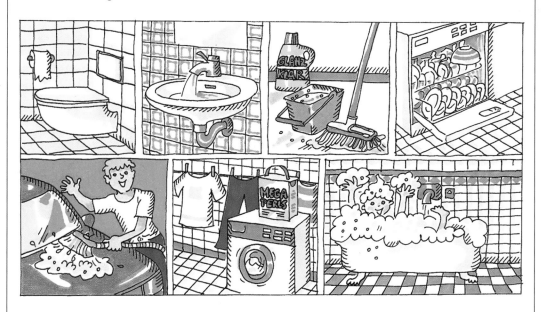

... und etwas für Tee, Kaffee und zum Kochen.

1. Kennt ihr konkrete Beispiele (aus Zeitungen und Fernsehberichten) zum Thema „Wasserverschmutzung"?
2. Diskutiert: Wo und wie kann im Haushalt Wasser gespart werden?

Umweltbewusst einkaufen

Eine kleine Beobachtungsrunde durch den Supermarkt:

♦ Da kauft jemand ein Haarspray in einer Spraydose mit Treibgas, obwohl daneben eine Dose mit Luftzerstäuber steht. Die ist zwar etwas teurer, aber Umweltschutz hat nun einmal seinen Preis.

♦ Hier greift ein Kunde zu Bier in Aluminium-Dosen, obwohl ein Regal weiter Bier in Pfandflaschen steht. Dosen sind eine sehr problematische Verpackung, denn ihre Herstellung kostet viel Energie. Außerdem fällt dabei giftiger Abfall an.

♦ Ein Herr überprüft gerade das Angebot an WC-Reinigern. WC-Reiniger sind in der Regel nicht nötig, belasten aber das Wasser.

♦ Eine Dame greift nach einer durchsichtigen Eierpackung. Solche Kunststoffe sind für unsere Umwelt schädlich. Sowohl bei der Herstellung als auch nachher, wenn sie auf den Müll geworfen werden, belasten sie die Umwelt. Verpackungen aus Pappe sind besser.

Es stellt sich die Frage, warum in den Regalen dann überhaupt noch „umweltfeindliche" Waren und Verpackungen angeboten werden. Die Antwort ist einfach:

„Bei uns muss der Verbraucher entscheiden. Das gilt auch in Umweltfragen. Der Staat darf nur in Ausnahmefällen etwas verbieten. Verbraucher aber entscheiden durch ihr Kaufverhalten."

Haushalte belasten täglich unnötig die Umwelt. Ein jeder nur ein wenig, aber alle zusammen tragen in beachtlichem Maße dazu bei, der Umwelt Schaden zuzufügen - nur weil gedankenlos eingekauft wird.

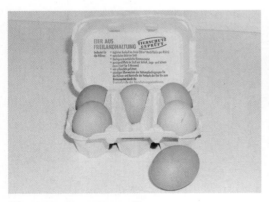

Eierverpackungen aus Pappe

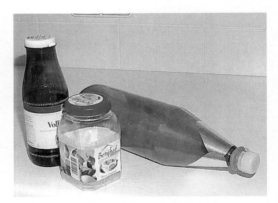

Mehrwegflaschen, Mehrweggläser

1. Überprüfe einmal das Warenangebot eines Supermarktes im Hinblick auf „umweltfreundliche" und „umweltfeindliche" Verpackungen. Sammle extreme Beispiele - negative und positive.

2. Wie entscheiden die Verbraucher über das Angebot an umweltfreundlicher Ware? Was müssen sie tun?

Umweltbewusst mit Lebensmitteln umgehen

Wir müssen lernen, auch bei alltäglichen Dingen an die Umwelt zu denken

Einige Punkte für den Einkauf

⇨ Sparsam einkaufen (bes. Fleisch). Unnötige Einkäufe führen zu überflüssiger Produktion. Die Aufzucht und Mast von Schweinen, Rindern und Hühnern bringt Umweltprobleme.

⇨ Verpackungsbewusst einkaufen. Dazu gehört auch das Sackerl, in dem man die gekauften Waren nach Hause bringt. Am besten mit dem Einkaufskorb gehen. In Ausnahmefällen den Papiersack dem Plastiksack vorziehen.

Einige Punkte für die Verwertung von Lebensmitteln

⇨ Sorge dafür, dass keine Lebensmittel verderben! Behandle und lagere sie richtig. Oft verderben Lebensmittel, weil zu viel eingekauft wurde.

⇨ Sei bei der Zubereitung von Speisen sparsam mit Wasser und Energie. Wenn sich dabei auch nur wenig Energie und Wasser sparen lässt - gemessen am Gesamtverbrauch -, so hilft es doch, das Umweltdenken einzuüben.

Einige Punkte zur Beseitigung von Küchenabfällen

⇨ Wenn es getrennte Müllentsorgung gibt, mach mit!
Wirf nur das in Recyclingcontainer, was dort hineingehört. Milchpackerln z.B. gehören nicht zum Altpapier; sie sind nämlich innen kunststoffbeschichtet.

⇨ Recyclingcontainer dürfen kein Grund sein, beim Einkauf nicht auf die Verpackung zu achten. Recycling ist nur eine Notlösung für Verpackungen, die sich nicht vermeiden lassen.

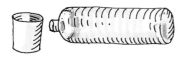

Papier und **Pappe** werden aus Holz hergestellt. Dabei werden auch Energie, Wasser und Chemikalien verbraucht. Aus Altpapier kann Recyclingpapier erzeugt werden. Das spart Holz.

Kunststoffe werden aus Erdöl hergestellt. Dabei können schädliche Stoffe frei werden. Kunststoffe lassen sich bis heute nicht sinnvoll recyceln. Auf der Deponie verrotten sie kaum; wenn sie verbrannt werden, setzen einige von ihnen giftige Stoffe frei.

Weißblech, Aluminium: Die Aluminiumherstellung verbraucht viel Wasser und extrem viel Energie.
Aluminium und Weißblech können zwar eingeschmolzen und neu geformt werden, benötigen dabei aber auch viel Energie und Wasser.

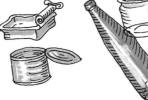

Glas: Mehrweg- bzw. Pfandflaschen lassen sich 20 - 40-mal wiederbefüllen. Zur Reinigung sind Wasser, Energie und Reinigungsmittel notwendig. Einwegflaschen können zwar recycelt werden, zum Einschmelzen und Wiederaufbereiten braucht man jedoch viel Energie und Wasser.

Verbundstoffe bestehen aus einer Kombination verschiedener Packstoffe (z.B. Aluminium + Kunststoff + Karton bei Getränkeverpackungen), bei deren Herstellung hohe Energie- und Wassermengen verbraucht werden. Durch den Materialmix lassen sich Verbundstoffe nur schwer und nicht immer sinnvoll recyceln.

Putzen muss sein

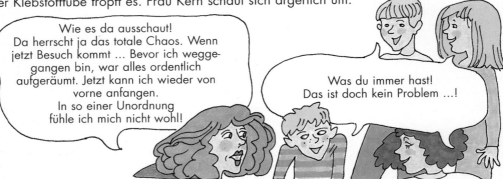

Frau Kern kommt nach der Arbeit müde nach Hause. Sie stolpert schon im Hausflur über die Schultaschen ihrer Kinder. In der Garderobe stehen mehrere Paare schmutziger Schuhe herum. Im Wohnzimmer schneiden die Kinder Bilder aus Zeitungen aus und kleben sie in ihre Sammelmappen. Auf Tisch und Fußboden liegen Papierschnipsel, aus der Klebstofftube tropft es. Frau Kern schaut sich ärgerlich um:

Wie es da ausschaut! Da herrscht ja das totale Chaos. Wenn jetzt Besuch kommt ... Bevor ich weggegangen bin, war alles ordentlich aufgeräumt. Jetzt kann ich wieder von vorne anfangen. In so einer Unordnung fühle ich mich nicht wohl!

Was du immer hast! Das ist doch kein Problem ...!

Diese kurze Geschichte macht deutlich: Ordnung und Sauberkeit werden von verschiedenen Personen auch unterschiedlich empfunden, was in der Familie immer wieder zu Auseinandersetzungen führt.

Rezeptbücher für Sauberkeit gibt es nicht. Jeder Haushalt muss seinen eigenen Maßstab setzen. Einfach ist das in einem Ein-Personen-Haushalt. Schwieriger wird es, wenn mehrere Menschen zusammen wohnen. Das Wohnzimmer und der Empfangsbereich (Vorzimmer) gehören allen. An diesen Orten sollte man sich auf jeden Fall rücksichtsvoll verhalten und den allgemeinen Ordnungswünschen anpassen.

Für den Bereich, der einem alleine gehört, z.B. der Schreibtisch oder das eigene Zimmer, sollte man auch allein verantwortlich sein und nicht andere die Arbeit für sich tun lassen.

Wo Menschen zusammenleben, muss von Zeit zu Zeit sauber gemacht werden. Sauberkeit in Küche und Bad, aber auch in den anderen Räumen der Wohnung, ist schon aus gesundheitlichen und hygienischen Gründen wichtig. Es lohnt sich, ein paar Überlegungen anzustellen, wie die Arbeit erleichtert werden kann:

- ◆ Wie arbeiten Profis, z.B. das Reinigungspersonal in der Schule?

- ◆ Wie kann man die Arbeit auf alle Familienmitglieder verteilen?

- ◆ Wie lassen sich Putzarbeiten vermeiden?

- ◆ Welche Materialien brauchen weniger Pflege?

- ◆ Wie oft müssen Putzarbeiten gemacht werden, z.B. Fensterputzen?

1. Nenne Beispiele aus dem häuslichen Bereich, in denen Sauberkeit eine besondere Rolle spielt. Gib Gründe an.

Hausputz ist auch Kopfarbeit

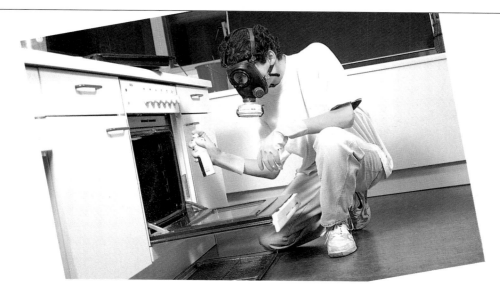

Dieses Foto soll zum Nachdenken anregen. Wenn Hausarbeit nur mit Schutzbrille, Gummihandschuhen und Atemschutz möglich ist, kann etwas nicht stimmen. Wie lässt sich eine solche Situation vermeiden? Wie kann man es besser machen?

Was Menschen schadet, schadet auch der Umwelt. Schreckensmeldungen über Umweltschäden sind an der Tagesordnung. Viele „Krankmacher" für Mensch und Umwelt lassen sich mit einiger Überlegung vermeiden.

Meister und Meisterinnen der Hausarbeit ...

... beugen vor und vermeiden Putzarbeiten durch umsichtiges Verhalten. Überlaufende Speisen im Backofen oder Fettspritzer beim Garen von Fleisch wischen sie sofort weg, damit sie gar nicht erst fest einbrennen.

... verzichten auf chemische Produkte, wenn durch etwas mehr Kraftaufwand beim Reinigen auch ein gutes Ergebnis erreicht werden kann. Besonders hartnäckige Verschmutzungen weichen sie vorher ein.

... gehen sparsam mit Putz- und Pflegemitteln um und handeln nach dem Motto: „Weniger ist besser!" Wenn bereits auf der Verpackung steht „Ein Spritzer genügt!", dann nehmen sie auch nicht mehr.

1. „Weniger ist besser!" Worauf bezieht sich diese Aussage? Nimm Stellung dazu.

2. Die Nutzung von Haushaltschemikalien ist problematisch. Nenne Beispiele aus dem häuslichen Bereich, wo sich ihr Einsatz vermeiden lässt.

Bakterienjagd und Umweltschutz

Hersteller von Reinigungsmitteln haben einen neuen Feind entdeckt: die versteckten Bakterien in Bad, Toilette und Küche. Sie bieten (z.T. sehr scharfe) Mittel an, um diese Bakterien im Haushalt zu bekämpfen. Fachleute warnen vor solchen Mitteln und argumentieren:

♦ Solche Bakterien sind nicht gefährlich.

♦ Es gibt kein Mittel, das sie auf längere Sicht ausrottet.

♦ Die Mittel gelangen ins Abwasser und entfalten dort ihre tödliche Kraft weiter.

Sauberkeit und Hygiene sind wichtig. Wasser, Bürste und Scheuermittel sind aber nach wie vor die besten Hilfsmittel, wenn es um die Sauberkeit in Küche, Bad und Toilette geht. Es wäre gut, wenn sich jeder in der Familie für Sauberkeit und Hygiene verantwortlich fühlte, auch wenn es manchmal etwas Anstrengung verlangt.

Reinigen und putzen - gewusst wie

Reinigungsarbeiten im Haushalt können auf verschiedene Art und Weise durchgeführt werden. So kann z.B. die Reinigung des Fußbodens trocken oder nass erfolgen.

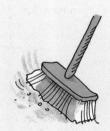

trocken

Wirkung: Lockere Schmutzteile werden zusammengefegt.

Vorteile: sparsames Verfahren, da weder Wasser noch Putzmittel verbraucht werden.

Nachteile: Staub wird aufgewirbelt, klebender Schmutz wird nicht entfernt.

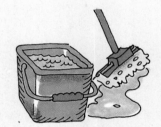

nass - mit Wasser

Wirkung: Wasser hält Staub fest, weicht Schmutz auf, trägt ihn fort.

Vorteile: staubfreie Reinigung.

Nachteile: Fetthaltiger Schmutz wird nicht gelöst, viel Kraft ist zum Reinigen erforderlich.

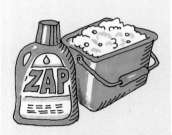

nass - mit Wasser und chemischen Zusätzen

Wirkung: Chemische Mittel lösen den Schmutz, halten ihn fest.

Vorteile: wenig Kraftaufwand, da die Chemie wirksam wird.

Nachteile: Chemische Zusätze sind teuer, gelangen ins Abwasser, schaden der Umwelt.

Reinigen - womit und wozu?

Wasser	-	weil es Schmutz aufweicht und wegträgt;
Wärme	-	weil fetthaltiger Schmutz durch Wärme gelöst wird, weil Wärme die reinigende Wirkung bestimmter chemischer Zusätze erhöht;
Zusätze	-	weil sie den Schmutz lösen;
Kraftaufwand	-	weil durch Wischen und Reiben Schmutz gelöst wird.

Strahlend saubere Wäsche

Wäsche waschen erfordert nicht nur Zeit, sondern auch Wissen über:

- moderne Textilien, ihre speziellen Wascheigenschaften;
- die Wirkung von Waschmitteln (Fein- und Vollwaschmittel);
- über Zusammenhang von Verschmutzungsgrad der Wäsche, Wasserhärte und Waschmittelmenge;
- Folgen für die Umwelt, verursacht durch Wäschepflege.

Mit einer modernen Waschmaschine ist Waschen kein Problem. Bei richtiger Programmwahl und Dosierung des Waschmittels wird das Waschergebnis nahezu immer zufrieden stellend sein.

Die Waschmaschine verführt viele allerdings dazu, sehr sorglos mit sauberer Wäsche umzugehen. Fast täglich wird eine frische Hose oder ein neues Hemd angezogen. „Wir haben ja eine Waschmaschine", denken viele, und ab geht es mit dem einmal getragenen Stück in den Wäschekorb.

Und wer übernimmt das Sortieren der Wäsche vor dem Gang in die Maschine, wer hängt die Wäsche zum Trocknen auf und wer bügelt sie?

Wir sollten auch nicht vergessen, dass Kleidungsstücke durch häufiges Waschen nicht schöner werden. Wäschewaschen kostet außerdem Geld, verbraucht Strom und Wasser. Der Umwelt tut man mit diesem Verhalten schon gar keinen Gefallen.

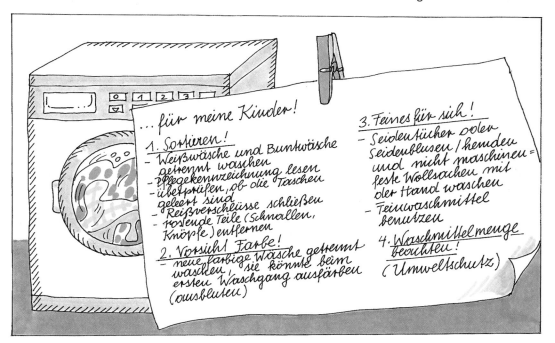

1. „Wenn es die Waschmaschine nicht gäbe, müsste man sie unbedingt erfinden." Nimm Stellung zu dieser Aussage.
2. Diskutiert Möglichkeiten „Wäscheberge" zu vermeiden.
3. Erkundigt euch beim Wasserwerk über den örtlichen Wasserhärtegrad.

Anforderungen an eine Küche

Der wichtigste Arbeitsraum im Haushalt ist die Küche. Sie ist erforderlich, um eine der lebensnotwendigen Versorgungsaufgaben erfüllen zu können: die Ernährung. Die Küche muss so eingerichtet sein, dass man in ihr problemlos Nahrung zubereiten kann. Dazu sollten

♦ ausreichend große Arbeitsflächen zur Verfügung stehen,

♦ Nahrungsmittel eingelagert werden können (Vorratsschrank, Kühl- und Gefriergerät),

♦ Arbeitsgeräte griffbereit untergebracht werden können,

♦ Wasseranschluss und -abfluss vorhanden sein,

♦ ein Herd angeschlossen sein.

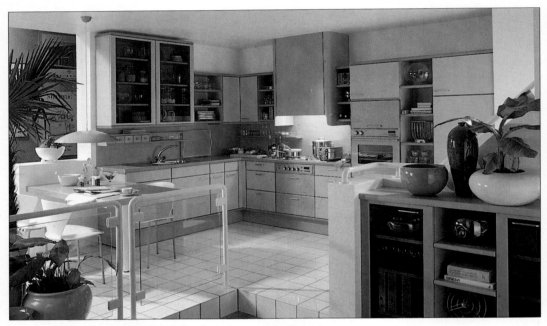

Eine moderne Küche mit deutlich erkennbaren Arbeitszentren

Für viele ist die Küche der wichtigste Arbeitsplatz in einem Haushalt. Das ist verständlich, wenn man bedenkt, was täglich in vielen Küchen geleistet wird. Deshalb ist es wichtig, wie die Küche ausgestattet ist. Eine zweckmäßig eingerichtete Küche erleichtert die Arbeit. Sie erspart unnötiges Hin- und Herlaufen. Sie trägt auch dazu bei, dass keine Unfälle passieren. Außerdem macht die Arbeit in einer bedienungsfreundlichen und übersichtlichen Küche mehr Spaß.

1. Nennt Arbeiten, die in der Küche anfallen.
2. Überlegt, an welchen Plätzen in der Küche die einzelnen Arbeiten erledigt werden können. Bezieht dabei die abgebildete Küche mit ein.

Punkte, auf die bei der Einrichtung einer Küche u.a. geachtet werden sollte

| kurzer Weg zwischen Vorbereitungsplatz, Herd und Spüle | praktische, pflegeleichte Küchenmöbel | volle Ausleuchtung der Arbeitsfläche |

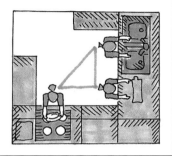 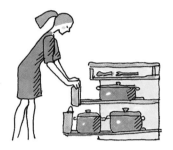 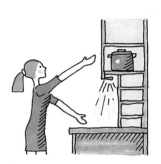

Die meist genutzten Arbeitsplätze in der Küche sind Arbeitsfläche, Herd und Abwaschbecken. Zwischen diesen wichtigen Bereichen wird beim Arbeiten in der Küche viel hin und her gelaufen. Deshalb sollten sie so angeordnet werden, dass die Wege zwischen ihnen möglichst kurz sind.

Genau so wichtig ist die zweckmäßige Anordnung der Schränke und Elektro-Großgeräte. Soll der Topfschrank direkt neben dem Herd stehen? Wo ist der günstigste Platz für den viel benutzten Kühlschrank. Solche Fragen sollte man bei der Planung einer Küche gut überlegen.

Eine Arbeitserleichterung kann auch durch den Einbau von Geräten in bequemer Arbeitshöhe erreicht werden. So ist ein eingebauter Kühlschrank oder Backofen in Augenhöhe übersichtlicher und bedienungsfreundlicher als ein Standgerät, das in gebückter Haltung bedient werden muss: eine Tatsache, die man beim Kauf einer Küche unbedingt berücksichtigen sollte.

Wohin mit den Arbeitsgeräten, den Elektro-Kleingeräten, dem Geschirr, dem Besteck, den Vorräten? Folgender Grundsatz kann

helfen: Häufig benutzte Arbeits- und Elektrogeräte in Griffnähe und Augenhöhe, selten benutzte Dinge an weniger bequem zu erreichenden Stellen unterbringen.

Anforderungen an eine Küche

⇨ genügend Steckdosen, Wasseranschluss und -abfluss an der richtigen Stelle

⇨ zweckmäßige Anordnung der Hauptarbeitsplätze

⇨ bestmögliche Raumausnutzung, vor allem bei kleinen Küchen (möglichst Stauraum bis unter die Decke)

⇨ pflegeleichte Küchenmöbel

⇨ kratzfeste, hitzebeständige Arbeitsplatten

⇨ rutschfester und pflegeleichter Fußbodenbelag

⇨ gute Lüftungs-/Abzugsmöglichkeit, gute Beleuchtung, vor allem an den Arbeitsschwerpunkten

⇨ ausreichende Arbeits- und Abstellflächen

Küchenplaner richten Küchen auf dem Papier ein. Das kann auch für Haushalte eine Hilfe sein, wenn man noch nicht genau weiß, an welche Stelle man Möbel und Geräte am besten stellt. Alles, was man dazu braucht, sind Metermaß, Millimeterpapier, Bleistift, Lineal, Karton und eine Schere.

Als Erstes muss ein Küchengrundriss maßstabsgerecht gezeichnet werden (Maßstab 1:10, d. h. 1 m in der Küche sind 10 cm auf dem Papier). Darin müssen Fenster, Türen, Heizkörper sowie Anschlussstellen für Herd und Abwaschbecken gekennzeichnet sein. Auch die vorhandenen Steckdosen sollten eingezeichnet werden.

Die Küchenelemente wie Schränke, Abwaschbecken, Herd usw. werden (ebenfalls maßstabsgerecht) aus Karton ausgeschnitten und mit den angegebenen Symbolen gekennzeichnet.

Jetzt kann die Planungsarbeit beginnen. Die gekennzeichneten Kartonstücke werden im Grundriss ausgelegt und so lange hin und her geschoben, bis man die bestmögliche Lösung gefunden hat.

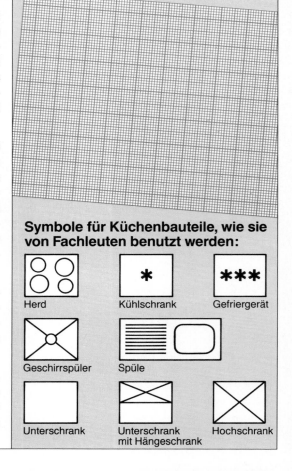

Symbole für Küchenbauteile, wie sie von Fachleuten benutzt werden:

Herd · Kühlschrank · Gefriergerät

Geschirrspüler · Spüle

Unterschrank · Unterschrank mit Hängeschrank · Hochschrank

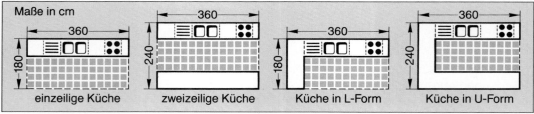

Maße in cm

einzeilige Küche · zweizeilige Küche · Küche in L-Form · Küche in U-Form

Kleine Küchen ermöglichen oft nur die Nutzung einer Wand. In anderen Küchen kann man an zwei einander gegenüberliegenden Wänden Möbel aufstellen. Fachleute nennen solche Küchen „Zeilen-Küchen" (einzeilig, zweizeilig). Daneben gibt es aber auch Küchengrundrisse, in denen die Möbel und Geräte in L-Form oder U-Form angeordnet sind. Man spricht dann von einer „L-Küche" oder einer „U-Küche".

1. Entwerft jeder einen Küchenplan. Geht dabei von demselben Grundriss aus.

2. „Füllt" die Schränke mit Geräten, Geschirr, Vorräten, Putzmitteln, dem Abfallkübel usw.

12. SICHERHEIT IM HAUSHALT

Unfallgefahren im Haushalt

Wohl jeder hat sich schon einmal in einer Küche verletzt - und anschließend gedacht: „Ich habe noch Glück gehabt, es hätte schlimmer kommen können!" Manchmal geht es auch schlimm aus. Die Küche ist ein Ort, an dem es besondere Unfallrisiken gibt. Darum gilt hier: Augen auf, nachdenken, Unfälle vermeiden!

Manchmal ist es Ungeschicklichkeit oder das Nichtbeherrschen einer Arbeitstechnik, die zu einem Unfall führen. Auch die Wahl unzweckmäßiger Arbeitsgeräte kann Unfälle bewirken. So sind stumpfe Messer manchmal gefährlicher als scharfe.

Ein wesentlicher Punkt für die Arbeitssicherheit in der Küche ist die Arbeitsorganisation. Eine schlechte Planung und fehlende Arbeitsorganisation können zu Hektik bei der Küchenarbeit führen. Hektik aber ist einer der häufigsten Auslöser von Unfällen.
Aber nicht die Küche allein hält Gefahrenquellen bereit. Die Hausarbeit, der Hausputz allgemein birgt gewisse Risiken!

So können Unfälle vermieden werden:

Apotheke (nicht in Reichweite von Kindern)

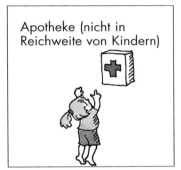

Holz- oder Steinboden: Teppich auf rutschfester Unterlage

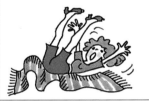

Fensterputz: auf einer kleinen Leiter stehend, flache Schuhe

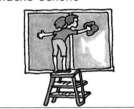

Zwiebel schneiden: rutschfeste Unterlage (Brett), Messer schräg, weg von den Fingern

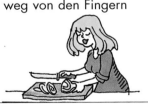

Krabbelkind: Steckdose mit Kindersicherung

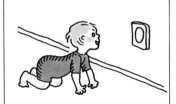

Kochtopf: Deckel öffnen, Dampf nicht in das Gesicht

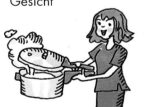

1. Betrachte die Bilder. Sie zeigen, wie man sich im Haushalt und bei der Hausarbeit richtig verhält. Überlegt, welche Fehler in den einzelnen alltäglichen Situationen aber häufig gemacht werden.

2. Findet weitere Unfallursachen im Haushalt.

Erste Hilfe in Notfällen

Für Notfälle sollte in jedem Haushalt eine ausreichend bestückte Apotheke vorhanden sein. Wichtig dabei ist, dass sie nie in Reichweite von Kleinkindern aufbewahrt wird. Die Inhalte müssen hygienisch und sauber sein. Verbandmaterialien und Medikamente müssen laufend nachgefüllt werden.

Und das gehört in jede Hausapotheke:

Verbandmittel:

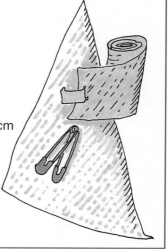

3 Verbandmull, 1/4 m, steril
3 Mullbinden, 6 cm, festkantig
3 Mullbinden, 8 cm
1 elastische Binde, 5 m, 8 cm
2 Momentverbände, Größe 3
1 Rolle Heftpflaster, 2,5 cm
1 Heftpflaster mit Wundkissen, 6 cm
1 Metallwundverband
1 Packung Pflaster-Strips, sortiert
1 Dreiecktuch
Verbandwatte
Verbandklammern
Sicherheitsnadeln

Arzneimittel:

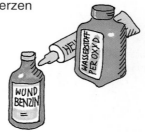

Schmerzstillende Tabletten oder Pulver
Desinfektionsmittel zur Haut- und Wunddesinfektion
Tabletten gegen Durchfall
Tabletten gegen Halsschmerzen
Abführmittel
Kamillentropfen
Baldriantropfen
Wasserstoffperoxid 3%
Alkohol 70%
Wundbenzin
Wund- und Heilsalbe

Sonstiges:

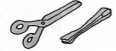
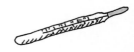

Fieberthermometer
Stumpfe Verbandschere
Pinzette
Lederfingerling

Einkaufsmöglichkeiten für Lebensmittel

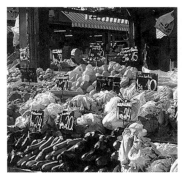 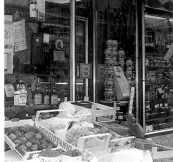 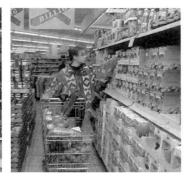

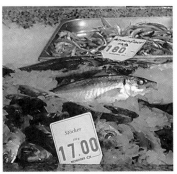 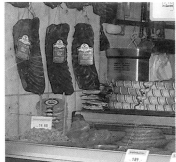 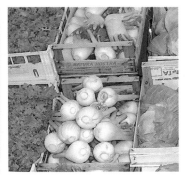

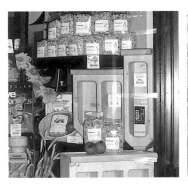 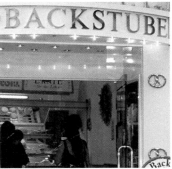 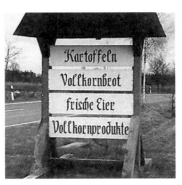

1. Was weißt du über Unterschiede zwischen den verschiedenen Einkaufsmöglich-keiten? Beschreibe ihre Vorteile und ihre Nachteile.

Lebensmittelangebot in Hülle und Fülle

Wohl noch nie war das Lebensmittelangebot so groß wie heute. Der Lebensmittelhandel bietet uns Produkte aus aller Welt, unabhängig von der Jahreszeit. Das gilt für frische Waren wie Obst und Gemüse, aber auch für bereits verarbeitete Waren.

Frischprodukte sind ja nur ein kleiner Teil des Lebensmittelangebots. Viel größer ist das Angebot an bearbeiteten bzw. weiterverarbeiteten Lebensmitteln. Das geht von tiefgefrorener Ware (z.B. Gemüse) bis zu fertigen Menüs.

Über Käufe für den täglichen Bedarf wird wenig nachgedacht. Lebensmittel oder Reinigungsmittel kauft man meist gewohnheitsmäßig ein. Dabei wird leicht falsch ausgewählt, zum Beispiel etwas, was für unsere Gesundheit oder für die Umwelt schädlich sein kann.

Natürlich wird man nicht bei jedem Einkauf lange Überlegungen anstellen können. Da muss es oft schnell gehen. Aber dennoch lohnt es sich, gelegentlich auch über Käufe für den täglichen Bedarf nachzudenken:

> ⇨ Welchen „Ernährungswert" haben die Produkte, die ich kaufe?
>
> ⇨ Welchen „Gesundheitswert" haben sie?
>
> ⇨ Wie teuer sind sie? Kann ich sie mir leisten?
>
> ⇨ Wie umweltverträglich ist es, diese Produkte zu kaufen?
>
> ⇨ Wie eignen sie sich für die vorgesehene Verwendung?

Lebensmittel werden angeboten als:

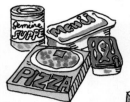

Fertigprodukte
(Dosensuppen, Fertigmenüs, Fertigpizza, Dosenfisch, ...)

Halbfertigprodukte
(verpackte Kartoffelflocken für Püree, Backmischungen, ...)

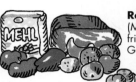

Rohwaren
(Mehl, Frischfleisch, frischer Fisch, Obst, Gemüse, ...)

Das gleiche Lebensmittel kann man kaufen als:

 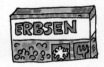

Rohware
(frische Erbsen, noch in der Schote)

Tiefkühlware
(Erbsen - geputzt, abgekocht, verpackt, eingefroren)

Nassware
(Erbsen in Gläsern oder Dosen als konservierte Ware)

Trockenprodukt
(getrocknete gelbe oder grüne Erbsen)

Der Unterschied liegt im Preis, in der Verwendbarkeit, in der Haltbarkeit, im Geschmack und möglicherweise im Nährstoffgehalt.

---

1. Du sollst für das Mittagessen Erbsen kaufen. Zwischen welchen Arten von Angeboten kannst du wählen? Wie entscheidest du dich?

2. Erkläre die Begriffe „Fertigprodukt", „Halbfertigprodukt", „Trockenprodukt". Bringe Beispiele dafür.

Verkaufsstrategien im Supermarkt

Alle kennen das: Wir gehen in den Supermarkt und kaufen mehr, als wir wollen und etwas anderes, als wir vorhatten. Psychologen, Marktforscher haben jede Regung unseres Kaufverhaltens beobachtet und analysiert. Ihre Erkenntnisse wenden sie beim Bau von Supermärkten, bei der Aufteilung, Möblierung, Beleuchtung, Warenplatzierung und Wegeplanung an. In einem Supermarkt steht nichts zufällig da. Der Einkauf in allen Supermärkten beginnt rechts, weil Menschen rechtsorientiert sind. Ihr Blick orientiert sich immer zuerst nach rechts. Rechts sind die Regale voll und bunt. Weitere Tricks zeigen die folgenden Abbildungen und Texte.

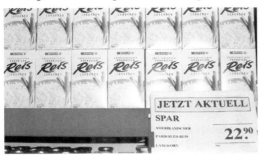

1. „Sonder-" oder „Vorteil-", das sind wichtige Vokabeln. „Großpackung - zum Vorteilskauf": Überprüfen! Sie sollte tatsächlich um einiges billiger sein als zwei Normalpackungen!

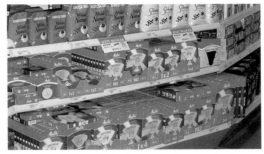

2. Die Waren sind sehr bewusst platziert: In Augenhöhe platzierte Waren haben die meisten Abverkäufe. In Bodennähe sind nur Waren, die von Kunden gezielt gesucht werden.

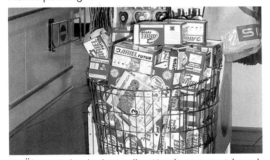

3. Über „Stolperkörbe" sollen Kunden zwar nicht stolpern, aber sie sollen das Tempo verringern, mit dem sie durch den Laden gehen.

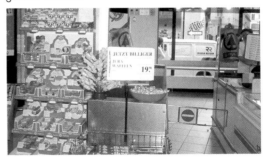

4. Für Kinder ist das Warten vor der Kassa besonders langweilig. Kaugummi und Schokolade sind hier eine große „Verlockung".

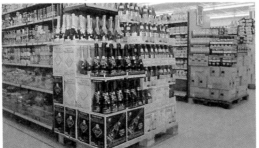

5. „Zweitplatzierung" steigert den Verkauf: Die gleiche Ware, die ihren Stammplatz im Regal hat, wird noch einmal an einer anderen Stelle angeboten, z.B. gestapelt auf Paletten in den Gängen.

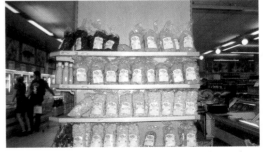

6. Kunden verbinden mit einer ansprechenden Aufmachung Wertvorstellungen über die Ware. Waren, die besonders präsentiert werden, fallen noch stärker auf.

Bedarfsgerecht und preiswert einkaufen

Viele kennen das: Sie wollen schnell nur Brot, Butter und ein Stück Käse kaufen und kommen dann mit einem gut gefüllten Einkaufskorb aus dem Geschäft.

Die Folgen eines solchen unüberlegten Einkaufs zeigen sich oft schon, wenn dann zu Hause die Waren ausgepackt und gelagert werden sollen:

Der Kühlschrank ist voll. Es muss Platz geschaffen werden. Das geht auch, denn da steht z.B. seit Monaten ein angefangenes Glas Mayonnaise. Die dürfte überaltet sein. Die Marmelade, die daneben steht, schmeckt nicht mehr. Also: ab in den Müll. Es sind ja noch drei andere Gläser Marmelade da. Zwei Großpackungen Margarine nehmen viel Platz ein. Ein Paket sieht so komisch aus. Ob sich da Schimmelpilze entwickeln können? Weg damit. Im Papier liegen völlig vertrocknete Wurstscheiben. Wer soll die noch essen? Vielleicht die Katze, die freut sich ... Das zeigt: Wer mehr einkauft, als er braucht, handelt nicht gerade sinnvoll, denn:

> ⇨ er gibt Geld für Dinge aus, die er nicht braucht,
>
> ⇨ er schleppt sie nach Hause,
>
> ⇨ er füllt damit unnötig Kühlschrank und andere Lagerflächen,
>
> ⇨ er wirft Teile der bezahlten Ware später in den Müll und
>
> ⇨ bezahlt auch noch die Müllabfuhr.

Ist das zu verantworten? Dürfen wir so verschwenderisch sein?

Es gibt also gute Gründe, nur das einzukaufen, was man tatsächlich braucht. Fachleute sprechen von einem „bedarfsgerechten Einkauf". Dazu sollte man:

> ⇨ sich vorher überlegen, was man braucht,
>
> ⇨ einen Einkaufszettel schreiben,
>
> ⇨ nur das kaufen, was auf dem Zettel steht.

Damit beim Schreiben des Einkaufszettels nichts vergessen wird, empfiehlt es sich, in der Küche eine kleine Pinnwand anzubringen:

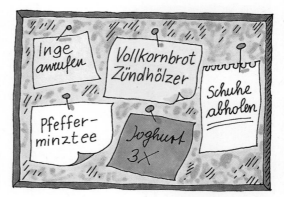

Wer preiswert einkaufen will, sollte nicht nur zwischen verschiedenen Geschäften vergleichen. Auch innerhalb eines Lebensmittelgeschäftes, eines Supermarktes oder der Lebensmittelabteilung eines Warenhauses kann man für Einkäufe nach dem gleichen Einkaufszettel unterschiedlich viel Geld ausgeben.

Der Preisunterschied sagt nicht unbedingt etwas über die Qualität aus.

---

1. Heißt „bedarfsgerecht einkaufen", dass man ohne Vorratshaltung leben soll?

2. „Supermärkte sind Einkaufsfallen. Da fällt bedarfsgerechtes Einkaufen schwer!" Warum?

3. Warum ist es Unsinn zu sagen: „Du darfst auf keinen Fall mehr oder eine andere Ware kaufen, als auf deinem Einkaufszettel steht!"?

Verpackung - pro und contra

PRO   **Zu viel Verpackung im Müll**   CONTRA

Sonstiges 88.000 t

Textilien 20.000 t

Holz, Leder, Gummi 25.000 t

Biomaterial 232.000 t

Papier u. Karton 192.000 t

Verbund-Stoffe 26.000 t

Metall 39.000 t

Glas 56.000 t

Kunststoffe 58.000 t

Für Verpackungen   Verpackungen schaffen Probleme:

Für Verpackungen	Verpackungen schaffen Probleme:
◆ Verpackungen erhalten die Qualität von Waren beim Transport und bei der Lagerung.	◆ Mogelverpackungen täuschen durch hochgezogene Böden und doppelte Wandungen größeren Inhalt vor.
◆ Verpackungen schützen die Ware beim Transport vor Bruch und Beschädigungen. Waren können kostengünstig transportiert werden (können gestapelt werden).	◆ Verpackungen lassen die Müllberge anwachsen und verursachen Probleme bei der Entsorgung, weil sie Luft, Wasser und Boden belasten.
◆ Verpackungen schützen vor Berührung und damit vor Bakterien und Pilzbefall.	◆ Verpackungen kosten Geld, das der Verbraucher beim Kauf der Waren und für die Entsorgung der Verpackungsmaterialien bezahlt.
◆ Verpackte Waren lassen sich gut und kostengünstig lagern.	◆ Verpackungen werden oft aus nicht nachwachsenden Rohstoffen hergestellt.
◆ Verpackte Waren eignen sich für die Selbstbedienung und sparen Personal(kosten).	◆ Verpackungen verbrauchen in jedem Fall viel Energie für die Herstellung, den Transport und die Entsorgung. Auch für das Recycling von Verpackungen ist viel Energie erforderlich.
◆ Sperrige Verpackungen erschweren Warendiebstähle.	◆ Recyceln ist besser als wegwerfen. Allerdings wird die Qualität mit jedem Durchlauf schlechter.
◆ Aufschriften auf Verpackungen geben Auskunft über Inhalt, Hersteller, Mindesthaltbarkeitsdatum und Preis der Ware.	
◆ Gestaltung von Verpackungen weckt Käuferinteressen und weist auf Marken (Wiedererkennung) hin.	

1. Sammelt Verpackungen und bewertet sie.

2. Erkundet, wie viel und welche Verpackung schon vor dem Einräumen der Ware ins Verkaufsregal anfällt. Was spricht dafür, was dagegen?

Lebensmittelkennzeichnung

Genau hinsehen - das kann uns das Einkaufen sehr erleichtern. Das gilt sowohl bei Obst und Gemüse als auch bei verpackten Produkten. Der Gesetzgeber hat sehr genaue Vorschriften über die Kennzeichnung von Waren erlassen.

Verpackte Ware

Bei verpackter Ware sind etliche Angaben vorgeschrieben. Der Kunde kann ja nicht sehen, was sich hinter den bunt gedruckten Verpackungen verbirgt.

Die neue österreichische Lebensmittelkennzeichnungsverordnung (LMKV) ist EU-konform und trat mit Februar 1993 in Kraft:

Die Verkehrsbezeichnung gibt die allgemeine Bezeichnung der Ware an und schützt so den Verbraucher vor Phantasienamen.

Die Mengenangabe gibt Auskunft über das Gewicht der verpackten Ware, ihr Volumen oder die Stückzahl. Bei Lebensmitteln, die in Flüssigkeit gelagert sind (z.B. Essiggurken) muss neben der Füllmenge auch das Abtropfgewicht angegeben werden.

Das Mindesthaltbarkeitsdatum ist mit „mindestens haltbar bis ..." unter der Angabe von Tag, Monat und Jahr anzugeben. Bei kürzer haltbaren Waren entfällt die Jahresangabe. Kann eine Ware länger als 3 Monate gelagert werden, entfällt die Tagesangabe. Beträgt die Mindesthaltbarkeit mehr als 18 Monate, muss nur das Jahr angegeben werden.

Bei leicht verderblichen Lebensmitteln, wie z.B. abgepacktem Fleisch, muss das Verbrauchsdatum angegeben werden. Hat ein Lebensmittel dieses Datum überschritten, darf es auf keinen Fall verwendet werden.

Die Herstellerangabe nennt Name oder Firma und Anschrift des Herstellers, des Verpackers oder eines in der EU niedergelassenen Verkäufers. Die Angabe des Herkunftslandes ist innerhalb der EU derzeit

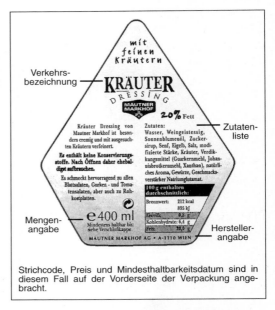

Strichcode, Preis und Mindesthaltbarkeitsdatum sind in diesem Fall auf der Vorderseite der Verpackung angebracht.

noch nicht zwingend vorgeschrieben. Österreichische Produkte aber sind immer mit dem Herkunftsland (Österreich) gekennzeichnet.

In der Zutatenliste werden die Bestandteile eines Lebensmittels einschließlich der Zusatzstoffe aufgezählt. An erster Stelle steht der Bestandteil, von dem die größte Menge verwendet wurde. Genaue Mengen werden nicht angeführt. Die Angaben der Zusatzstoffe sind besonders wichtig für Menschen, die an Lebensmittelallergien leiden. Oft werden diese Stoffe mit einer EU-Nummer angegeben und sind deshalb für den Verbraucher schwer zu durchschauen.

Das Zutatenverzeichnis ist für Packungen, die eine bestimmte Größe unterschreiten (10 cm² Einzelfläche), z.B. abgepackte Marmeladeportionen, wie man sie etwa zum Frühstück in Hotels bekommt, nicht vorgeschrieben. Weiters sind Frischobst und Frischgemüse, alkoholische Getränke mit mehr als 1,2 Volumsprozent, Käse, Butter und Schlagobers sowie Produkte, bei denen sämtliche Zutaten bereits in der Sachbezeichnung angeführt sind, wie z.B. Hartweizengrieß, ausgenommen.

Lose Ware

Bei loser Ware wie Obst und Gemüse sind nur wenige Angaben vorgeschrieben. Bei Zitrusfrüchten müssen auch Angaben über die Behandlung der Schale gemacht werden.

Achtung: Die Handelsklasse sagt nichts über die Qualität einer Frucht, z.B. Vitamingehalt oder Geschmack. Sie ist nur eine Note in der Konkurrenz um äußere Schönheit.

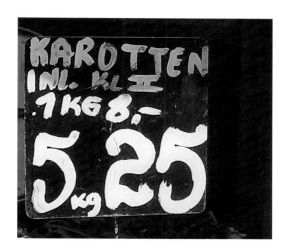

Was sagt der Strichcode?

Der Strichcode - das weiße Feld mit schwarzen Strichen - ist der Europäische-Artikelnummer-Code, kurz EAN genannt. Er stellt eine Art computerlesbares Etikett dar. Verschlüsselt sind darin:

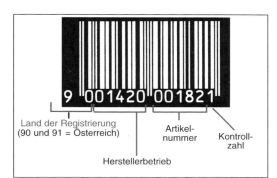

Land der Registrierung (90 und 91 = Österreich)

Herstellerbetrieb

Artikel-nummer

Kontroll-zahl

Spezielle Kassen mit Lichtfeld können den Balkencode „lesen", suchen den in der Kasse einprogrammierten Preis und drucken ihn auf den Kassenzettel.

Damit hat der Kaufmann praktisch zu jedem Zeitpunkt einen Überblick über seine Lagerbestände.

Freier Warenverkehr in der EWR

Durch den Europäischen Wirtschaftsraum (EWR), der mit 1.1.1994 in Kraft getreten ist, wurde die Freiheit des Warenverkehrs für alle EWR-Mitgliedsstaaten Wirklichkeit. Das bedeutet, dass alle Produkte, die in einem EWR-Mitgliedsland rechtmäßig in Verkehr gebracht worden sind, auch in allen übrigen Mitgliedsstaaten ohne Beschränkung eingeführt werden können. Dies hat zur Folge, dass seither in Österreich auch solche Lebensmittel auf den Markt gelangen können, die nicht immer in allen Punkten dem österreichischen Lebensmittelgesetz entsprechen.

Das österreichische Lebensmittelrecht gilt als sehr streng. Es verbietet z.B. den Verkauf und den Import bestrahlter Lebensmittel. Alle in Österreich erzeugten Lebensmittel müssen nach den Regelungen des österreichischen Lebensmittelrechtes hergestellt werden. Importierte Lebensmittel müssen die Mindestanforderungen der EU-Regelungen befolgen.

1. Du kaufst Joghurt ein. Welche Angaben beachtest du?

2. Welche Informationen liefert das Etikett einer Dosensuppe? Welchen Nutzen hat der Verbraucher von diesem Angebot?

3. Als Verbraucher benötigt man bei Obst und Gemüse Warenkenntnisse. Wie kann man sie erwerben?

Nicht alle Waren sind wirklich bio!

Biologisch produzierte Lebensmittel erfreuen sich einer immer größeren Beliebtheit unter Österreichs Konsumenten. Der Absatz von BIO-Lebensmitteln steigt von Jahr zu Jahr, doch gibt es leider auch immer mehr Vermarkter, die sich diesen Trend zu Nutze machen wollen und mit „irreführenden" Kennzeichnungen am Etikett biologische Waren vortäuschen. Darunter finden sich Bezeichnungen wie:

- ◆ aus kontrolliertem Anbau
- ◆ aus chemiefreier Landwirtschaft
- ◆ aus naturnahem Anbau
- ◆ umweltgeprüfte Qualität
- ◆ aus umweltgerechter Landwirtschaft

So gekennzeichnete Produkte haben jedoch nichts mit tatsächlich biologisch produzierten Lebensmitteln zu tun. Sie täuschen den Kunden bewusst. In Österreich sind daher nur drei Bezeichnungen vorgesehen:

- ◆ aus biologischem Anbau
- ◆ aus biologischem Landbau
- ◆ aus biologischer Landwirtschaft

Das österreichische Gütezeichen für Lebensmittel

Das österreichische Gütezeichen für Lebensmittel wird in Zukunft immer häufiger auf Produkten in den Regalen zu finden sein. Nur jene Produkte werden das Gütezeichen verliehen bekommen, die nach den strengen Bestimmungen des österreichischen Lebensmittelrechts hergestellt wurden. Das österreichische Gütezeichen soll für alle Lebensmittel, mit Ausnahme von Geflügel, Eier und Wein, vergeben werden können. Somit kann der Konsument sicher sein, dass ausgezeichnete Lebensmittel bestimmte Mindestkriterien erfüllen. So dürfen diese Lebensmittel weder radioaktiv bestrahlt werden, noch dürfen sie gentechnologisch hergestellt sein.

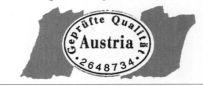

Für Bio-Produkte gelten strenge Regelungen

⇨ Das Saatgut darf nicht chemisch behandelt werden.

⇨ Dem Boden dürfen nur Nährstoffe zugeführt werden, die dem natürlichen Kreislauf entnommen sind: Viehdung, Gesteinsmehl, Gründüngung. Absolut tabu sind chemisch-synthetische Düngemittel und Herbizide.

⇨ Die Unkrautbekämpfung hat durch Jäten oder Abbrennen zu erfolgen.

⇨ Anbauflächen dürfen keinen schädlichen Umwelteinflüssen ausgesetzt sein (stark befahrene Straßen).

⇨ Glashäuser und Folientunnel dienen ausschließlich der Aufzucht und werden nicht durch technisch erzeugte Energie beheizt.

⇨ Der Tierbestand wird der landwirtschaftlichen Nutzfläche angepasst (keine Massentierhaltung); das Futter hat aus biologischem Anbau zu stammen.

⇨ Dem einzelnen Tier muss eine bestimmte Stallfläche zur Verfügung gestellt sein.

⇨ Bestimmte Tierarzneien (z.B. Anti-Stress-, Beruhigungs-, Kreislaufmittel) sind nicht zulässig.

⇨ Für Hühnereier gilt ausschließlich die Boden- oder Freilandhaltung der Hühner.

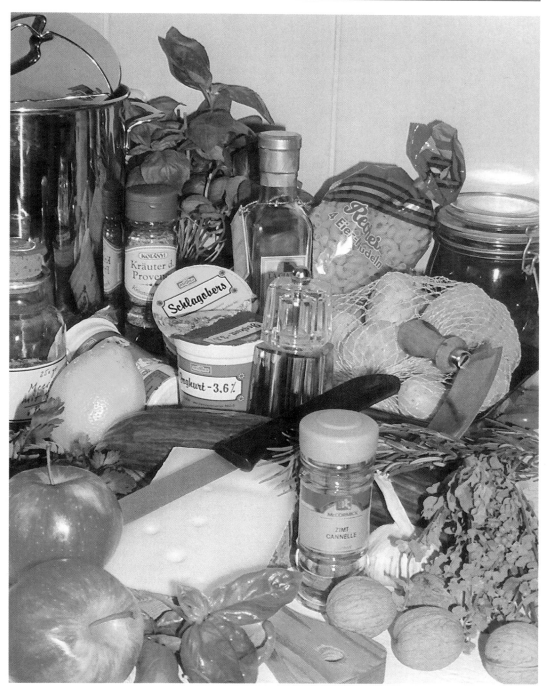

Die Garmethoden

Garmethode	Anwendung	Vor- und Nachteile

Kochen ist ein Garen in reichlich Flüssigkeit bei gleichbleibender Temperatur von 100 °C.

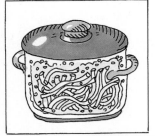

Geeignet für Nudeln, Hülsenfrüchte, Kartoffeln mit Schale, Trockenobst;
zum Auslaugen von Knochen und Suppenfleisch.

+ Gleichmäßiges Garen ist gewährleistet.

- Wasserlösliche Inhaltsstoffe gehen in das Kochwasser über - Nährwertverlust, wenn Kochwasser nicht weiter verwendet wird;
- hoher Energieverlust.

Dämpfen ist ein Garen im Siebeinsatz in strömendem Wasserdampf bei Temperaturen um die 100 °C.

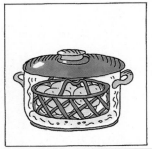

Geeignet für wasserhaltige Lebensmittel mit weicher bis mittelfester Zellstruktur wie Kartoffeln, Gemüse, Fisch.

+ Eigengeschmack und Farbe bleiben weitgehend erhalten,
+ form- und nährstoffschonend,
+ leicht bekömmlich.

- Etwas längere Garzeiten als beim Kochen.

Dünsten ist ein Garen im eigenen Saft evtl. unter Zugabe von wenig Flüssigkeit und/oder Fett bei einer Temperatur um die 100 °C.

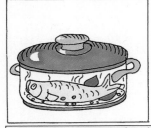

Geeignet für wasserreiche Lebensmittel mit zarter Zellstruktur wie Obst, junges Gemüse, Kartoffeln, Fisch, zartfaseriges Fleisch.

+ Eigengeschmack bleibt erhalten,
+ nährstoffschonend,
+ zeit- und energiesparender als Kochen.

Dampfdruckgaren ist ein Garen in einem hermetisch verschlossenen Topf bei Überdruck und Temperaturen über 100 °C (max. 120°C).

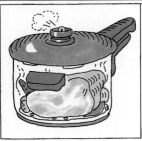

Vor allem geeignet für Speisen mit langer Garzeit wie Rote Rüben, Hülsenfrüchte, Suppenhuhn, Rotkohl, Gulasch.

+ Energiesparend,
+ Garzeiten verkürzen sich beträchtlich.
+ nährstoffschonend,
+ kaum Geruchsbelästigung.

- Erlernen des Umgangs mit dem Dampfdrucktopf unbedingt erforderlich.

Schmoren ist ein kombiniertes Garverfahren von Anbraten in wenig heißem Fett in einem offenen Gefäß bei Temperaturen von 180-200 °C und ein anschließendes Weitergaren nach Zugabe von wenig heißer Flüssigkeit im geschlossenen Topf bei 100 °C..

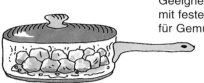

Geeignet für Fleischstücke mit festem Bindegewebe; für Gemüse mit Füllungen.

+ Durch Bildung von Röststoffen kräftiger, würziger Geschmack,
+ Soßenbildung.

- Lange Garzeit,
- Nährwertminderung.

Braten ist ein Garen in offener Pfanne unter Bräunung in wenig Fett bei Temperaturen zwischen 120 und 200 °C.

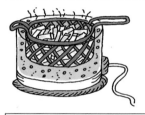

Geeignet für Eierspeisen,
Fisch,
Fleisch,
Kartoffeln.

+ Durch Bildung von Röststoffen kräftiger, würziger Geschmack,
+ durch Krustenbildung bleibt Eigensaft erhalten.

- Fettgehalt des fertigen Bratguts,
- Nährstoffverluste durch hohe Temperaturen,
- schwer verdaulich.

Frittieren ist ein Garen unter Bräunung in viel heißem Fett bei Temperaturen zwischen 180 und 200 °C.

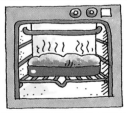

Geeignet für Backwaren
z.B. aus Hefeteig;
für kleine Fisch- und Fleischstücke;
für Pommes frites und
paniertes Gemüse.

+ schmackhafte Krustenbildung.

- Hoher Fettgehalt des fertigen Garguts,
- schwer verdaulich,
- Fettmenge, die übrig bleibt (Probleme der Entsorgung).

Backen ist ein Garen unter Bräunung in trockener Heißluft bei Temperaturen zwischen 120 und 250 °C.

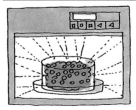

Geeignet für Gebäck und
Kuchen aus verschiedenen
Teigarten,
Brot,
Aufläufe.

+ Durch Bildung von Röststoffen und Kruste kräftiger Geschmack.

- Lange Garzeit,
- Vitaminverluste durch hohe Temperaturen und lange Garzeit,
- hoher Energieverbrauch.

Garen mit Mikrowelle ist ein Erhitzen unter Einwirkung elektronischer Wellen ohne Bräunung des Gargutes in sehr kurzer Zeit. Die Gartemperatur wird im Lebensmittel selbst erzeugt.

Geeignet für wasserreiche
Lebensmittel und Speisen
mit zarter Zellstruktur wie
Obst, junges Gemüse,
Kartoffeln,
Fisch,
Fleisch.

+ Inhaltsstoffe bleiben weitgehend erhalten,
+ Sehr kurze Garzeiten bei kleinen Mengen,
+ Erhalten des Eigengeschmacks.

- Keine Bildung von Röststoffen,
- Garzeit erhöht sich bei größerer Menge.

Wie und womit kann Gemüse zerkleinert werden?

Die Wahl ungeeigneter Arbeitsgeräte kann zu unbefriedigenden Arbeitsergebnissen, möglicherweise sogar zu Verletzungen führen. Natürlich muss man die Geräte auch sachgerecht bedienen können, um zufrieden stellende Ergebnisse zu erzielen.

In der Küche wird vor allem Gemüse viel und auf sehr unterschiedliche Weise zerkleinert: geschnitten, geraspelt, zerdrückt, gewiegt oder püriert. Hierzu sind folgende Geräte nötig:

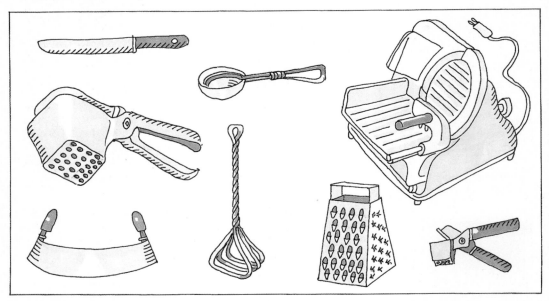

Hier nun ein paar Beispiele, wie Gemüse zerkleinert werden kann. Vergesst nie: „Ihr esst auch mit den Augen mit". Schön geschnittenes Gemüse macht sich auf dem Teller besonders appetitlich aus.

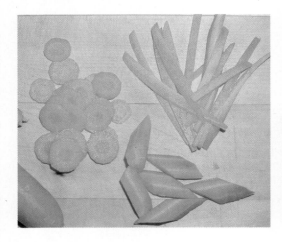

Karotten: in Stiftchen oder Scheiben schneiden, raspeln

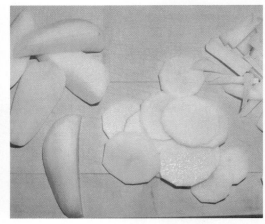

Kartoffeln: vierteln, achteln, in Stiftchen, Scheiben oder Würfel schneiden.

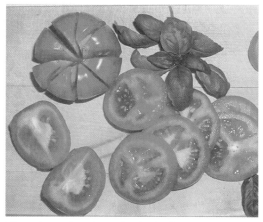

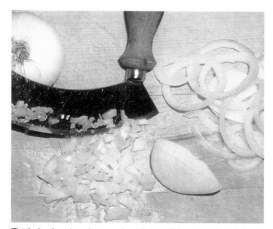

Tomaten: vierteln, achteln, in Scheiben schneiden oder eine einfache Blüte formen

Zwiebeln: hacken oder feine Ringe schneiden

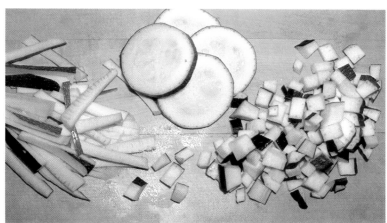

Zucchini: in Stifte, Würfeln oder dickere Scheiben schneiden

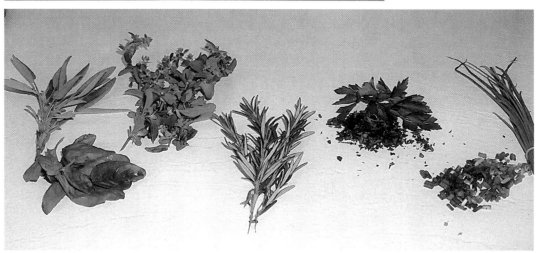

Kräuter sollten nicht zu klein gehackt werden, da sie dabei an Geschmack verlieren. Salbei, Basilikum, Majoran, Rosmarin u.a. werden meist nur gerissen bzw. grob geschnitten.
Petersil hingegen kann fein gehackt, der Schnittlauch in kurze Röhrchen geschnitten werden.

Kleine Tipps garantieren großen Erfolg!

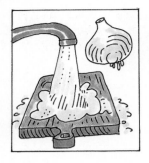

Zwiebel brennt weniger in den Augen, wenn das Schneidbrett vorher unter kaltes Wasser gehalten wurde. Ein feuchtes Brett nimmt weniger Geruchs- und Farbstoffe an.

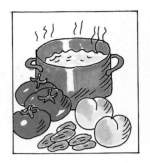

Tomaten, Mandeln oder Pfirsiche lassen sich leicht schälen, wenn sie vorher kurz in kochendes Wasser gelegt wurden.

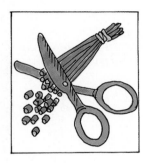

Der Schnittlauch kann mit Küchenschere geschnitten werden.

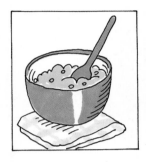

Beim Rühren sollte die Schüssel auf ein feuchtes Tuch gestellt werden. Das verhindert ein Wegrutschen.

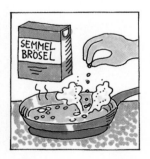

Die Hitze des Fettes (vor dem Panieren) kann mit ein paar Bröseln erprobt werden.

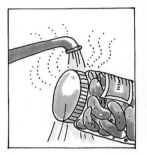

Schraubverschlüsse - kurz unter heißes Wasser gehalten - lassen sich leichter öffnen.

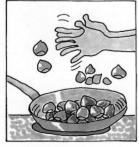

Haselnüsse werden in einer Pfanne hellbraun geröstet, anschließend lässt sich die Schale zwischen den Handflächen leicht entfernen.

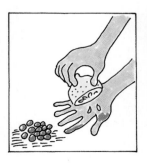

Nach dem Würzen von Fleisch oder dem Arbeiten mit färbendem Obst lassen sich die Hände am besten mit Zitronensaft reinigen.

114

Wichtige Fachausdrücke rund ums Kochen

Bevor ihr nun an die Zubereitung eurer ersten Speisen geht, sollt ihr die wichtigsten Fachausdrücke aus der Küche verstehen. Die folgenden Begriffe werdet ihr im Rezeptteil immer wieder lesen. Das Gelingen eurer Speisen hängt auch davon ab, ob ihr diese Begriffe richtig versteht und sie entsprechend umsetzen könnt.

Blanchieren
kurzes Garen in kochendem Wasser

Geeignet für Obst und Gemüse wie Fisolen, Paradeiser (Schale lässt sich nach dem Blanchieren leicht entfernen), Spinatblätter, Kohlrabi, Brokkoli, Paprika, Kohlsprossen usw. und für Gemüse, das eingefroren werden soll (vgl. Lehrbuch, S. 59).

Einbrenn
kurzes Anschwitzen von Mehl in heißem Fett

Zutaten:
1 - 2 Teelöffel (TL) Butter oder Margarine
2 - 3 Esslöffel (EL) Mehl

Fett in Pfanne zergehen und heiß werden lassen, Mehl nach und nach unterrühren.

Einbrenn soll nicht zu sehr Farbe annehmen!
Eine Einbrenn wird zum Verdicken von Suppen und Soßen verwendet.

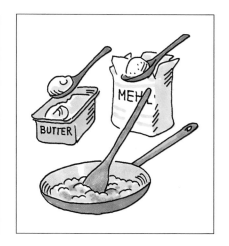

Legieren
Binden und Verfeinern von Suppen oder Soßen mit Obers, Eigelb oder einer Mischung aus Obers und Eigelb.

Bevor die Suppe oder Soße legiert wird, muss der Topf von der Herdplatte genommen werden, da das Obers sonst ausflocken kann, d.h. es bildet kleine Fasern oder Knöllchen, die wenig appetitlich aussehen. Das Eigelb kann in kochender Flüssigkeit gerinnen und damit den Geschmack ruinieren.

Legierte Speisen sollte man nicht mehr zu stark erhitzen. Legiert wird daher erst knapp vor dem Servieren.

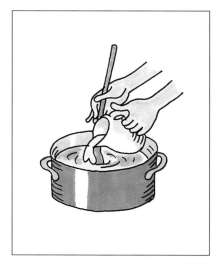

Panier

ein dünner „Teigmantel" um Fleisch, Fisch und Gemüse zum Herausbacken

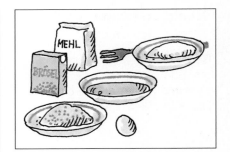

Ein Beispiel: *Paniertes Schnitzel*
Zutaten:
1 Ei, 10 dag glattes Mehl, 10 dag Brösel, Salz, 1 Schnitzel, Pflanzenfett (fingerdick in der Pfanne).

Für die Panier benötigt man ein Ei, Mehl und Brösel. Das geklopfte Schnitzel salzen, in Mehl tauchen, durch das versprudelte Ei ziehen und in Bröseln wenden. Diese mit Handrücken leicht festklopfen. Das Schnitzel vorsichtig in das heiße Fett legen, beidseitig goldgelb backen, vorsichtig aus dem Fett heben, abtrofen lassen und mit Küchenpapier abtupfen.

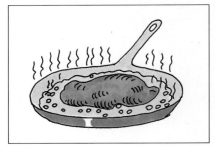

Mit Zitronenscheibe garniert (verziert) servieren.

Poschieren

Garziehen in heißer Flüssigkeit (z.B. in Gemüsesud oder Salzwasser)

Ein Beispiel: *Poschierter Lachs*
Zutaten:
1 Zitrone, 1 l Wasser, 1/2 TL Salz, Lachsfilet

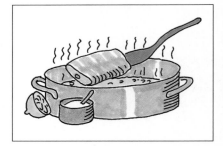

Zitrone auspressen, den Saft in das kochende Wasser geben, salzen; Topf vom Herd nehmen, Fischfilet (oder Fischkotelett) mit der Schaumkelle in das heiße Wasser legen, 10 bis 15 Minuten ziehen lassen, vorsichtig herausheben, servieren.

Sud

Je nach Zutaten unterscheidet man Fischsud, Gemüsesud, Knochensud u.a.

Ein Beispiel: *Gemüsesud*
Zutaten:
1 Karotte, 1 Zwiebel, einige Stängel Petersilie, ein Stück Sellerie, 1 kl. Stange Lauch, 1/2 Zitrone, Pfefferkörner, 1 l Wasser

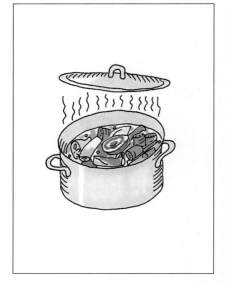

Gemüse waschen, putzen, nur grob zerkleinern und in das Wasser geben. Bei großer Hitze ca. 1 Min. aufkochen lassen; Topf vom Herd nehmen, den Sud noch 10 Min. ziehen lassen.

Der Sud kann für die Zubereitung von Fisch oder Gemüse an Stelle von Salzwasser verwendet werden.

... und noch ein paar Fachausdrücke rund ums Kochen:

abbröseln: Fett und Mehl zwischen den Händen reiben, bis eine bröselige Masse ensteht

al dente: bissfest kochen (z.B. Nudeln)

abschmecken: fertiges Gericht kosten und eventuell fehlende Gewürze ergänzen

abschrecken: Lebensmittel (z.B. Nudeln) nach dem Kochen mit kaltem Wasser übergießen

Abtrieb: Butter und Zucker flaumig rühren, Eier (oder Dotter) einzeln unterrühren

bähen: Brot im Backrohr rösten

beizen: Fleisch mit einer sauren, kräftigen Flüssigkeit übergießen

binden: angerührtes glattes Mehl in eine Soße oder Suppe geben, aufkochen (Flüssigkeit wird so eingedickt)

Croutons: geröstete Brotwürfel

Dampfl: Hefevorteig (Germ mit etwas Zucker in Flüssigkeit auflösen)

dressieren: mit Spritzsack formen

garnieren: verzieren (z.B. Zitronenscheibe und Petersilie auf Wiener Schnitzel)

glasieren: Lebensmittel mit Überzug versehen (z.B. Tortenglasur)

gratinieren: Gericht (z.B. Gemüse) mit geriebenem Käse (oder Bröseln) und Butterflocken im Backrohr überbacken

Marinade: Salatsoße (z.B.: Essig, Öl, Salz, Pfeffer oder: Joghurt, Zitronensaft, Salz, Pfeffer, Gewürze, Kräuter)

passieren: etwas durch ein Sieb pressen (z.B. gekochtes Obst, Kartoffeln)

tranchieren: Fleisch zerteilen

überkühlen: leicht auskühlen lassen

unterheben: vorsichtig einrühren (z.B. geschlagenes Eiweiß - Schnee)

Wasserbad: ein Gefäß mit Nahrungsmittel in Topf mit heißem Wasser stellen

ziehen lassen: etwas unter dem Siedepunkt garen, dann stehen lassen

Das richtige Stück Fleisch

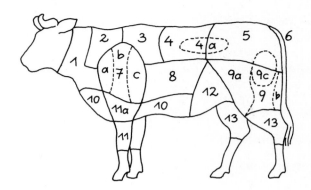

1. Rindfleisch

Frisches Rindfleisch hat eine
dunkelrote, satte Farbe,
das eventuell vorhande Fett
ist weiß bis gelblich weiß.

Ko = Kochen, DÜ = Dünsten, Bra = Braten, Gri = Grillen

Zahl	Name	Garmachungsart	wird verwendet für
1	Hals	Ko / Dü	Suppen
2	Hochrücken	Ko / Dü / Bra	
3	Rostbraten	Bra	Zwiebelrostbraten
4	Beiried	Bra / Gri	Rindsbraten
4a	Lungenbraten	Bra / Gri	Filet Wellington
5	Tafelstück	Ko / Dü	Tafelspitz
6	Ochsenschwanz	Ko / Bra	Suppe
7	Schulter	Dü	
7a	Schulterspitz	Ko / Bra	Spickbraten
7b	Kruspelspitz	Ko	bestes Kochfleisch
7c	dicke Schulter	Ko / Bra	Geschnetzeltes
8	Beinfleisch	Ko	Eintopf
9	langer Schlegel	Dü / Bra	
9a	Zapfen	Bra	Rouladen
9b	Schwarzes Scherzel	Ko	
9c	Weißes Scherzel	Ko	
10	Brustkern	Ko	Suppen
11	Wadschinken	Dü	Tellerfleisch
11a	Bugschnitzel	Bra	Rindschnitzel
12	dünne Wamme	Ko	Rindsuppe
13	Wadschinken	Dü	Gulasch

2. Kalbfleisch

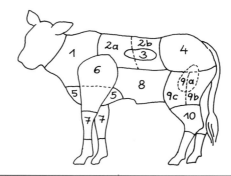

Kalb hat ein wesentlich helleres Fleisch als das Rind (blassrosa), ist feinfasriger und enthält weniger Fett. Kalbfleisch ist leicht verdaulich.

Zahl	Name	Garmachungs-art	wird verwendet für
1	Hals	Bra / Ko	Gulasch
2a	Karree	Bra	Koteletts
2b	Nierenbraten	Bra	Rollbraten
3	Lungenbraten	Bra	Medaillons
4	Schlussbraten	Bra	Kalbsbraten
5	Brust	Bra	gefüllte Kalbsbrust
6	Schulter	Dü / Ko	Ragout
7	Stelzen	Dü / Bra	Gebr. Kalbsstelzen
8	Bauchfleisch	Dü / Bra	Rollbraten
9a	Nuss	Bra	Geschnetzeltes
9b	Fricandeau	Bra	Schnitzel
9c	Schlegel	Bra	Schnitzel
10	Stelzen	Dü / Bra / Ko	Suppe

3. Schweinefleisch

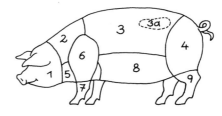

Schweinefleisch ist fettreicher als Rind- und Kalbfleisch und daher schwerer verdaulich.

Zahl	Name	Garmachungsart	wird verwendet für
1	Kopf	Ko	Sulze
2	Schopf	Bra	Schweinsbraten
3	Karree	Bra	Koteletts
3a	Lungenbraten	Bra	Spieße
4	Schlegel	Bra / Ko	Schnitzel
5	Brust	Bra / Dü	Gulasch
6	Schulter	Bra / Dü / Ko	Reisfleisch
7	Stelzen	Bra / Ko	Pökelfleisch
8	Bauch	Ko / Dü	Speck, geräuchert
9	Stelzen	Bra / Ko	Krenfleisch

4. Schaffleisch

(Schöpsernes, Lamm, Hammel)

Das Fleisch von Lämmern hat eine zartrote Farbe, das Fett ist weiß. Lammfleisch ist leicht verdaulich.

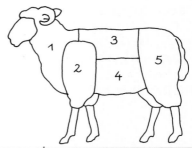

Zahl	Name	Garmachungsart	wird verwendet für
1	Hals	Ko / Dü	Gulasch
2	Schulter	Ko / Dü / Bra	Rollbraten
3	Rücken	Bra	Koteletts
4	Brust / Bauch	Ko / Dü	Eintopf
5	Schlegel	Bra	Hammelbraten

5. Ziegenfleisch

Für die Küche wird nur das Fleisch junger Tiere (Kitz) verwendet. Es kann gebraten oder gebacken werden.

6. Kaninchenfleisch

Junge Kaninchen haben ein zartes, weißes, leicht verdauliches Fleisch. Es wird zum Braten, Dünsten und Backen verwendet.

7. Geflügel

(Huhn, Perlhuhn, Ente, Gans, Truthahn)

Geflügel ist sehr leicht verdaulich und wird daher viel für Krankenkost verwendet. Geflügel kann gekocht (Hühnersuppe), gebraten oder gebacken (Backhendl) werden.

8. Wildbret

Haarwild: Hase, Reh, Wildkaninchen, Hirsch, Wildschwein
Federwild: Fasan, Taube, Wildente

Wildfleisch hat eine braun-rote Farbe und schmeckt intensiver als andere Fleischsorten. Es hat einen hohen Eiweißgehalt, viel Vitamine und Mineralstoffe, aber nur wenig Fett. Um das Fleisch älterer Tiere mürbe (weich) zu bekommen, wird es zuerst gebeizt.

9. Innereien

(Leber, Nieren, Herz, Lunge, Zunge, Milz und Rückenmark).

Alle Innereien sind reich an Mineralstoffen, Spurenelementen und Vitaminen. Zugleich enthalten - besonders die Leber und Nieren von Wild - giftiges Cadmium. Innereien sollten daher max. einmal pro Woche gegessen werden.

Die richtige Menge - das richtige Maß

Zum Messen und Wiegen bedient sich der Koch oder die Köchin einiger Hilfen. Die wichtigsten Geräte dazu sind die Küchenwaage und der Messbecher. Im Normalfall zeigt der Messbecher Angaben sowohl in Gramm (g, dag, kg) als auch in Liter (1 l, 1/2 l, ... dl, ml) an. Damit lässt sich Wasser ebenso gut abmessen wie etwa Mehl oder Zucker.

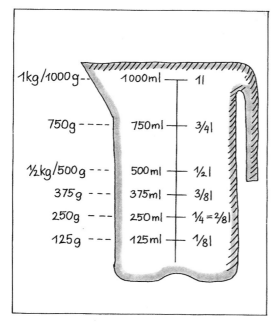

Ein geübter Koch oder eine geübte Köchin kennen auch noch andere Möglichkeiten, eine bestimmte Menge rasch und ohne Aufwand abzumessen oder zu wiegen, z.B:

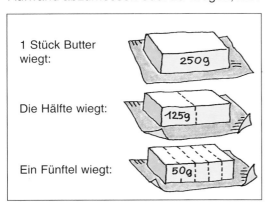

1 Stück Butter wiegt: 250g

Die Hälfte wiegt: 125g

Ein Fünftel wiegt: 50g

In vielen Rezepten findest du auch solche Mengenangaben:

1 Tasse
1 Becher
1 EL (= Esslöffel)
1 TL (= Teelöffel)
1 Messerspitze (= MSP)
1 Handvoll
1 Prise

Zur einfachen Orientierung:

1 EL Wasser	=	15 ml
1 TL Wasser	=	5 ml
8 EL Wasser	=	1/8 l
1 EL Mehl	=	1 dag
1 EL Öl	=	1 dag
1 EL Honig	=	2 dag
1 EL Zucker	=	1,5 dag

Wie viel für eine Person kochen?

Die Gäste am Tisch sind meistens unterschiedlich starke Esser. Dennoch gibt es Richtlinien, nach denen man die Menge im Allgemeinen errechnet:

Kartoffeln als Beilage:	15-20 dag
Kartoffeln als Hauptgericht:	40 dag
Fleisch mit Knochen:	20-25 dag
Fleisch ohne Knochen:	18-20 dag
Fisch mit Gräten:	35-45 dag
Fischfilet:	16 dag
Gemüse als Beilage:	15-20 dag
Gemüse als Hauptgericht:	25-40 dag
Nudeln als Beilage (ungekocht):	5 dag
Nudeln als Hauptgericht (ungekocht):	7 dag
Nudeln als Suppeneinlage:	1-2 dag
Reis als Beilage (ungekocht):	4 dag
Reis als Hauptgericht (ungekocht):	7 dag

Zur Ermittlung und Berechnung des Energieverbrauchs und damit des Energiebedarfs benötigt man eine Maßeinheit. International verwendet wird der Begriff Joule oder Kilojoule (kJ). Bei uns üblich war die Bezeichnung Kalorie, die immer noch verwendet wird. Joule und Kalorie sind verschiedene Maßeinheiten. Man kann sie aber leicht umrechnen. Die Schlüsselzahl dafür ist 4,2 (4,2 Joule entsprechen etwa 1 Kalorie.).

	Menge (g/ml)	Energie		Eiweiß (g)	Fett (g)	Kohlenhydrate (g)	Vitamin A	Vitamin B	Vitamin C	Mineralstoffe		
		Kilokalorien (kcal)	Kilojoule (kJ)							Natrium	Calcium	Eisen
Vollkornreis, gegart	150 g	183	768	4	2	36		++		+		+
Nudeln, gegart	150 g	195	819	8	2	36				+		
Vollkornbrot, 1 Scheibe	40 g	96	403	3	0	20	+	+		+	+	+
Knäckebrot, 1 Scheibe	10 g	38	160	1	0	8		+		+	+	+
1 Semmel	40 g	107	449	3	0	23				+		
Cornflakes/Milch (1 Portion)	220 g	217	911	10	7	27	+					+
Müsli (1 Portion)	250 g	226	949	5	3	42		+			+	+
Salzkartoffeln (1 Portion)	200 g	170	71	4		37		+		+		
Pommes frites	200 g	460	1 932	8	16	68		+	+	+		
Kartoffelsalat mit Mayonnaise	200 g	340	1 428	4	18	38		+		+		
Karotten, roh	200 g	22	90	2	0	4	++					
Karotten, Dose mit 20 g Fett	200 g	229	959	4	15	15	++			+		
Paprika, roh	200 g	38	160	2	0	6			++			
Grüner Salat in Öl-Marinade	75 g	53	223		5	1	+			+	+	
Grüner Salat in Joghurt-M.	75 g	18	76	2	1	2				+	+	
Apfel	120 g	58	244	0		14				+		
Vollmilch, 1 Glas	200 ml	132	554	8	8	10	+				+	
Goudakäse fett, 1 Scheibe	25 g	93	391	6	7	1	+				++	
Magertopfen	50 g	44	185	9	0	1	+					
Topfen, fett	50 g	83	349	6	6	2	+					
1 gekochtes Ei	57 g	84	353	7	6	0	+				+	
Butter	20 g	155	650	0	17	0	+					
Margarine	20 g	152	639	0	16	0	+					
Olivenöl, 1 EL	10 g	93	390		10		+					
Bratensauce	100 g	76	319	1	5	6				+		
Schweineschnitzel	125 g	337	1 415	22	26			++		+		+
Bratwurst	100 g	375	1 575	12	35	0		+		+		+
Schweineleber, gebraten	125 g	264	1 109	22	16	5	++	+	+	+		++
Salami, 1 Scheibe	20 g	105	441	3	10	0		+	++			+
Huhn, gegrillt	250 g	267	1 120	42	10			+	+			
Fischstäbchen	200 g	457	1 916	31	18	40		+		+		
Kabeljau, gedämpft	200 g	156	655	34	0	0				+		
Zucker, 1 EL	15 g	62	260			15						
Schokolade, 1 Tafel	100 g	565	2 372	9	33	54					+	+
Milchspeiseeis	150 g	321	1 348	6	18	31	+				+	
Mineralwasser, 1 Glas	200 ml									+	+	+
Cola, 1 Glas	200 ml	90	387			22						
Orangensaft, frisch, 1 Glas	200 ml	90	378	2		20			++			

++ reichlich vorhanden   + vorhanden   0 in Spuren vorhanden

REZEPTE

alphabetisch geordnet - mit Rezeptnummer

1. Suppen

Bröselknödelsuppe 10
Cremesuppe 14
Gebundene Gemüsesuppe 13
Grießnockerlsuppe 4
Haferflockensuppe 17
Kartoffelsuppe 12
Klare Gemüsesuppe 1
Knochensud 2
Kräutersuppe 15
Leberknödelsuppe 9
Leberspätzlesuppe 5
Nudelsuppe 3
Reibgerstlsuppe 6
Rote Suppe (Basensuppe) 11
Schinkenschöberlsuppe 7
Tomatensuppe 16
Zwiebelsuppe 8

2. Kalte und kleine Gerichte

Bunter Wurstsalat 20
Gefüllte Avocado 24
Gefüllte Tomaten 19
Heringsalat 21
Kräuterkäse 23
Liptauer 22
Russische Eier 18

3. Gegartes Gemüse

Bechamelsoße 52
Blattspinat 59
Blaukraut 47
Blumenkohl 25
Brokkoli 27
Buttererbsen 28
Chicoree 30
Chicoree mit Schinken und
Rahmsoße 29
Fenchel gekocht 31
Fenchel überbacken 32
Gefüllte Paprika 54
Gemüseplatte 63
Grüne Bohnen (Fisolen) 26
Gurken gedünstet 33

Gurkensoße 34
Italienische Gemüsepfanne 57
Karotten gedünstet 35
Kartoffel-Käse-Auflauf 41
Kartoffelgratin 41
Kartoffelgulasch 42
Kartoffelpuffer 40
Kartoffelpüree 38
Kohlrabi gedünstet 48
Kohlrabi gefüllt 49
Krautfleckerln 44
Letscho 56
Linsen 50
Mais 53
Musaka 51
Paradeiskraut 45
Petersilkartoffeln 37
Röstkartoffeln 39
Salzkartoffeln gedämpft 36
Sauerkraut 46
Spargel 58
Tomaten gefüllt 62
Tomatensoße 1 55
Weißkraut gedünstet 43
Zucchini gedünstet 60
Zucchini gefüllt 61

4. Fleischgerichte

Faschierte Laibchen 69
Fleischspieße 75
Gebratene Filetstücke 68
Geschnetzeltes 71
Hühnerschnitzel 73
Irish Stew 74
Naturschnitzel 70
Rehragout 76
Rindsroulade 65
Szegediner Gulasch 72
Tafelspitz 64
Ungarisches Gulasch 67
Zwiebelrostbraten 66

5. Kalte Soßen

Apfelkren 83
Currysoße 79

11. Obst

12. Getränke

1. Suppen

Suppen liefern dem Körper Flüssigkeit und Mineralsalze, sonst jedoch nicht viele Nährstoffe. Daher werden Suppen zusammen mit Einlagen serviert.

Klare Suppen

1 | **Klare Gemüsesuppe**

3/4 kg Gemüse (Karotten, Kartoffeln, Lauch, Erbsen, Karfiol, Kohlrabi, Zwiebel, Brokkoli, ...)
1 l heißes Wasser
1 EL Öl
Salz, Pfeffer, Majoran, Petersil, Schnittlauch, geriebener Muskat
Wacholderbeeren

Vorbereitungszeit: 30 min
Garzeit: 20 min

Das ist vorzubereiten:
♦ Gemüse putzen, waschen, schneiden
♦ Kräuter schneiden

So wird's gemacht:
Das Gemüse in Würfel, Scheiben oder Stifte schneiden. Im heißen Öl kurz anrösten, mit heißem Wasser aufgießen. Die Suppe würzen und zugedeckt köcheln lassen.

2 | **Knochensud**

Wurzelwerk (Sellerie, Petersilwurzel, Lauch, Karotte)
2 - 3 Rindsknochen
1 Zwiebel mit Schale
Salz, geriebener Muskat
Pfefferkörner, Wacholder, Majoran

Vorbereitungszeit: 20 min
Garzeit: 60 - 120 min

Das ist vorzubereiten:
♦ Wurzelwerk putzen, schneiden
♦ Knochen abschwemmen

So wird's gemacht:
Das geschnittene Wurzelwerk und die Knochen in den Kochtopf mit kaltem Wasser geben (man will die Zutaten auslaugen) und mit Pfefferkörnern, Wacholder, Majoran, geriebenem Muskat würzen. Salz darf erst zum Schluss der Kochzeit dazugegeben werden (verschließt die Poren, die Zutaten können nicht ausgelaugt werden). Die Suppe soll nur köcheln. Vor dem Servieren die Suppe abseihen.

Hinweis:
Wird in der Suppe Rindfleisch für die Hauptspeise (z.B. Tafelspitz) gekocht, so gibt man das Fleisch in das kochende Salzwasser.

Übrigens:

Man unterscheidet allgemein zwischen einer hellen und einer dunklen Suppe.
Helle Suppe: Zutaten und Zubereitung siehe **1** oder **2**.
Dunkle Suppe: Zutaten siehe **1** oder **2**. Das Wurzelwerk und die Knochen werden aber zuerst kurz in Butter angeröstet, bevor man sie mit Wasser aufgießt.

3 | **Nudelsuppe**

1 l Gemüsesuppe
5 dag Suppennudeln

Vorbereitungszeit: 10 min
Garzeit: 5 min

So wird's gemacht:
Die Teigwaren in kochendes Salzwasser geben, auf kleiner Flamme köcheln lassen, abseihen und kurz vor dem Servieren in die Suppe geben.

---

4 | **Grießnockerlsuppe**

3 dag Butter
1 Ei
Salz, Muskat, Petersil
6 dag Grieß
1 l Suppe

Vorbereitungszeit: 20 min
Garzeit: 10 min

Das ist vorzubereiten:
♦ Petersil waschen und hacken

So wird's gemacht:
Die Butter flaumig rühren. Nach und nach das Ei einrühren. Mit Salz und geriebenem Muskat würzen. Zuletzt den Grieß und die Petersilie einrühren. 10 min ziehen lassen. Währenddessen die Suppe erwärmen. Mit einem Teelöffel den Teig ausstechen, mit Hilfe eines zweiten Löffels zu Nockerln formen. Die Nockerl in die nicht kochende Suppe einlegen und 10 min leicht kochen. Ein Nockerl zur Probe teilen.

---

5 | **Leberspätzlesuppe**

1 kleine Zwiebel
1 Bund Petersil
10 dag Rindsleber
3 EL Butter
4 gestrichene EL Semmelbrösel
1 Ei
1 TL Majoran
Salz
1 l Suppe

Vorbereitungszeit: 20 min
Rastzeit: 30 min
Garzeit: 15 min

Das ist vorzubereiten:
♦ Zwiebel fein hacken
♦ Petersil waschen und schneiden
♦ Leber schaben oder faschieren

Küchengeräte: Spätzlesieb

So wird's gemacht:
Die Butter flaumig rühren, Petersilie, Majoran, Salz und die Leber dazurühren. Zum Schluss die Brösel untermengen. 1/2 Std. im Kühlen rasten lassen. Die Suppe erhitzen. Mit dem Spätzlesieb den Teig in die nicht kochende Suppe tropfen.

6

Reibgerstlsuppe

10 dag griffiges Mehl oder
fein gemahlenes Vollmehl
1 Ei, Salz
1 l Suppe

Trockenzeit: 30 min
Garzeit: 10 min

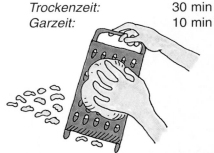

So wird's gemacht:
Das Mehl mit dem versprudelten Ei und Salz zu einem festen Teig vermengen. Durch
ein Reibeisen reiben und trocknen lassen. Das Reibgerstl in die kochende Suppe einlegen und etwa 10 min garen.

7

Schinkenschöberlsuppe

2 Eiklar
4 dag Mehl
Salz
Petersil
5 dag Schinken
2 Dotter

Vorbereitungszeit: 10 min
Backzeit: 15 min

Das ist vorzubereiten:

- ♦ Schinken klein hacken
- ♦ Petersil hacken
- ♦ Eiklar steif schlagen

So wird's gemacht:
In das steif geschlagene Eiklar vorsichtig die anderen Zutaten unterheben. Den Teig auf
ein gut befettetes und bemehltes Blech streichen und bei 180 °C im vorgeheizten Backrohr backen. In kaltem Zustand die Schöberln in Rauten schneiden. Die Schöberln werden erst bei Tisch in die heiße Suppe eingelegt.

8

Zwiebelsuppe

50 dag Zwiebel
3 dag Butter, Pfeffer, Salz
Weißbrotscheiben (1 pro Person)
3/4 l Suppe
4 El geriebener Käse

Vorbereitungszeit: 20 min
Garzeit: 25 min

Küchengerät: feuerfeste Suppentassen

Das ist vorzubereiten:

- ♦ Zwiebeln in Ringe schneiden
- ♦ Suppe bereitstellen

So wird's gemacht:
Die Butter schmelzen lassen und Zwiebelringe darin andünsten. Mit Salz und Pfeffer
würzen. Mit der Suppe aufgießen und 20 min zugedeckt dünsten lassen. Die Suppe in
die Tassen füllen und je eine Scheibe Weißbrot darauf legen. Mit geriebenem Käse bestreuen, im Backrohr bei 220 °C überbacken, bis der Käse hellbraun ist.

128

9 | **Leberknödelsuppe**

2 Semmeln (Wasser)
Salz, Pfeffer, Majoran
7 dag Fett
1 Ei
8 - 10 dag Rindsleber
(im Ganzen oder bereits faschiert)
1 Zwiebel
7 dag Semmelbrösel
1 l Suppe

Küchengeräte:
Siebschöpfer

Vorbereitungszeit: 20 min
Garzeit: 30 min

Das ist vorzubereiten:

- ◆ Leber schaben
- ◆ Semmeln in Wasser einweichen, mit der Gabel zerdrücken
- ◆ Zwiebel fein hacken

So wird's gemacht:
Margarine mit Ei gut mischen. Geschabte Leber, zerdrückte Semmeln, fein gehackte Zwiebel unterrühren. Zuletzt die Semmelbrösel und die Gewürze untermengen. Die ganze Masse etwas ziehen lassen.
Währenddessen das Salzwasser zum Kochen bringen bzw. das Fett erhitzen. Die Masse mit einem Esslöffel herausstechen und mit nassen Händen zu Knödel formen. Werden die Knödel gekocht, sollte das Wasser nicht sprudelnd kochen, da die Knödel sonst zerfallen! Werden die Knödel gebacken, so muss man darauf achten, dass das Fett (man nimmt am besten Kokosfett) nicht zu heiß wird.

Hinweis:
Die gebackenen Knödel sollen langsam garen, sonst sind sie außen verbrannt und innen roh. Um Fett zu sparen, kann man die Knödel auch auf ein mit Backpapier belegtes Backblech legen und bei 180 °C 30 min backen!

---

10 | **Bröselknödelsuppe**

1 l Suppe
1 Semmel
1 Ei
Salz, Pfeffer, Muskat, Petersil
3 dag Butter
5 dag Semmelbrösel
1 MSP Mehl

Vorbereitungszeit: 15 min
Garzeit: 10 min

Das ist vorzubereiten:

- ◆ Semmeln einweichen, ausdrücken, passieren
- ◆ Suppe vorbereiten

So wird's gemacht:
Das ganze Ei, Mehl und Salz, Pfeffer, Muskat und den gehackten Petersil mit der passierten Semmelmasse vermischen und mit Brösel verdicken. Kleine Knödel formen und in der Suppe etwa 5 min ziehen lassen.

Rote Suppe (Basensuppe)

1 rote Rübe
1 kleine Sellerie
3 Karotten
2 große Kartoffeln
1 Kohlrabi
etwas Sauerrahm oder
Süßrahm

Vorbereitungszeit: 20 min
Garzeit: Dampfdrucktopf 30 min
Kochtopf 60 min

Das ist vorzubereiten:

♦ Gemüse schälen, grob schneiden
♦ den Süßrahm schlagen

Küchengerät: Mixbecher

So wird's gemacht:
Das geschälte, geschnittene Gemüse in den Kochtopf geben und mit heißem Wasser aufgießen. Die Suppe wenig salzen und köcheln lassen. Wenn das Gemüse weich ist, die Suppe mit dem Schöpfer in den Mixbecher geben und passieren (jeweils 2 Schöpfer einfüllen und passieren, dann erst die nächste Menge). Die passierte Suppe mit Salz nachwürzen und in den Serviertopf füllen.
Mit saurem Rahm oder geschlagenem Süßrahm garnieren.

Kartoffelsuppe

60 dag Kartoffeln
3 dag Fett
1 Wurzelwerk
1 Zwiebel
1 l Wasser
Salz, Pfeffer
Kerbel, Muskat, Majoran
1 Lorbeerblatt
1 Prise Zucker

Vorbereitungszeit: 10 min
Garzeit: 25 - 30 min

Das ist vorzubereiten:

♦ Kartoffeln waschen, schälen, Würfel oder Scheiben schneiden
♦ Wurzelwerk putzen und schneiden

So wird's gemacht:
Die geschälten, geschnittenen Kartoffeln mit dem geschnittenen Wurzelwerk in das geschmolzene Fett geben. Mit heißem Wasser aufgießen, würzen und die Suppe 25 - 30 min köcheln lassen.

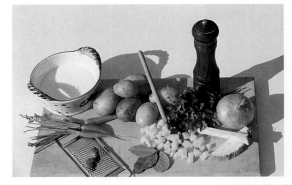

13 **Gebundene Gemüsesuppe**

40 - 60 dag Gemüse
(Karotten, Kartoffeln, Lauch, Erbsen,
Karfiol, Kohlrabi, Zwiebel, Brokkoli, ...)
3 dag Fett
1 l heißes Wasser
Salz, Pfeffer, Majoran, Wacholderbeeren,
Petersil, Schnittlauch, Muskat, 1 EL Mehl
Sauerrahm

Vorbereitungszeit: 30 min
Garzeit: 20 min

Das ist vorzubereiten:
♦ Gemüse putzen, waschen, schneiden
   (blättrig oder würfelig oder Stifte)
♦ Kräuter waschen und schneiden

So wird's gemacht:
Das Gemüse in heißem Fett kurz anrösten. Mit heißem Wasser aufgießen. Die Suppe
würzen und zugedeckt köcheln lassen. Das Mehl mit etwas kaltem Wasser zu einem
Teigerl rühren und unter die Suppe mischen. Diese einmal aufkochen lassen. Vor dem
Servieren mit etwas Sauerrahm verbessern.

---

14 **Cremesuppe**

40 dag Gemüse
3 dag Butter
3/4 l Wasser oder Suppe
Salz, Muskat, Knoblauch
1/4 l Süßrahm

Vorbereitungszeit: 15 min
Garzeit: 10 - 20 min

Das ist vorzubereiten:
♦ Gemüse putzen, schneiden
♦ Süßrahm steif schlagen

So wird's gemacht:
Das Gemüse in der zerlassenen Butter kurz anrösten und mit Wasser oder Suppe aufgießen. Die Suppe würzen und garen lassen, bis das Gemüse kernig ist. Dann die Suppe pürieren. Das geschlagene Obers vor dem Servieren in die Suppe einrühren. Mit
geschnittenen Kräutern oder geröstetem Brot garnieren.

Hinweis:
Die Cremesuppe kann auch nur mit Knoblauch zubereitet werden. Dafür verwendet
man 2 - 3 Knoblauchzehen und etwas mehr Flüssigkeit als oben angegeben.

---

15 **Kräutersuppe**

1 Bund verschiedener Kräuter
(Petersil, Schnittlauch, Kerbel, Zitronen-
melisse, Brennnessel, Spitzwegerich, ...)
3 dag Fett
3/4 l Wasser
Salz, Pfeffer
1/4 l Süßrahm

Vorbereitungszeit: 10 min
Garzeit: 10 min

Das ist vorzubereiten:
♦ Kräuter waschen, fein hacken

So wird's gemacht:
Kräuter kurz anrösten, mit Wasser aufgießen. Suppe würzen, mit Süßrahm verbessern.

Tomatensuppe

1 kg Tomaten
1 Bund Petersil, Basilikum
3 dag Fett
1/2 l Wasser oder Suppe
1 EL Mehl
Salz, Zucker
ev. etwas Süßrahm

Vorbereitungszeit: 10 min
Garzeit: 20 min

Das ist vorzubereiten:

♦ Tomaten blanchieren und passieren
♦ Petersil waschen und schneiden

Küchengerät: Passiersieb

So wird's gemacht:
Die Tomaten kreuzweise einschneiden, blanchieren und enthäuten. Anschließend passieren. Das Fett erhitzen und Mehl darin anrösten. Mit kalter Flüssigkeit aufgießen und glatt rühren. Das Tomatenpüree in die Suppe rühren, mit Zucker, Salz und Petersil würzen. Die Suppe in die Teller füllen und mit etwas Obers und Basilikum garnieren.

Hinweis:
Tomatensuppe wird noch nahrhafter, wenn gedünsteter Reis untergerührt wird.

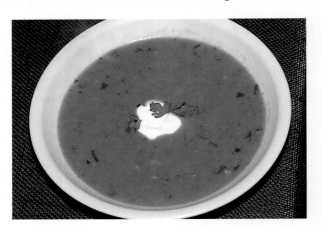

Haferflockensuppe

3 EL Haferflocken
3 dag Butter
Petersil
1 kleine Selleriescheibe
Salz, Pfeffer
1 Rindsuppenwürfel
1 l Wasser

Vorbereitungszeit: 10 min
Garzeit: 10 min

Das ist vorzubereiten:

♦ Selleriescheibe waschen, schälen, klein schneiden
♦ Petersil waschen, klein hacken

So wird's gemacht:
Die Butter erhitzen, Petersil und Sellerie sowie Haferflocken kurz anrösten. Mit kaltem Wasser aufgießen. Das Ganze auf kleiner Flamme köcheln lassen. Mit Rindsuppenwürfel, Salz und Pfeffer würzen.

18

Russische Eier

4 Eier	
3 EL Sauerrahm	
Salz, Pfeffer	
Paprikapulver	
Schnittlauch	
Senf	
Salatblätter	
2 EL Essig	
4 EL Öl	

Vorbereitungszeit: 15 min
Garzeit: 10 min

Das ist vorzubereiten:
♦ Eier hart kochen
♦ Salat waschen
♦ Marinade zubereiten
♦ Schnittlauch schneiden

So wird's gemacht:
Die hart gekochten Eier mit kaltem Wasser abschrecken. So lassen sie sich besser schälen. Die geschälten Eier halbieren, den Dotter herausnehmen und durch ein Sieb pressen. Rahm und die Gewürze dazugeben. Zum Schluss den geschnittenen Schnittlauch unter die streichbare Masse mengen. Die gewaschenen Salatblätter durch die Marinade ziehen und auf einen Teller legen. Die Eihälften auf den Salatblättern anrichten. Die Dottermasse in einen Spritzsack füllen und damit die Eier garnieren.

19

Gefüllte Tomaten

60 dag gekochtes Mischgemüse	
2 Äpfel	
2 - 3 Essiggurken	
4 EL Sauerrahm	
Petersil	
4 feste Tomaten	

Vorbereitungszeit: 25 min
Garzeit: 20 min

Das ist vorzubereiten:
♦ Gemüse putzen, schneiden, kochen
♦ Gurkerln und Äpfel schneiden

So wird's gemacht:
Das gekochte Gemüse auskühlen lassen. Apfel, Essiggurken und Gemüse vermischen. Sauerrahm unterrühren. Die Tomaten waschen, die Käppchen abschneiden, aushöhlen. Das Fruchtfleisch klein schneiden und unter das Gemüse mischen. Den Salat in die Tomaten füllen und die Käppchen daraufsetzen.

Hinweis:
Gefüllte Tomaten können auch auf grünen Salatblättern, die durch eine Marinade gezogen wurden, angerichtet werden.

Bunter Wurstsalat

2 Knackwürste
10 dag Käse (Gouda, Edamer, Tilsiter)
1 Apfel
2 - 3 Essiggurken
2 Paprika
1 kleine Zwiebel
1/2 Salatgurke
2 EL Essig
4 EL Öl
2 - 3 EL Wasser
Salz, Pfeffer, Paprikapulver
Senf

Zubereitungszeit: 25 min

Das ist vorzubereiten:
♦ Marinade zubereiten

So wird's gemacht:
Die Zutaten in kleinere Würfel oder Blätter schneiden und mit der Marinade gut vermischen.

Heringsalat

1 Zwiebel
1 großer Apfel
5 dag Walnusskerne
2 - 3 Essiggurken
2 - 4 Matjesheringe
ev. etwas Milch
1/4 Süßrahm
Zitronensaft
Pfeffer

Vorbereitungszeit: 20 min
Rastzeit: 60 min
Zubereitungszeit: 15 min

Das ist vorzubereiten:
♦ Zwiebel in Ringe schneiden
♦ Walnüsse hacken
♦ Essiggurken blättrig schneiden
♦ Apfel in Stifte schneiden
♦ sehr salzige Heringe für 1 Std. in Milch einlegen

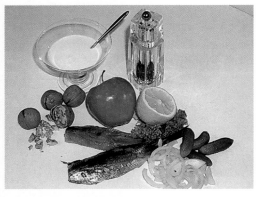

So wird's gemacht:
Obers mit Zitronensaft säuern. Zwiebel, Walnusskerne, Essiggurken und Apfel unter den Rahm mischen. Die Heringe in 1 cm breite Streifen schneiden und unter die Rahmmasse heben. Nur mit etwas Pfeffer würzen.

22 | **Liptauer**

10 dag Butter
25 dag Topfen
Salz, Paprika, 1 TL Senf
1 Zwiebel
1 - 2 Essiggurken
etwas Sauerrahm oder Joghurt

Zubereitungszeit: 15 min

Das ist vorzubereiten:
♦ Essiggurken fein hacken
♦ Zwiebel klein schneiden

So wird's gemacht:
Den Brimsen (Topfen) mit der Butter flaumig rühren. Zwiebel und Essiggurken unterrühren. Mit so viel Sauerrahm verrühren, dass eine streichfähige Masse entsteht. Mit Salz, Paprika und Senf abschmecken.

---

23 | **Kräuterkäse**

25 dag Topfen
1 Becher Creme fraiche
Salz, Pfeffer
1 Knoblauchzehe
Schnittlauch, Kerbel, Minze
Petersil, Majoran, 1 Salbeiblatt

Zubereitungszeit: 20 min

Das ist vorzubereiten:
♦ Kräuter waschen und schneiden

So wird's gemacht:
Topfen mit Creme fraiche abrühren, würzen und die gehackten Kräuter untermischen.

---

24 | **Gefüllte Avocado**

2 Avocadofrüchte
1 gelber Paprika
1 Tomate, 1 kl. Zwiebel
1 kl. Dose Thunfisch
Saft einer Zitrone
Curry, Salz, Pfeffer

Zubereitungszeit: 20 min

Das ist vorzubereiten:
♦ Avocado waschen, halbieren,
  Kern vorsichtig herausheben
♦ Zwiebeln schneiden
♦ Tomate, Paprika ,schneiden
♦ Zitrone auspressen

So wird's gemacht:
Ca. 1/3 vom Avocadofleisch mit einem Löffel aus der Frucht kratzen. In einer Schüssel mit dem Thunfisch, der gehackten Zwiebel, dem klein geschnittenen Paprika und der geschnittenen Tomate vermischen. Mit Zitronensaft, Salz, Pfeffer und Currypulver abschmecken. Je eine Avocadohälfte auf einen flachen Teller setzen und füllen.

3. GEGARTE GEMÜSE

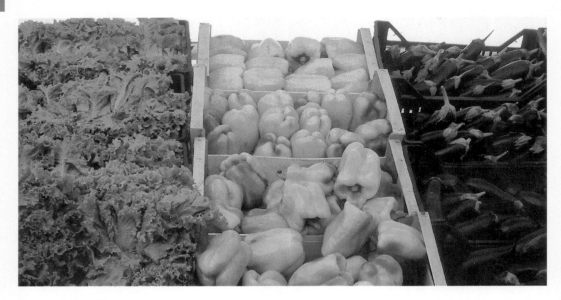

→ Polnische Art: Gegartes Gemüse mit Bröseln
→ Französische Art: Gegartes Gemüse in Butter schwenken
→ Italienische Art: Gemüse in Olivenöl kernig braten

Allgemein: Gemüse möglichst mit der Schale in wenig Wasser weich dämpfen lassen.

Die meisten Mengenangaben in den folgenden Rezepten gehen davon aus, dass das Gemüse als Hauptspeise gewählt wird. Wenn nicht, wird die Menge noch eigens angeführt.

25

Blumenkohl (Karfiol) mit Semmelbröseln

1 Karfiol
5 dag Butter
15 dag Semmelbrösel
Salz
1 EL Milch

Vorbereitungszeit: 20 min
Garzeit: 15 min

Das ist vorzubereiten:
♦ Blätter entfernen
♦ Karfiol waschen

So wird's gemacht:
Vom gewaschenen Karfiolkopf die Blätter und den unteren Teil des Strunkes abschneiden. Damit der Stängel genauso rasch weich wird wie die Blüten, die Schnittfläche des Stängels kreuzweise einschneiden. Die Karfiolrose in wenig Salzwasser mit etwas Milch kernig weich koch. Durch die Milch bleibt der Karfiol weiß.

In der Zwischenzeit die Brösel in der geschmolzenen Butter hell anrösten. Die Karfiolrose aus dem Wasser heben und mit Bröseln bestreuen.

26 | **Grüne Bohnen (Fisolen)**

60 dag frische Bohnen
Salz
1 Zweig Bohnenkraut
2 TL Butter
1 Knoblauchzehe
Dille

Zubereitungszeit: 15 min
Garzeit: 20 - 30 min

Das ist vorzubereiten:
♦ Bohnen waschen
♦ Stielansatz abzwicken
♦ Knoblauch schneiden
♦ Dille hacken

So wird's gemacht:
Die vorbereiteten Bohnen mit dem Bohnenkraut ins kochende Salzwasser geben und kernig weich kochen. Die Butter schmelzen, den Knoblauch anrösten, die abgeseihten Bohnen darin schwenken und zum Schluss mit Dille bestreuen.

Hinweis:
Man kann die Bohnen bündeln und mit einer gebratenen Scheibe Speck umwickelt servieren.

---

27 | **Brokkoli**

60 dag Brokkoli
Salz

Zubereitungszeit: 10 min
Garzeit: 25 min

So wird's gemacht:
Die Brokkolistauden gründlich waschen, die Blätter entfernen und die groben, holzigen Stängel abschneiden, die Stängelenden kreuzweise einschneiden. Die Brokkoli in kochendes Salzwasser geben und kernig weich kochen. Damit das Gemüse die Farbe behält, den Kochtopf nicht zudecken!

Hinweis:
Brokkoli können mit Schinken und Käse belegt und überbacken als Hauptspeise und in Butter geschwenkt als Beilage serviert werden.

---

28 | **Buttererbsen**

60 dag Erbsen
Salz
5 dag Butter

Zubereitungszeit: 20 min
Garzeit: 15 - 20 min

Das ist vorzubereiten:
♦ Erbsen aus den Schoten lösen

So wird's gemacht:
Die ausgelösten Erbsen in wenig Salzwasser kochen. Das Wasser abgießen und die Erbsen in geschmolzener Butter schwenken.

Chicoree mit Schinken und Rahmsoße

1 - 2 Chicoreestauden pro Person
2 TL Fett oder Öl, Salz
10 dag Weichkäse
1 Blatt Schinken pro Chicoree
1/4 l Süßrahm

Zubereitungszeit: 5 min
Garzeit: 25 min

Das ist vorzubereiten:
♦ Chicoree dünsten

So wird's gemacht:
Die gedünsteten Chicoreestauden (siehe 30) mit je einem Blatt
Schinken umwickeln und zurück
in die Pfanne legen. Den Käse in
Scheiben schneiden und darüberlegen, mit Rahm übergießen.
Wenn der Käse geschmolzen ist,
servieren.

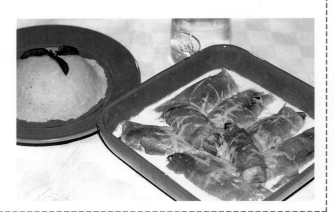

Hinweis:
Als Beilage eignen sich
Kartoffeln, Polenta oder Reis.

30

Chicoree

1 - 2 Chicoreestauden pro Person
2 TL Fett oder Öl
Salz

Zubereitungszeit: 5 min
Garzeit: 25 min

So wird's gemacht:
Die Chicoreestauden an den unteren Enden etwas abschneiden, der Länge nach hal-
bieren und aus dem Stängel einen Keil herausschneiden (der Stängel ist bitter). Die
Chicoree mit Fett in wenig Wasser dünsten, salzen.

Hinweis:
Die gedünsteten Chicoree können mit Parmesan bestreut serviert werden.

Fenchel gekocht

4 kleine Fenchelknollen
Salz

Zubereitungszeit: 10 min
Garzeit: 15 min

Das ist vorzubereiten:
♦ äußere Haut der Knollen abziehen
♦ Stiele abschneiden
♦ Fenchel waschen

So wird's gemacht:
Die vorbereiteten Fenchelknollen halbieren
und in Salzwasser zugedeckt kernig weich
kochen.

32 | **Fenchel überbacken**

4 kleine Fenchelknollen
1 Becher Sauerrahm
10 dag Käse (zum Reiben)
geriebener Muskat
Majoran, salz

Küchengerät: Auflaufform

Vorbereitungszeit:	10 min
Garzeit:	40 min

Das ist vorzubereiten:
- ♦ äußere Haut der Knollen abziehen
- ♦ Knollen waschen, Stiele abschneiden
- ♦ Form befetten
- ♦ Käse reiben

So wird's gemacht:
Den Fenchel wie oben beschrieben ca. 25 min kochen, aus dem Wasser nehmen und in eine befettete Auflaufform legen. Den Rahm mit den Gewürzen und dem Käse vermischen und über den Fenchel gießen. Im vorgeheizten Rohr bei 180 °C 15 min backen.

---

33 | **Gurken gedünstet**

1 große grüne Gurke
5 dag Speck
1 EL Fett oder Öl
Salz, Pfeffer, Dill
1/8 l Sauerrahm

Vorbereitungszeit:	15 min
Garzeit:	20 min

Das ist vorzubereiten:
- ♦ Gurke schälen und halbieren
- ♦ Kerne mit Löffel herausschaben
- ♦ Gurke in 5 cm lange Stücke schneiden
- ♦ Speck würfelig schneiden

So wird's gemacht:
Wenn die Zutaten vorbereitet sind, den Speck im Fett anbraten. Die Gurkenstücke und die Gewürze dazugeben, mit wenig Wasser übergießen und zugedeckt dünsten lassen. Zum Schluss gibt man den Sauerrahm über die Gurken.

Hinweis:
Gurken können wie Zucchini gefüllt werden (siehe 61).

---

34 | **Gurkensoße**

1 große grüne Gurke
Salz, Pfeffer, Dille
etwas Süßrahm zum Verfeinern
1 EL Fett oder Öl

Vorbereitungszeit:	15 min
Garzeit:	15 min

Das ist vorzubereiten:
- ♦ Gurken schälen, hacheln, dünsten

So wird's gemacht:
Die Gurke mit den Gewürzen zugedeckt dünsten, mit Mehl stauben. Die Soße würzen und mit Rahm verfeinern.

35

Karotten gedünstet

60 dag Karotten
2 dag Butter
1/2 TL Salz
1 TL Zucker oder Honig
Petersil

Vorbereitungszeit: 20 min
Garzeit: 20 min

Das ist vorzubereiten:
♦ Karotten schaben, blättrig schneiden
♦ Petersil hacken

So wird's gemacht:
Zucker oder Honig in der geschmolzenen Butter zerlassen, die Karotten dazugeben und durchmischen, salzen und mit wenig Wasser aufgießen. Zugedeckt dünsten lassen. Während der Garzeit mehrmals kontrollieren, ob noch genügend Flüssigkeit vorhanden ist. Vor dem Servieren mit Petersil bestreuen.

36

Salzkartoffeln gedämpft

60 dag speckige Kartoffeln
Salz
wenig Wasser

Vorbereitungszeit: 15 min
Garzeit: 10 - 15 min

Küchengerät: Dampfdruckkochtopf mit Siebeinsatz

So wird's gemacht:
Die Kartoffeln waschen. Wasser in den Dampfdruckkochtopf füllen (bis unter den Siebeinsatz), salzen und Kartoffel in das Sieb geben. Dampfdruckkochtopf schließen. Wenn der Ventilstift am Kochtopf zu steigen beginnt, rechnet man 10 min Kochzeit. (Zum Fertiggaren Speicherhitze ausnützen.) Die fertigen Kartoffeln schälen und vierteln.

37

Petersilkartoffeln

60 dag speckige Kartoffeln
Salz
2 dag Butter
Petersil

Vorbereitungszeit: 15 min
Garzeit: 15 min

Küchengerät: Dampfdruckkochtopf mit Siebeinsatz

So wird's gemacht:
Die Kartoffeln ungeschält dämpfen; so bleiben die Nährstoffe erhalten. Anschließend schälen, halbieren (oder vierteln) und in der zerlassenen Butter schwenken. Zum Schluss mit gehacktem Petersil bestreuen.

38 | **Kartoffelpüree**

60 dag mehlige Kartoffeln	*Vorbereitungszeit:*	20 min
1/4 l Milch	*Garzeit:*	20 min
5 dag Butter		
geriebener Muskat, Salz		

Küchengeräte: Kartoffelpresse, großer Schneebesen

So wird's gemacht:
Gedämpfte Kartoffeln schälen und durch die Kartoffelpresse drücken. Die Milch zusammen mit der Butter zum Kochen bringen; mit einem Schneebesen unter die Kartoffeln rühren, bis keine Knollen mehr vorhanden sind. Mit Salz und Muskat würzen und nochmals gut verrühren.

---

39 | **Röstkartoffeln**

60 dag - 1 kg speckige Kartoffeln	*Vorbereitungszeit:*	15 min
Salz	*Garzeit:*	20 min
5 dag Butter		
ev. 1 Zwiebel	*Das ist vorzubereiten:*	

Das ist vorzubereiten:
♦ Kartoffeln dämpfen
♦ Zwiebel hacken

Küchengeräte: Dampfdruckkochtopf mit Siebeinsatz, Gusseisenpfanne

So wird's gemacht:
Die gedämpften Kartoffeln schälen, auskühlen lassen und blättrig schneiden. Die Zwiebel in der Butter anrösten, die Kartoffelscheiben hinzufügen und unter mehrmaligem Wenden hellbraun rösten.

Hinweis:
Mit den Kartoffeln können Speckwürfel oder Fleisch mitgeröstet werden (= Gröstel).

---

40 | **Kartoffelpuffer**

1 kg mehlige Kartoffeln	*Vorbereitungszeit:*	30 min
2 Eier, 2 EL Mehl	*Garzeit:*	10 - 20 min
1/2 TL Salz, 1 kl. Zwiebel		
Fett oder Öl zum Braten	*Das ist vorzubereiten:*	

Das ist vorzubereiten:
♦ Kartoffeln waschen, schälen, reiben
♦ Zwiebel fein hacken

Küchengeräte: Reibeisen, Bratpfanne

So wird's gemacht:
Die vorbereiteten Kartoffeln mit den Eiern, dem Salz, Mehl und der Zwiebel vermischen. Von dieser Masse einen EL voll nehmen, in die Pfanne mit dem heißen Fett geben und flach drücken. Die Puffer auf beiden Seiten braun braten.

Hinweis:
Kartoffelpuffer werden als salzige Speise mit Sauerkraut oder als Süßspeise mit Apfelmus serviert. In diesem Fall die Kartoffelpuffer ohne Zwiebel zubereiten.

41

Kartoffel-Käse-Auflauf (Kartoffelgratin)

1 kg speckige Kartoffeln
Salz, Pfeffer
2 Knoblauchzehen
2 Becher Creme fraiche
15 - 20 dag leicht schmelzender
Käse (Raclette, Gruyere)

Küchengerät: Auflaufform

Vorbereitungszeit: 30 min
Garzeit: 20 min

Das ist vorzubereiten:
♦ Kartoffeln waschen, kernig
   vorkochen
♦ Auflaufform befetten
♦ Käse reiben
♦ Knoblauch fein hacken, unter die
   Creme fraiche mischen

So wird's gemacht:
Die vorgekochten Kartoffeln schälten und blättrig (ca. 3 mm) schneiden. 1/3 der Kartoffelblätter in die Form schichten und mit Salz und Pfeffer bestreuen (den Salzgehalt des Käses beachten). Die Hälfte der Creme fraiche mit dem Knoblauch auf die Kartoffel streichen, mit einem Drittel vom geriebenen Käse bestreuen. Das Ganze wiederholen, das letzte Drittel der Kartoffel einschichten und den restlichen Käse darüber streuen. Im Rohr bei 170 ° 20 min backen (Käsekruste soll hellbraun sein).

42

Kartoffelgulasch

75 dag Kartoffeln
25 dag Speck
2 Zwiebeln
Tomatenmark
1/2 l Wasser
1 EL Essig
3 EL Fett oder Öl
1 EL Paprikapulver
1 EL Mehl
Salz, Majoran, 1 Lorbeerblatt
Schnittlauch
1/8 l Süßrahm

Küchengeräte:
Kochtopf mit Deckel, Pfanne

Vorbereitungszeit: 20 - 25 min
Garzeit: 30 min

Das ist vorzubereiten:
♦ Kartoffeln waschen, schälen,
   Würfel schneiden
♦ Schnittlauch waschen, schneiden
♦ Zwiebeln klein hacken
♦ Speck in Würfel schneiden

So wird's gemacht:
Im heißen Fett die geschnittene Zwiebel und den Speck anrösten. Tomatenmark, Paprika, Majoran, Lorbeerblatt, Salz und Essig dazugeben und verrühren. Die Kartoffelwürfel darüber schichten und mit Wasser aufgießen. Das Ganze zugedeckt 25 min kochen lassen. Zum Schluss das Mehl mit dem Rahm verrühren und dazugeben. Das Gulasch mit Schnittlauch bestreuen.

43 ## Weißkraut gedünstet

1 Kopf Weißkraut
2 - 3 EL Fett oder Öl
Salz, Pfeffer, Kümmel
1/8 l Wasser oder Suppe

Vorbereitungszeit: 20 - 30 min
Garzeit: 40 min

Das ist vorzubereiten:
- die äußeren, schlechten Blätter vom Krautkopf entfernen

So wird's gemacht:
Krautblätter vom Strunk lösen und waschen. Einige Blätter zusammenrollen und fein schneiden. Das zerkleinerte Kraut in das erhitzte Fett geben und würzen. Mit Wasser oder Suppe aufgießen und bei geringer Hitze dünsten.

---

44 ## Krautfleckerln

1 Kopf Weißkraut
4 EL Fett oder Öl
35 dag Teigfleckerl
Salz, Pfeffer

Vorbereitungszeit: 20 min
Garzeit: 40 min

Das ist vorzubereiten:
- Krautkopf reinigen
- Blätter in Streifen schneiden

So wird's gemacht:
Das geschnittene Kraut in das erhitzte Fett geben und bei geringer Hitze langsam hellbraun braten. Eventuell mit etwas Wasser aufgießen. Währenddessen die Fleckerl kernig weich kochen. Dann abseihen und zum Kraut geben. Das Ganze verrühren und mit Salz und Pfeffer würzen.

---

45 ## Paradeiskraut

1 Weißkrautkopf
2 EL Mehl
2 EL Fett oder Öl
1/4 l Wasser
20 dag Tomatenmark
Salz

Vorbereitungszeit: 30 min
Garzeit: 30 min

Das ist vorzubereiten:
- Kraut waschen und fein schneiden

So wird's gemacht:
Die Krautblätter vom Strunk lösen, waschen, mehrere Blätter zusammenrollen und fein schneiden. Das geschnittene Kraut in wenig Wasser mit etwas Salz kernig dünsten. In der Zwischenzeit eine helle Einbrenn richten: dafür das Fett erhitzen und das Mehl hell anrösten. Mit kaltem Wasser aufgießen. Zur Einbrenn das Tomatenmark und das Kraut mischen und das Ganze noch 15 min dünsten.

Hinweis:
Dazu serviert man Salzkartoffeln oder Semmelknödel.

46 Sauerkraut

50 dag frisches Sauerkraut
1 Zwiebel
1/4 l Wasser
3 EL Butter
1 TL Salz, Pfeffer
1 TL Kümmel
1/2 rohe Kartoffel

Vorbereitungszeit: 10 min
Garzeit: 20 min

Das ist vorzubereiten:
♦ Zwiebel hacken

So wird's gemacht:
Das Fett erhitzen und die Zwiebel glasig rösten. Das Sauerkraut dazugeben und unter ständigem Rühren einige Minuten mit dem Fett mischen. Die Flüssigkeit und die Gewürze unterrühren. Das Kraut zugedeckt dünsten lassen. Am Ende der Garzeit eine geriebene rohe Kartoffel als Bindemittel in das Kraut geben.

47 Blaukraut

1 fester Rotkrautkopf
5 dag Fett oder Öl
1 EL Zucker oder Honig
1 kleine Zwiebel
1 EL Essig
Kümmel, Salz, Pfeffer
2 säuerliche Äpfel
1 TL Mehl
Saft einer 1/2 Zitrone

Vorbereitungszeit: 40 min
Garzeit: 40 min

Das ist vorzubereiten:
♦ Kraut waschen, Strunk entfernen
♦ Krautkopf vierteln, in feine Streifen schneiden
♦ Zwiebel hacken
♦ Äpfel schälen, blättrig schneiden

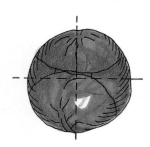 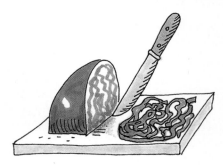

So wird's gemacht:
Zwiebel mit Zucker anrösten und mit Essig ablöschen. Das Kraut dazugeben und durchmischen. Mit Kümmel, Salz, Pfeffer würzen und die blättrig geschnittenen Äpfel unterrühren. Das Kraut im eigenen Saft zugedeckt dünsten lassen, bis es kernig weich ist. Zum Schluss mit Mehl stauben und mit etwas Wasser aufgießen. Nochmals 10 min dünsten lassen.

Hinweis:
Rotkraut serviert man gern als Beilage zu dunklem Fleisch wie Wild oder Rindsbraten. Das fertige Kraut lässt sich gut tiefkühlen.

48 | **Kohlrabi gedünstet**

50 dag Kohlrabi
1 EL Butter
1/2 TL Salz
1/8 l Wasser
geriebene Muskatnuss

Vorbereitungszeit:	20 min
Garzeit:	35 min

Das ist vorzubereiten:
♦ Kohlrabi waschen, schälen, blättrig schneiden

So wird's gemacht:
Das Fett erhitzen, die Kohlrabischeiben dazugeben und würzen. Mit Wasser aufgießen und dünsten lassen.

Hinweis:
Am Schluss kann man stauben oder Rahm einrühren.

---

49 | **Kohlrabi gefüllt**

4 große Kohlrabi
Salz
1/2 l Wasser
25 dag Schinken
1 Bund Petersil
1 Ei
1 EL Mehl
1/8 l Sauerrahm
ev. etwas Suppe

Vorbereitungszeit:	20 min
Garzeit:	30 - 35 min

Das ist vorzubereiten:
♦ Kohlrabi waschen, schälen, dünsten, aushöhlen
♦ Schinken in kleine Würfel schneiden
♦ Petersil hacken

Küchengerät: feuerfeste Form

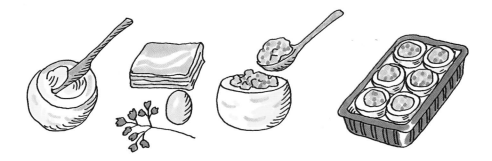

So wird's gemacht:
Die geschälten Kohlrabi zugedeckt im Salzwasser 10 min kochen. Die halbweichen Kohlrabi vorsichtig aushöhlen. Schinken, Petersil und Ei mit dem Inneren der Kohlrabi vermischen und salzen. Die Kohlrabi damit füllen und in die befettete Form setzen, mit etwas Suppe (oder Wasser) aufgießen. Bei 180 °C 20 - 25 min im vorgeheizten Rohr backen. Die ausgebratene Soße mit Mehl binden und mit Sauerrahm verfeinern.

50 **Linsen**

40 dag Linsen
10 dag durchwachsener Speck
1 große Zwiebel
2 - 3 Karotten
1 Bund Petersil
1 EL Mehl
1/8 l Süßrahm
Salz, Pfeffer

Vorbereitungszeit: 15 min
Garzeit: 60 - 90 min
(bzw. 20 min)

Das ist vorzubereiten:
♦ getrocknete Linsen waschen,
   12 Std. in Wasser einweichen
   (Linsen aus der Dose sind sofort
   verwendbar)
♦ Speck würfelig schneiden
♦ Karotten und Zwiebel schneiden

So wird's gemacht:
Die Speckwürfel anrösten, die Linsen mit dem Einweichwasser dazugeben und ohne Salz zugedeckt dünsten. Die geschnittenen Karotten und die Zwiebel 15 min vor Ende der Garzeit untermengen und mitdünsten. Zum Schluss die Linsen stauben und mit Rahm verbessern.

Hinweis:
Im Einweichwasser befinden sich die gelösten Nährstoffe.

---

51 **Musaka** (8 Personen)

50 dag Faschiertes
etwas Fett (Öl)
3 Zwiebeln
1 kg Kartoffeln
Knoblauch
Salz, Pfeffer, Majoran
1/4 l Milch
2 Eier

Vorbereitungszeit: 15 min
Garzeit: 60 min

Das ist vorzubereiten:
♦ Knoblauch zerdrücken
♦ Zwiebel fein hacken
♦ Auflaufform befetten und bebröseln
♦ Kartoffeln schälen und blättrig
   schneiden

Küchengerät:
Auflaufform

So wird's gemacht:
Die Zwiebel mit dem Knoblauch kurz in Fett anrösten. Das Faschierte dazugeben und gut würzen. Gut durchrösten. In die befettete Auflaufform eine Lage Kartoffeln, eine Lage Fleisch schichten - immer abwechselnd und mit Kartoffeln enden. Die Milch über das Ganze gießen und backen. 5 min vor Ende der Garzeit die versprudelten Eier über die Masse verteilen, das Musaka nochmals ins Rohr schieben. Mit grünem Salat servieren.

52 | **Bechamelsoße**

2 EL Butter
2 EL Mehl
1/4 l Milch
Salz, etwas Muskat
ev. 2 EL ger. Käse
ev. 3 Dotter

Zubereitungszeit: 10 min

So wird's gemacht:
Die Butter schmelzen und das Mehl darin hell anrösten. Mit kalter Milch aufgießen. Unter ständigem Rühren aufkochen lassen. Mit Salz und Muskat abschmecken. Zur Verfeinerung Käse dazugeben und die Dotter einzeln einrühren.

---

53 | **Mais**

8 frische Maiskolben
Salz
Butter

Vorbereitungszeit: 10 min
Garzeit: 20 min

Das ist vorzubereiten:
♦ Blätter und Fäden von den Kolben entfernen

So wird's gemacht:
Die Maiskolben etwa 20 min in Salzwasser kochen. Anschließend mit Butter bestreichen und mit Salz bestreuen.

---

54 | **Gefüllte Paprika in Tomatensoße**

4 große Paprika
30 dag Faschiertes
1 Zwiebel
1 l Wasser
3 EL Fett oder Öl
5 dag Reis
4 EL Öl
Petersil
Salz
1 Ei

Küchengeräte:
großer Topf,
feuerfeste Form

Vorbereitungszeit: 25 min
Garzeit: 30 - 45 min

Das ist vorzubereiten:
♦ Paprika waschen, Deckel abschneiden
♦ Paprika aushöhlen, 20 min in heißem Wasser ziehen lassen
♦ Reis dünsten (siehe 84)
♦ Zwiebel und Petersil schneiden
♦ Rohr vorheizen
♦ Tomatensoße (siehe 55) zubereiten

So wird's gemacht:
Die geschnittene Zwiebel in heißem Fett anrösten. Den gedünsteten Reis mit dem Faschierten und dem Ei vermischen. Die Masse salzen und mit der gerösteten Zwiebel und dem Petersil vermengen. Die Masse in die Paprikaschoten füllen. Deckel auf die Schoten setzen, mit Zahnstocher befestigen und in eine feuerfeste Form legen. Mit der Tomatensoße übergießen und 45 min im vorgeheizten Rohr bei 180 °C dünsten.

55 | **Tomatensoße 1**

1/2 kg frische Tomaten
oder 6 EL Tomatenmark
2 EL Fett oder Öl
1 Zwiebel
3 EL glattes Mehl oder
fein gemahlener Weizen
3/8 l kalte Milch
Oregano, 1 Lorbeerblatt
2 Knoblauchzehen
Salz, Pfeffer

Vorbereitungszeit: 20 min

Das ist vorzubereiten:
♦ Tomaten blanchieren und schälen
♦ Zwiebel fein hacken
♦ Tomaten passieren

So wird's gemacht:
Die Zwiebel im Fett hell anrösten, das Mehl kurz mitrösten und mit der kalten Milch aufgießen. Das Tomatenmark oder die passierten Tomaten einrühren. Mit den Gewürzen abschmecken. Die Soße etwa 10 min köcheln lassen.

---

56 | **Letscho**

4 - 5 grüne und rote Paprika
1 kl. Zucchini
4 Tomaten
1/4 kg Zwiebel
3 EL Fett oder Öl
Salz, Pfeffer

Küchengerät: großer Topf

Vorbereitungszeit: 15 min
Garzeit: 15 min

Das ist vorzubereiten:
♦ Zwiebeln schälen und schneiden
♦ Paprika waschen und schneiden
♦ Zucchini waschen, Scheiben schneiden
♦ Tomaten blanchieren, schälen
♦ Tomaten schneiden

So wird's gemacht:
Das Fett im Topf erhitzen, Zwiebeln und Tomaten zugeben und 10 min dünsten. Zucchini und Paprika dazugegeben und 5 min im eigenen Saft weich dünsten. Eventuell mit etwas Wasser aufgießen. Mit Salz und Pfeffer würzen.

---

57 | **Italienische Gemüsepfanne** (1 Person)

1/2 Zucchini, 1/2 Broccoli
2 Karotten
3 Knoblauchzehen
2 EL Olivenöl
Salz, Kräuter der Provence

Vorbereitungszeit: 10 min
Garzeit: 10 - 15 min

Das ist vorzubereiten:
♦ Gemüse waschen und schneiden
♦ Karotten schaben, schneiden

So wird's gemacht:
Den Knoblauch in Öl kurz rösten. Das restliche Gemüse und die Kräuter mitrösten, bis es weich ist.

58 | **Spargel**

40 dag frischer Spargel
1 TL Salz
etwas Milch
etwas Zucker
1 EL Butter

Vorbereitungszeit: 30 min
Garzeit: 30 min

Das ist vorzubereiten:
♦ Spargel gründlich schälen (von den Spitzen weg), holzige Enden entfernen

So wird's gemacht:
Reichlich Wasser mit etwas Salz, Zucker, Milch und Butter zum Kochen bringen. Die gründlich geschälten Spargelstangen mit einem Bindfaden bündeln (portionsweise) und in das kochende Wasser legen. Nach 25 - 30 min vorsichtig herausnehmen.

Hinweis:
Man serviert Spargel mit gekochtem Schinken und Persilkartoffeln. Angerichtet mit heißer Butter, Parmesan oder Bröseln sind sie eine delikate Vorspeise (in diesem Falle etwa 4 - 5 Stück Spargel pro Person).

---

59 | **Blattspinat**

1 kg frischer Blattspinat
2 EL Butter
1/2 TL Salz
1/8 l Milch
2 - 4 EL Süßrahm
geriebener Muskat
ev. geriebener Käse

Vorbereitungszeit: 10 min
Garzeit: 5 - 10 min

Das ist vorzubereiten:
♦ Blätter waschen und entstielen

So wird's gemacht:
Butter schmelzen, den nicht abgetropften, gewaschenen Spinat in den Topf legen und salzen. Bei schwacher Hitze 5 - 10 min zugedeckt mit der Milch dünsten lassen. Nach dem Dünsten Rahm und geriebenen Muskat unterrühren. Eventuell mit geriebenem Käse bestreuen oder den Spinat mit Knoblauch verbessern und passieren.

---

60 | **Zucchini gedünstet**

60 dag Zucchini
2 Zwiebeln
2 EL Fett oder Öl
Salz
ev. etwas Basilikum

Vorbereitungszeit: 10 min
Garzeit: 15 min

Das ist vorzubereiten:
♦ Zucchini waschen, die Enden wegschneiden, Zucchini blättrig schneiden
♦ Zwiebel hacken
♦ Basilikumblätter schneiden

So wird's gemacht:
Die gehackten Zwiebeln im Fett anrösten, geschnittene Zucchini und Basilikumblätter dazugeben, würzen, und das Ganze 10 min zugedeckt dünsten lassen.

Zucchini gefüllt

80 dag Zucchini
40 dag Faschiertes
2 Knoblauchzehen
Salz, Pfeffer, frisches Basilikum
50 dag Kartoffeln
20 dag Karotten
1 EL Fett oder Öl
3/8 l Wasser
15 dag Tilsiter

Küchengerät: Auflaufform mit Deckel

Vorbereitungszeit:	25 min
Garzeit:	40 min

Das ist vorzubereiten:
♦ Basilikum und Knoblauch fein hacken
♦ Zucchini waschen, längs halbieren, mit einem Löffel etwas aushöhlen, in 10 cm lange Stücke schneiden
♦ Kartoffeln und Karotten in Scheiben schneiden

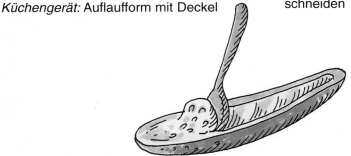

So wird's gemacht:
Das Faschierte mit Salz, Pfeffer, Basilikum, gehacktem Knoblauch sowie dem Großteil des Zucchinifleisches verrühren und in die Zucchinihälften einfüllen. Die gefüllten Zucchini im Fett anrösten. Karotten, Kartoffeln und das restliche Zucchinifleisch dazugeben. Mit 3/8 l Wasser aufgießen und bei geschlossenem Deckel dünsten lassen. 5 min vor Ende des Dünstens den Käse darüber streuen.

Hinweis:
Das Garen auf der Platte benötigt weniger Energie als im Backrohr.

Tomaten gegrillt

4 feste Tomaten
Butterflocken
Salz, Pfeffer
geriebener Parmesan

Vorbereitungszeit:	10 min
Garzeit:	10 min

Das ist vorzubereiten:
♦ Tomaten gut waschen, kreuzweise einschneiden, Haut an den Spitzen etwas zurückziehen
♦ Rohr vorheizen

So wird's gemacht:
Die vorbereiteten Tomaten salzen und pfeffern, auf ein Blech legen, mit Butterflocken garnieren und 10 min grillen. Zum Schluss kann man die Tomaten mit geriebenem Parmesan bestreuen.

63 **Gemüseplatte** (Vorschlag)

1 kleiner Karfiol
15 dag Semmelbrösel
5 dag Butter
Salz

Zubereitungszeit: 40 min

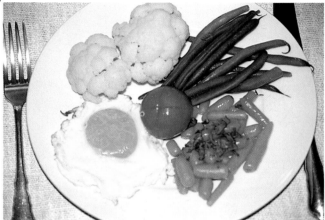

20 dag grüne Bohnen (Fisolen)
2 Scheiben Speck
Bohnenkraut
1 TL Butter
1 Knoblauchzehe, Salz

2 Tomaten
Butterflocken
Salz, Pfeffer
2 TL geriebener Parmesan

20 dag Karotten
1 TL Butter
1 TL Zucker oder Honig
Salz, Petersilie

So wird's gemacht:
Die Gemüsesorten mit den angebenen Zutaten wie in den Rezepten 25, 26, 62 und 35 beschrieben zubereiten, auf einer Platte anrichten. Mit einem Spiegelei garniert servieren.

Hinweis:
Bei der Auswahl der Gemüse auf nichtblähende Gemüse achten!

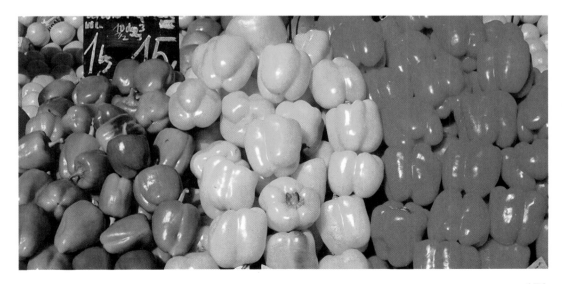

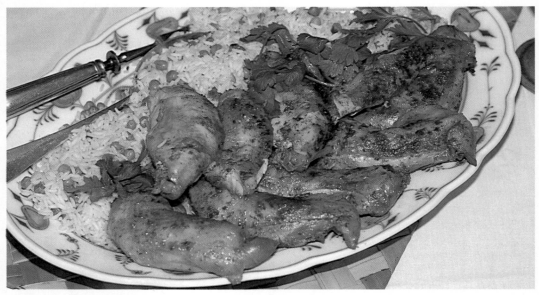

Gebratenes Huhn mit Risipisi (siehe xx)

64 | **Tafelspitz**

60 dag Tafelspitz
2 - 3 Rindsknochen
1/4 Sellerieknolle, 2 Karotten
1 Petersilwurzel
1 Stange Lauch
Wacholderbeeren, Lorbeerblatt
Salz, einige Pfefferkörner
2 EL Fett oder Öl

Vorbereitungszeit: 30 min
Garzeit: 120 min

Das ist vorzubereiten:
♦ Gemüse waschen, putzen, schneiden

Küchengerät:
Topf mit Deckel oder Dampfdruckkochtopf

So wird's gemacht:
Das geschnittene Gemüse in Fett kurz anrösten, mit kaltem Wasser aufgießen und würzen. Das Fleisch in den kochenden Wurzelsud legen und mitköcheln (im kochenden Wasser schließen sich die Fleischporen sofort, das Fleisch bleibt saftig). Mit dem Dampfdruckkochtopf kann die Kochzeit wesentlich verkürzt werden. Das weiche Fleisch aus dem Wurzelsud nehmen und quer zur Faser in Scheiben schneiden.

Hinweis:
Zum Tafelspitz serviert man Röstkartoffel (siehe 39), Apfelkren (siehe 83) und Schnittlauchsoße (siehe 82). Die Kochflüssigkeit ergibt eine erstklassige Rindsuppe.

65 | **Rindsrouladen**

4 Schnitzel vom Rind (Beiried)	*Vorbereitungszeit:* 30 min
8 dag durchwachsener Speck	*Garzeit:* 45 min
Salz, Pfeffer, Senf	
2 - 3 Essiggurken	*Das ist vorzubereiten:*
1/2 Zwiebel	♦ Speck in Streifen schneiden
3 EL Fett oder Öl	♦ Essiggurken in Streifen schneiden
1/8 l Suppe	♦ Zwiebel schneiden
1 EL Mehl	♦ Fleisch klopfen
1/8 l Süßrahm	

Küchengerät: Dampfdruckkochtopf

So wird's gemacht:
Die geklopften Schnitzel salzen, pfeffern und mit Senf bestreichen. Die Speckstreifen und die geschnittene Zwiebel in heißem Fett glasig anlaufen lassen. Die Fleischstücke mit Speck, Zwiebel und Gurkenstreifen belegen, einrollen, mit einem Faden oder mit Zahnstochern zusammenhalten. Die Fleischrouladen von allen Seiten anrösten, mit Suppe aufgießen und weich dünsten. Das Mehl und den Rahm verrühren und die Soße damit binden und verfeinern.

Hinweis:
Als Zuspeise eignet sich gut Kartoffelpüree (siehe 38).

---

66 | **Zwiebelrostbraten**

4 Rostbraten je 12 dag	*Vorbereitungszeit:* 15 min
2 Zwiebeln	*Garzeit:* 45 min
Salz, Pfeffer	
3 EL Fett oder Öl	*Das ist vorzubereiten:*
1/8 l Wasser oder Suppe	♦ Fleisch klopfen, Ränder einschneiden
1 EL Mehl	♦ Zwiebel in Ringe schneiden
1/8 l Süßrahm	

Küchengerät:
Bratpfanne mit Deckel

So wird's gemacht:
Die geklopften Rostbraten würzen und eine Seite in Mehl tauchen. Die geschnittenen Zwiebel in heißem Fett glasig werden lassen, aus der Pfanne nehmen. Die Rostbraten mit der bemehlten Seite in das restliche Fett legen und anrösten, mit Wasser oder Suppe aufgießen. Die glasigen Zwiebelringe wieder dazugeben und das Ganze dünsten lassen, bis das Fleisch weich ist. Mehl und Rahm verrühren und die Soße damit binden.

Hinweis:
Zum Rostbraten serviert man Bandnudeln oder Spätzle (siehe 148).

67 **Ungarisches Gulasch**

50 dag Wadenschinken oder
Schulterscherzel
20 dag Zwiebel
2 EL Fett oder Öl
2 TL Paprikapulver
1 EL Essig
Salz, Pfeffer, Kümmel
1 Lorbeerblatt
1 EL Mehl
1/8 l Sauerrahm

Vorbereitungszeit: 20 min
Garzeit: 20 min
(im Dampfdrucktopf)
bzw. 45 min

Das ist vorzubereiten:

♦ Zwiebel grob schneiden
♦ Fleisch würfelig schneiden

Küchengerät:
ev. Dampfdruckkochtopf

So wird's gemacht:
Das Fett im Topf erhitzen, die klein geschnittenen Zwiebeln zugeben und hell andünsten. Das würfelig geschnittene Fleisch mitrösten, dann von der Platte nehmen. Paprika darüberstreuen, kurz umrühren und sofort mit Essig löschen. Mit 1/8 l (max. 1/4 l) Wasser aufgießen. Das Gulasch salzen, pfeffern, Kümmel und Lorbeerblatt dazugeben und dünsten lassen. Mit einem Mehl-Rahmteigerl verbessern.

Hinweis:
Man kann auch die gleiche Menge Zwiebel wie Fleisch verwenden. Je mehr Zwiebel, desto saftiger wird das Gulasch. Paprika soll nicht mitgeröstet werden, da er sonst bitter wird. Man kann ein Gulasch auch mit magerem Schweinefleisch oder Kalbfleisch zubereiten.

---

68 **Gebratene Filetstücke mit roter Soße**

50 dag Filet (Rind, Schwein oder Kalb)
Salz, Pfeffer
Kräuter der Provence
2 EL Öl
3 EL Ketchup
1/8 l Wasser

Zubereitungszeit: 20 min
Garzeit: 20 min

So wird's gemacht:
Das Filet in 4 Scheiben schneiden und auf beiden Seiten würzen. Das Fett erhitzen und die Fleischstücke bei mittlerer Hitze braten. Das Fleisch aus der Pfanne nehmen, den Bratensatz mit Wasser löschen, Ketchup einmischen und kurz köcheln lassen. Die Soße vor dem Servieren über die Fleischstücke gießen.

Hinweis:
Dazu verschiedene Gemüsesorten wie Mais, Kartoffeln oder Karotten servieren.

69 | **Faschierte Laibchen**

50 dag Faschiertes
(halb Rind- halb Schweinefleisch)
1 alte Semmel
1/4 l Milch oder Wasser
1 Zwiebel
1 Ei
Salz, Pfeffer, Majoran
Petersil
etwas Mehl
Fett oder Öl zum Braten oder
für das Backblech

| Zubereitungszeit: | 20 min |
| Garzeit: | 20 min |

Das ist vorzubereiten:
- Semmel in Milch (Wasser) einweichen, ausdrücken mit einer Gabel zerdrücken
- Zwiebel hacken
- Petersil waschen und hacken

Küchengerät:
Gusseisenpfanne

So wird's gemacht:
Die Zwiebel glasig anrösten. In einer Schüssel mit der zerdrückten Semmel, dem Faschierten und dem gehackten Petersil gut vermischen. Das Ei und die Gewürze untermengen. Aus dieser Masse mit feuchten Händen Laibchen formen, diese in Mehl wenden und im heißen Fett langsam auf beiden Seiten braten.

Hinweis:
Als Beilagen eignen sich gut Kartoffelpüree (siehe 38) und Salat.

---

70 | **Naturschnitzel**

4 Schnitzel
(je 12 dag vom Schwein oder Kalb)
2 EL Fett oder Öl
Salz, Pfeffer

| Zubereitungszeit: | 10 min |
| Garzeit: | 10 min |

Das ist vorzubereiten:
- Schnitzel abbrausen, trocken tupfen, klopfen, Ränder einschneiden

Küchengerät:
Bratpfanne

So wird's gemacht:
Die vorbereiteten Schnitzel auf beiden Seiten pfeffern. Öl in einer Bratpfanne erhitzen. Schnitzel einlegen und auf beiden Seiten etwa 5 min braten. Erst vor dem Servieren salzen.

Hinweis:
Der Bratensatz kann für eine Soße verwendet werden.

71 **Geschnetzeltes**

50 dag Schnitzelfleisch
(Schweine- oder Kalbfleisch)
1 - 2 EL Mehl
2 Zwiebeln
3 EL Fett oder Öl
1/8 l Süßrahm
Salz, Pfeffer
Petersil

Vorbereitungszeit: 15 min
Garzeit: 15 min

Das ist vorzubereiten:
♦ Zwiebeln fein hacken
♦ Petersil fein hacken
♦ Fleisch von Sehnen und Häuten
  säubern, in Streifen schneiden

So wird's gemacht:
Die Zwiebeln in Fett glasig dünsten. Das Fleisch in Mehl wenden, dann ins Fett geben und unter ständigem Rühren braten. Das Fleisch aus der Pfanne nehmen und warm stellen. Den Bratensatz mit der Suppe (bzw. Wasser) lösen. Das Fleisch in die Soße geben, würzen und mit Rahm verfeinern. Mit Petersil bestreut servieren.

Hinweis:
Dazu serviert man Röstkartoffel
(siehe 39)
oder Spätzle (siehe 148).

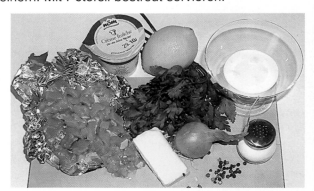

72 **Szegediner Gulasch**

20 dag Schweinsschulter
10 dag Fett/Margarine
20 dag Zwiebeln
2 TL Paprikapulver (süß)
1/2 TL scharfer Paprika
50 dag offenes Sauerkraut
1 EL Mehl
1 Becher Sauerrahm
Salz, Pfeffer, Kümmel

Vorbereitungszeit: 20 min
Garzeit: 15 min

Das ist vorzubereiten:
♦ Zwiebel kleinwürfelig schneiden
♦ Fleisch kleinwürfelig schneiden

Küchengerät: Dampfdruckkochtopf

So wird's gemacht:
Das Fleisch wie für ein ungarisches Gulasch (siehe 67) zubereiten. 10 min vor Ende der Garzeit das Sauerkraut untermengen. Zum Schluss salzen und den Sauerrahm unterrühren.

73 | **Hühnerschnitzel**

4 Hühnerbrüste (mit Knochen)
Salz
2 Eier
4 EL Mehl
8 EL Semmelbrösel
Öl oder Butterschmalz
1 Zitrone

Vorbereitungszeit: 20 min
Garzeit: 20 min

Das ist vorzubereiten:
♦ Hühnerbrüste auslösen
♦ Haut und Sehnen wegschneiden

So wird's gemacht:
Das Fleisch vom Brustknochen lösen. Dafür mit einem scharfen Messer entlang dem Brustknochen schneiden, dann das Fleisch links und rechts vom Knochen lösen. Fisch salzen, pfeffern und panieren. Im heißen Fett auf beiden Seiten 3 - 4 min backen.

Hinweis:
Die Knochen können mit Wurzelwerk und Gewürzen zu einer Hühnersuppe verarbeitet werden. Zu den Hühnerschnitzeln serviert man Reis oder Petersilkartoffeln und Salat.

---

74 | **Irish Stew**

60 dag Schöpsernes (Lammfleisch)
5 dag durchwachsener Speck
50 dag Kartoffeln
1 große Zwiebel
50 dag Kohl
Salz, Pfeffer
1/2 l Wasser

Vorbereitungszeit: 25 min
Garzeit: 60 - 90 min

Das ist vorzubereiten:
♦ Fleisch in kleine Stücke schneiden
♦ Speck würfelig schneiden
♦ Kartoffeln schälen, waschen, in Scheiben schneiden
♦ Zwiebel schneiden
♦ Kohl waschen, nudelig schneiden

Küchengerät:
Großer Topf mit Deckel

So wird's gemacht:
Eine Schicht Fleisch mit Speck in den Topf geben, darauf etwas Kohl, Kartoffeln und Zwiebel schichten; das Ganze salzen und pfeffern. Die Schichten wiederholen. Die oberste Schicht soll wieder mit Kartoffeln sein. Zum Schluss mit etwas Wasser übergießen und das Ganze bei mittlerer Hitze zugedeckt garen lassen.
Während des Garens nicht umrühren.

Hinweis:
Irish Stew kann auch im Dampfdruckkochtopf zubereitet werden.

75

Fleischspieße

60 dag mageres Fleisch
(Rind, Schwein oder Lamm)
1 kleine Gurke
Salz, Pfeffer, Paprika
15 dag kleine Champignons
1 Paprikaschote
3 EL Öl

Küchengeräte:
4 - 8 Holz- oder Metallspieße, Grillpfanne

Vorbereitungszeit: 30 min
Garzeit: 10 min

Das ist vorzubereiten:
- ◆ Fleisch in Würfel schneiden
- ◆ Gurke waschen, dicke Scheiben schneiden
- ◆ Paprikaschote entkernen, waschen und in Stücke schneiden
- ◆ Champignons waschen und trocknen

So wird's gemacht:
Das geschnittene Fleisch mit Salz, Pfeffer und Paprika würzen und einziehen lassen. Abwechselnd Fleischstücke, Gurkenscheiben, Paprikastücke und Champignons auf die Spieße stecken. Die Spieße mit Öl beträufeln und in der heißen, geölten Grillpfanne grillen.

Hinweis:
Dazu serviert man Salat.

76

Rehragout

1/2 kg knochenloses Rehfleisch
Salz, Pfeffer, Kümmel
1 Zwiebel
6 dag Fett
4 dag glattes Mehl
2 EL Tomatenmark
1/4 l Wasser
Saft und Schale von 1 Orange
und von 1/4 Zitrone

Vorbereitungszeit: 20 min
Garzeit: 90 min

Das ist vorzubereiten:
- ◆ Fleisch würfelig schneiden
- ◆ Zwiebel schneiden
- ◆ Orange- und Zitrone auspressen
- ◆ Orangen- und Zitronenschale schaben

So wird's gemacht:
Das Fleisch im heißen Fett anrösten, die geschnittene Zwiebel dazugeben und beides braun rösten. Mit Kümmel, Salz, Pfeffer, Tomatenmark sowie mit der Schale und dem Saft von Orange und Zitrone würzen. Das Fleisch mit Mehl stauben, mit Wasser nach und nach aufgießen. Das Ganze weich dünsten.

Hinweis:
Dazu serviert man Preiselbeermarmelade auf Orangenscheiben sowie Kartoffelpuffer (siehe 40) und Blaukraut (siehe 47).

5. KALTE SOSSEN

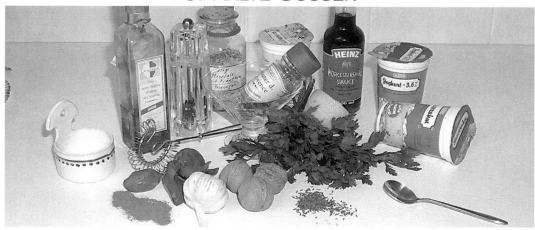

Aus ernährungswissenschaftlichen Gründen wird bei den folgenden Rezepten auf Mayonnaise verzichtet. Das spart wesentlich Fett. Soßen mit einer Basis aus 1/2 Becher Sauerrahm und 1/2 Becher Joghurt schmecken ebenfalls sehr gut und sind gesünder!

---

77 | **Rote Soße**

1/2 Becher Sauerrahm   *Zubereitungszeit:*   5 min
1/2 Becher Joghurt
Ketchup

So wird's gemacht:
Sauerrahm und Joghurt gut vermischen. Ketchup darunter mischen.

---

78 | **Kräutersoße**

1/2 Becher Sauerrahm   *Zubereitungszeit:*   10 min
1/2 Becher Joghurt
Schnittlauch, Petersil,   *Das ist vorzubereiten:*
Kerbel, Majoran,   ♦ Kräuter waschen, fein hacken oder
Salz, Pfeffer   schneiden

So wird's gemacht:
Sauerrahm und Joghurt gut vermischen. Die fein gehackten Kräuter untermengen. Mit Salz, Pfeffer und Paprikapulver abschmecken.

---

79 | **Currysoße**

1/2 Becher Sauerrahm   *Zubereitungszeit:*   5 min
1/2 Becher Joghurt
Currypulver

So wird's gemacht:
Sauerrahm und Joghurt gut vermischen. Mit Curry abschmecken.

Soße Tartare

1/2 Becher Sauerrahm
1/2 Becher Joghurt
1 - 2 Essiggurken
1 TL Kapern, 1 Sardelle (oder -Pasta)
Petersil, 1 Zwiebel

Zubereitungszeit: 5 min

Das ist vorzubereiten:
- Essiggurken und Kapern klein hacken
- Sardelle klein schneiden, wiegen
- Zwiebel, Petersil klein schneiden

So wird's gemacht:
Sauerrahm und Joghurt gut vermischen. Die fein gehackten Essiggurken, Kapern, Sardellen, Zwiebel und Petersilie unterrühren.

Knoblauchsoße

1/2 Becher Sauerrahm
1/2 Becher Joghurt
1 - 2 Knoblauchzehen

Zubereitungszeit: 5 min

Das ist vorzubereiten:
- Knoblauchzehen schälen, pressen

So wird's gemacht:
Sauerrahm und Joghurt gut vermischen. Den Knoblauch untermischen.

Schnittlauchsoße

2 dag Butter
2 dag Mehl
1/8 l Milch oder Suppe
Salz, Muskat
1 Bund Schnittlauch
1/8 l Rahm

Vorbereitungszeit: 10 min
Garzeit: 10 min

Das ist vorzubereiten:
- Schnittlauch schneiden

So wird's gemacht:
Aus Butter, Mehl und Flüssigkeit eine Bechamelsoße zubereiten. In die heiße Soße den Schnittlauch, die Gewürze und den Rahm einrühren.

Apfelkren

2 - 3 säuerliche Äpfel
Salz
1 - 2 TL Kren

Zubereitungszeit: 15 min

Das ist vorzubereiten:
- Äpfel schälen und reiben

So wird's gemacht:
Die geriebenen Äpfel mit Salz und Kren mischen. Etwas stehen lassen, damit der Krengeschmack durchziehen kann.

6. GETREIDEGERICHTE

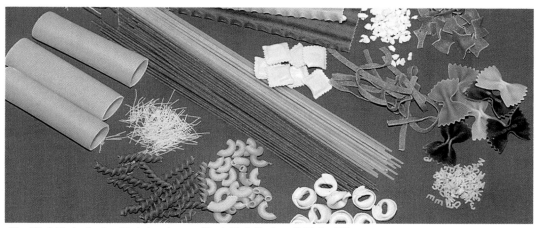

Als Richtlinie beim Reiskochen gilt: 1 Teil Reis - 2 Teile Wasser.
In den meisten der folgenden Rezepte werden die Mengen in Tassen angegeben.

84

Reis gedünstet

25 dag geschälter Reis (1 Tasse)
1 EL Fett
1/2 l Wasser (2 Tassen)
Salz
ev. 1 kl. Zwiebel
2 - 3 Gewürznelken

Vorbereitungszeit: 5 min
Garzeit: 30 min

Das ist vorzubereiten:
♦ Reis waschen
♦ Gewürznelken auf die Zwiebel stecken

So wird's gemacht:
Fett schmelzen und den gewaschenen Reis glasig dünsten, salzen und mit Wasser aufgießen. Den Reis zugedeckt auf kleiner Flamme dünsten, bis er weich ist. Zur Geschmacksverbesserung dem Reis eine halbe Zwiebel mit Nelken beigeben.

85

Vollreis

2 Tassen Wasser
1 Tasse Vollreis
Salz

Vorbereitungszeit: 5 min
Garzeit: 45 min

Das ist vorzubereiten:
♦ Reis waschen

So wird's gemacht:
Wasser zum Kochen bringen, den gewaschenen Reis hineingeben. Auf kleiner Flamme zugedeckt dünsten. Erst zum Schluss salzen, da der Reis sonst hart wird und die Garzeit verlängert wird. Vollreis braucht länger als geschälter Reis.

Hinweis:
Vollreis kann auch wie geschälter Reis gedünstet werden.

Risipisi

25 dag Reis
1 EL Fett
Salz
1/2 l Wasser
10 dag Erbsen

Vorbereitungszeit: 5 min
Garzeit: 30 - 45 min

Das ist vorzubereiten:
♦ Reis waschen und dünsten
♦ Erbsen dünsten

So wird's gemacht:
Den Reis gar dünsten. Währenddessen die Erbsen in Butter und wenig Wasser dünsten. Die gekochten Erbsen vor dem Servieren unter den Reis mischen.

87

Risotto

1 Zwiebel
2 EL Öl
30 dag Reis
1/2 - 3/4 l Wasser oder Gemüsesuppe
Knoblauch, Curry, Petersil
geriebener Käse

Vorbereitungszeit: 10 min
Garzeit: 30 - 45 min

Das ist vorzubereiten:
♦ Reis waschen
♦ Zwiebel hacken
♦ Petersil waschen und hacken
♦ Knoblauch hacken

So wird's gemacht:
Die Zwiebel im Fett hell anrösten. Den Reis dazugeben und glasig dünsten, mit Wasser oder Suppe aufgießen und bei kleiner Hitze zugedeckt fertig garen. Den gehackten Knoblauch, den Petersil und die Gewürze untermischen.

Hinweis:
Reis kann durch seinen neutralen Geschmack vielseitig variiert werden. Man kann ihn mit Tomaten, Paprika, Fleisch, Fisch und den verschiedensten Gewürzen zubereiten.

Milchreis

25 dag Rundkornreis
1 1/4 l Milch
1 Prise Salz
1/4 Vanilleschote

Vorbereitungszeit: 30 - 40 min

Das ist vorzubereiten:
♦ Reis waschen
♦ Zwiebel hacken

So wird's gemacht:
Die Milch mit Salz und der Vanilleschote zum Kochen bringen. Dann den gut gewaschenen Reis einrühren und bei kleiner Hitze quellen lassen.

Hinweis:
Der Milchreis kann mit Obst oder Kompott als Beilage serviert werden.

89 Polenta

3/4 l Milch oder Wasser
40 dag Maisgrieß
1 Prise Salz

Zubereitungszeit: 20 min

So wird's gemacht:
Die Flüssigkeit aufkochen lassen und unter ständigem Rühren den Maisgrieß dazuschütten. Alles kochen lassen, bis der Brei dick wird. Die Polenta kann als Brei mit Honig gesüßt gegessen oder für eine Beilage zu Nockerln oder Maisschnitten weiterverarbeitet werden.

Hinweis:
Man kann zu gleichen Teilen Milch und Wasser verwenden.

90 Polentanockerln

3/8 l Wasser
25 dag Maisgrieß
Salz
1 - 2 Eier
Kräuter
etwas Parmesan

Vorbereitungszeit: 5 min
Garzeit: 30 min

Das ist vorzubereiten:
- Kräuter waschen und schneiden
- Parmesan reiben

So wird's gemacht:
Grieß in kochendes Wasser einrühren. Auf kleiner Flamme 30 min dünsten. Die Masse überkühlen lassen. Ei und Kräuter untermengen. Mit feuchten Händen kleine Nockerln (Knödel) formen. In Salzwasser kurz ziehen lassen.

91 Maisschnitten

1 l Wasser oder Gemüsesuppe
Salz, Pfeffer, etwas Curry
Majoran, geriebener Muskat
1 Knoblauchzehe
25 dag Maisgrieß
Fett für das Blech

Vorbereitungszeit: 20 min
Garzeit: 20 min

So wird's gemacht:
Die Flüssigkeit erhitzen, den Maisgrieß einrühren. Die Gewürze dazugeben und alles kochen lassen, bis der Brei dick ist. Die Masse auf ein abgeschwemmtes Brett etwa zentimeterdick aufstreichen. Rauten schneiden und diese im Rohr goldgelb backen.

Maisbrot

20 dag Maisgrieß
12 dag griffiges Mehl
oder fein gemahlenes Vollmehl
(5 dag Zucker oder Honig)
1 P Backpulver
1/4 l Milch
1 große Prise Salz
1 Ei
5 dag Butter

Vorbereitungszeit: 10 min
Backzeit: 40 (bzw. 25) min

Das ist vorzubereiten:
♦ Form gut ausfetten

Küchengerät: Kasten- oder Indianerform

So wird's gemacht:
Die Zutaten in eine Schüssel geben und verrühren. Den Teig in die befettete Kastenform gießen und bei 180 °C im vorgeheizten Rohr backen.
2. Möglichkeit:
Den Teig in Indianerformen füllen und im vorgeheizten Rohr bei 180 °C 25 min backen.

Weizengrießkoch

1 l Milch
16 dag Weizengrieß
1 Prise Salz
5 dag Zucker oder Honig

Garzeit: 20 min

So wird's gemacht:
In die kochende Milch unter ständigem Rühren den Grieß eingießen und köcheln lassen. Mit frischem Obst servieren.

Grießschmarren

1/2 l Milch
20 dag Grieß
3 dag Zucker oder Honig
5 dag Rosinen
1 P Vanillezucker
5 dag Fett

Zubereitungszeit: 30 min

So wird's gemacht:
Milch und Salz aufkochen und den Grieß einkochen. Die restlichen Zutaten dazurühren und ausdünsten lassen. In einer Kasserolle Fett schmelzen, die Grießmasse in die „Rein" geben, in Stücke reißen und bei 180 °C im vorgeheizten Rohr trocknen lassen.

Hinweis:
Man kann den Schmarren auch mit Maisgrieß zubereiten. Der Schmarren wird mit Zimt und Zucker und Zwetschenkompott serviert.

95   **Gekochte Weizenkörner**

30 dag Weizenkörner
1/2 l Wasser
Majoran, Basilikum
geriebener Muskat
Salz

| *Einweichzeit:* | ca. 12 Std. |
| *Garzeit:* | 50 min |

So wird's gemacht:
Die Getreidekörner über Nacht in Wasser einweichen. Dieses Wasser später auch zum Kochen verwenden. Mit frischem Wasser aufgießen und mit allen Gewürzen - ausgenommen Salz - würzen. Gesalzen wird erst zum Schluss.

Hinweis:
Ganze Getreidekörner kann man wie Reis gedünstet als Beilage servieren.

---

96   **Weizenschrotknödel**

50 dag gekochte Weizenkörner
20 dag Topfen
1 große Prise Salz
3 dag Buchweizenmehl
Basilikum, Majoran, Ingwer
Bohnenkraut, Petersil
1 Zwiebel

Vorbereitungszeit: 15 min
Garzeit: 10 min

Das ist vorzubereiten:
♦ Getreide einweichen
♦ Körner faschieren
♦ Zwiebel und Kräuter hacken

So wird's gemacht:
Die gekochten Weizenkörner durch den Fleischwolf drehen und mit den anderen Zutaten vermischen. Mit nassen Händen Knödel formen und 10 min im heißen Salzwasser ziehen lassen.

Hinweis:
Diese Speise kann auch im Fett herausgebacken werden. Dazu formt man Laibchen anstelle der Knödel.

---

97   **Serviettenschnitten**

Zutaten wie Semmelknödel (siehe 98)

Vorbereitungszeit: 25 min
Garzeit: 20 min

So wird's gemacht:
Die Knödelmasse wie für Semmelknödel (siehe 98) zubereiten, allerdings weniger (oder gar kein) Mehl verwenden. Knödelmasse zu einem Wecken formen. Eine Stoffserviette in heißes Wasser tauchen, auswinden und die Teigrolle darin einwickeln. Die Serviettenrolle in kochendes Salzwasser legen und etwa 20 min kochen. Zum Servieren die Rolle in Scheiben schneiden und auf einer Servierplatte anrichten.

Semmelknödel

6 alte Semmeln oder
30 dag altes Weißbrot
3 dag Fett
1 Zwiebel
1 Bund Petersil
Salz
6 dag griffiges Mehl
oder fein gemahlenes Vollmehl
2 Eier
2/8 - 3/8 l Milch

Vorbereitungszeit: 25 min
Garzeit: 10 - 12 min

Das ist vorzubereiten:
♦ Brot in Würfel schneiden
♦ Zwiebel und Petersil hacken
♦ Milch mit den Eiern versprudeln

So wird's gemacht:
Die Zwiebel im Fett anrösten, mit Knödelbrot, Petersil, Salz und Mehl vermischen. Die Eier mit der Milch versprudeln und über die Brotmasse gießen. Die Masse ordentlich kneten. Mit feuchten Händen Knödel formen. Diese in kochendes Salzwasser einlegen und 10 - 12 min ziehen lassen. Ist die Masse zu weich, kann sie mit Bröseln gefestigt werden.

Hinweis:
Restliche Knödeln können aufgeschnitten in Butter geröstet werden.

Grießflammeri

5 dag Rosinen
1 Dose Pfirsichspalten
oder 1/2 kg frische Früchte
1 l Milch
4 EL Zucker oder Honig
2 P Vanillezucker
25 dag Grieß
5 dag Nüsse
2 Eier

Vorbereitungszeit: 10 min
Garzeit: 15 min
Kühlzeit: 120 - 180 min

Das ist vorzubereiten:
♦ Rosinen waschen
♦ Nüsse grob hacken
♦ Früchte waschen und schneiden
   (Dosenpfirsiche abseihen, schneiden)

So wird's gemacht:
Den Grieß in die kochende Milch einrühren und unter ständigem Rühren weiterkochen. Den Zucker oder Honig, die Rosinen, den Vanillezucker und die grob gehackten Nüsse dazugeben. Ist der Grießbrei dick, kurz überkühlen lassen. Die Eier versprudeln und unter die Masse ziehen. Die Masse in eine Gugelhupfform füllen, die zuvor mit Wasser ausgespült wurde. Nach dem Kaltstellen das Flammeri auf einen großen Teller stürzen. Rundherum die Früchte anrichten.

Hinweis:
Man kann aber auch etwas weniger Milch verwenden und dafür den Fruchtsaft untermischen.

100 | **Gerstenlaibchen**

2 Zwiebeln
2 EL Fett oder Öl
3/4 l Wasser oder Gemüsesuppe
30 dag Gerstenschrot
2 Knoblauchzehen
10 dag Grieß
2 EL frischer Majoran
Petersil, Muskat, Salz
Fett zum Braten

Vorbereitungszeit: 15 min
Garzeit: 30 min

Das ist vorzubereiten:
♦ Getreide schroten
♦ Kräuter waschen und hacken
♦ Zwiebeln hacken

So wird's gemacht:
Die gehackten Zwiebeln im Fett anrösten. Den Gerstenschrot und den Grieß kurz mit den Zwiebeln verrühren und mit kaltem Wasser oder Suppe aufgießen. Zu einem dicken Brei kochen lassen. Dann die Gewürze einmischen und abschmecken. Aus dieser Masse mit einem Esslöffel Teig ausstechen und in heißes Fett geben. Die Laibchen auf beiden Seiten hellbraun braten.

Hinweis:
Die Laibchen können auch auf einem mit Backpapier belegten Backblech bei 180 C° gebacken werden. Das spart Arbeit und Fett!

101 | **Gerstenring**

20 dag Gerste
15 dag Weizen
1 TL Curry, etwas Muskat
1/2 l Wasser
1 Zwiebel
3 dag Butter
3 Dotter, 3 Eiweiß
10 dag Käse (zum Reiben)
Salz

Vorbereitungszeit: 30 min
Rastzeit: 20 min
Garzeit: 45 min

Das ist vorzubereiten:
♦ Gerste und Weizen schroten
♦ Zwiebel fein hacken
♦ Käse reiben
♦ Kranzform fetten und mit Sesam
  oder Semmelbrösel ausstreuen
♦ Eiklar zu Schnee schlagen

So wird's gemacht:
Das Getreide mit dem Curry mischen und mit Wasser aufkochen lassen. Auf der ausgeschalteten Herdplatte 20 min stehen und überkühlen lassen. Die geschnittene Zwiebel, die Dotter und den Käse unterrühren. Mit Muskat und Salz abschmecken. Den Schnee unterheben. Die Masse in die vorbereitete Form füllen. Das Ganze bei 200 °C im vorgeheizten Rohr backen. Zum Servieren den Gerstenring auf einen großen Teller stürzen.

Hinweis:
Buntes Gemüse in der Mitte des Ringes ergibt eine passende Beilage. Man kann diese Speise mit anderen Getreidearten genauso zubereiten.

102 **Hirsepuffer**

1/2 l Wasser
20 dag Hirse
Salz
2 Karotten
1 Zwiebel
2 Eier
Kräuter nach Geschmack
Fett für das Blech

Vorbereitungszeit: 10 min
Garzeit: 30 min

Das ist vorzubereiten:
- Hirse abschwemmen
- Hirse dünsten
- Karotten grob reiben
- Zwiebel hacken
- Kräuter waschen und hacken

So wird's gemacht:
Die Hirse in das kochende Salzwasser einkochen und kernig weich dünsten. Über-kühlen lassen. Anschließend die restlichen Zutaten unter die Masse mischen. Die Hir-semasse mit einem Esslöffel ausstechen, auf das befettete Blech geben und bei 180 °C backen.

103 **Hirsemus**

30 dag Hirse
gut 1/2 l Wasser
Salz

Vorbereitungszeit: 20 min

Das ist vorzubereiten:
- Hirse abschwemmen

So wird's gemacht:
Die Hirse in das kochende Salzwasser einkochen. Nach 5 min Kochzeit die Hirse aus-dünsten lassen, bis sie weich ist. Mit grünem Salat servieren.

104 **Hirsesüßspeise**

1/2 l Milch
20 dag Hirse
5 dag Zucker oder Honig
5 dag Rosinen
4 Äpfel
5 dag Nüsse
Zimt
1/4 l Süßrahm

Vorbereitungszeit: 20 min
Garzeit: 15 min

Das ist vorzubereiten:
- Hirse abschwemmen
- Rosinen waschen
- Nüsse grob hacken
- Äpfel waschen, in Stifte schneiden
- Obers schlagen

So wird's gemacht:
Hirse in die kochende Milch einrühren, ausdünsten lassen. Die vorbereiteten Zutaten dazumengen und mit Zucker oder Honig sowie Zimt abschmecken. Mit geschlagenem Obers verfeinern. 1 - 2 Stunden kaltstellen.

105 | **Grünkernlaibchen**

20 dag geschroteter Grünkern
1/2 l Wasser
Salz
Basilikum, Majoran
1 Zwiebel
1 Ei
3 EL Semmelbrösel
Fett für das Blech

Vorbereitungszeit: 30 min
Garzeit: 20 min

Das ist vorzubereiten:
♦ Zwiebel hacken
♦ Kräuter schneiden

So wird's gemacht:
Das geschrotete Getreide im Wasser weich dünsten. Die anderen Zutaten dazugeben. Die Masse mit den Gewürzen abschmecken. Mit feuchten Händen Laibchen formen, diese in Mehl wenden und auf das Blech setzen. Bei 180 °C backen.

---

106 | **Haferbrei** (für 1 Person)

2 dag Butter
5 dag Haferflocken
1 EL Zucker oder Honig
1/4 l Milch
(3 dag geriebene Nüsse)

Vorbereitungszeit: 10 min

So wird's gemacht:
Die Butter schmelzen und die Haferflocken anrösten. Den Zucker oder Honig kurz mitrösten und mit kalter Milch aufgießen. Einmal aufkochen lassen, dann servieren.

Hinweis:
Man kann den Haferbrei mit Obst oder Nüssen verbessern.

---

107 | **Haferflockenauflauf**

1 l Milch
20 dag Haferflocken
5 dag Butter
3 Dotter, 3 Eiklar
5 dag Zucker oder Honig
Schale einer kl. Zitrone
1/2 kg Äpfel, 5 dag Rosinen

Küchengerät: Auflaufform

Vorbereitungszeit: 15 min
Garzeit: 45 min

Das ist vorzubereiten:
♦ Rosinen waschen
♦ Äpfel waschen, schälen und blättrig schneiden
♦ Zitrone waschen, Schale fein schneiden
♦ Eiklar steif schlagen

So wird's gemacht:
Die Haferflocken in die heiße Milch einkochen. Auskühlen lassen. Die kalte Masse mit Dotter, Zucker oder etwas Honig und Zitronenschale vermischen. Das steif geschlagene Eiklar vorsichtig unterheben. Die Hälfte der Masse in die befettete Auflaufform füllen. Die blättrig geschnittenen Äpfel und die Rosinen darüber streuen, mit der restlichen Masse zudecken. Das Ganze bei 180 °C im vorgeheizten Rohr backen.

7. SALATE

Im täglichen Speiseplan soll rohes Gemüse regelmäßig enthalten sein. Frischkost versorgt uns mit Vitaminen, Mineralien und Ballaststoffen. Salate eignen sich gut als Vorspeise.

Frisches Gemüse (Salat) soll unter fließendem kalten Wasser gewaschen werden - nicht im Wasser liegen lassen - und sparsam geschält werden, um die Vitamine möglichst lange zu erhalten.

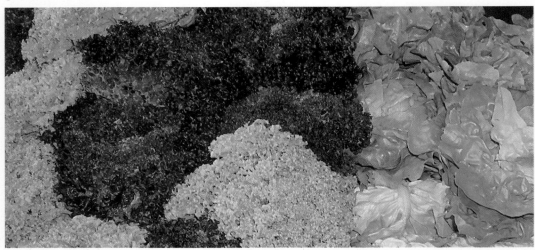

108 **Grundmarinade**

1 Teil Essig   *Zubereitungszeit:*   5 min
1 Teil Öl
Salz
Pfeffer

So wird's gemacht:
Die Zutaten werden gut miteinander vermischt.

Hinweis:
Diese Grundmarinade kann auch mit einem Teil Wasser verdünnt werden, was sie noch milder macht. Abwandeln lässt sie sich mit etwas Senf, Kren, diversen Salatkräutern, Knoblauch oder Zitronensaft.

109 **Zitronenmarinade**

Saft einer Zitrone   *Zubereitungszeit:*   5 min
1 TL Senf
Salz
Öl

So wird's gemacht:
Die Zutaten gut miteinander vermischen.

110 **Rahmmarinade/Joghurtmarinade**

1/2 Becher Sauerrahm
1 EL Essig
Salz, Pfeffer
etwas Senf

Zubereitungszeit: 5 min

So wird's gemacht:
Den Sauerrahm glatt rühren, die anderen Zutaten untermischen.

Hinweis:
Man kann anstelle des Sauerrahms auch Joghurt oder Kefir verwenden.

---

111 **Grüner Salat**

1 Kopf Salat. Häuptel-, Endivien-
oder Eisbergsalat
Essig, Öl
Wasser
Salz, Pfeffer

Vorbereitungszeit: 10 min
Zubereitungszeit: 5 min

So wird's gemacht:
Die Salatblätter in kaltem Wasser waschen, aber nicht im Wasser liegen lassen (sonst werden die Vitamine ausgeschwemmt). Die gewaschenen Blätter gut abtropfen lassen oder in der Salatschleuder trocken schleudern. Den Häuptel- und Eisbergsalat in kleinere Blätter zerreißen. Den Endiviensalat fein nudelig schneiden. Endiviensalat ist oft etwas bitter, daher die Blätter vor dem Marinieren in handwarmes Wasser legen. Die Marinade nach dem Grundrezept 108 zubereiten und vor dem Essen vorsichtig unter den Salat heben.

---

112 **Brüssler Spitzen (Chicoree)**

2 - 3 Brüssler Spitzen
1 Becher Sauerrahm
1 Apfel
1 EL Essig
Pfeffer, Salz
Senf

Vorbereitungszeit: 10 min
Zubereitungszeit: 10 min

Das ist vorzubereiten:
♦ Marinade zubereiten
♦ Salat teilen und waschen,
  untere Enden wegschneiden
♦ Apfel schälen, vierteln, entkernen,
  blättrig schneiden

So wird's gemacht:
Eine Rahmmarinade zubereiten. Die Blätter der Brüssler Spitzen ablösen, waschen und in 1 cm breite Streifen schneiden. Den geschnittenen Apfel untermengen, mit der Marinade vermischen.

113 **Radicchiosalat**

2 - 3 kleinere Radicchi
1 Teil Essig
1 Teil Wasser
1 Teil Öl
Salz, Pfeffer
Senf
Kräuter

Vorbereitungszeit: 15 min
Zubereitungszeit: 5 min

Das ist vorzubereiten:
◆ Blätter lösen, waschen
◆ Kräuter waschen und schneiden

So wird's gemacht:
Die vom Stamm gelösten und gewaschenen Radicchioblätter in mundgerechte Stücke schneiden. Radicchi sind manchmal etwas bitter, daher vor dem Marinieren in handwarmes Wasser legen. Die Grundmarinade anrichten. Die Salatblätter kurz vor dem Servieren mit der Marinade mischen.

114 **Vogerlsalat (Feldsalat)**

20 dag Vogerlsalat
1 Teil Essig
1 Teil Wasser
1 Teil Öl
Salz, Pfeffer
Schnittlauch

Vorbereitungszeit: 15 min
Zubereitungszeit: 5 min

Das ist vorzubereiten:
◆ Blätterbüschel putzen und waschen, Wurzeln abzwicken
◆ Schnittlauch fein schneiden

So wird's gemacht:
Die gewaschenen Blätterbüschel gut abtropfen lassen. Die Grundmarinade zubereiten, den Schnittlauch sofort nach dem Schneiden unter die Marinade mischen. Den Salat vor dem Essen marinieren.

115 **Gurkensalat**

1 Salatgurke
1 Teil Essig
1 Teil Öl
Salz, Pfeffer, Dille
Paprikapulver

Zubereitungszeit: 15 min

So wird's gemacht:
Die Marinade zubereiten und die gehackte Dille dazumischen. Die Gurke waschen und feinblättrig schneiden oder hobeln (bei frischen Gurken möglichst die Schale mitverwenden). Marinade kurz vor dem Servieren untermengen. Über den Salat etwas Paprikapulver streuen.

116 | **Tomatensalat**

6 Tomaten
1 Zwiebel
2 EL Essig
2 EL Öl
Salz, Pfeffer

Vorbereitungszeit: 10 min
Zubereitungszeit: 5 min

Das ist vorzubereiten:
♦ Tomaten waschen und schneiden
  (Scheiben oder Spalten)
♦ Zwiebel fein schneiden

So wird's gemacht:
Die Marinade zubereiten. Die geschnittene Zwiebel und Tomaten dazumischen.

---

117 | **Tomaten mit Mozzarella**

6 Tomaten
1 - 2 Mozarella
4 EL Olivenöl
Salz, Pfeffer
frische Basilikumblätter

Zubereitungszeit: 15 min

Das ist vorzubereiten:
♦ Tomaten waschen, dickere Scheiben
  schneiden
♦ Mozzarella in Scheiben (1/2 cm)
  schneiden
♦ Basilikumblätter waschen
  (ev. grob hacken oder reißen)

So wird's gemacht:
Abwechselnd eine Tomaten- und eine Mozzarellascheibe auf einem Teller fächerförmig anrichten. Öl vorsichtig darüber gießen, mit Basilikum bestreuen. (Basilikumblätter können auch ungeschnitten zwischen Tomate und Mozzarella gesteckt werden). Mit Salz und Pfeffer bestreuen.

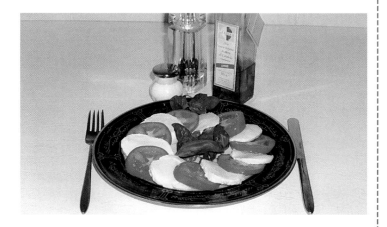

Hinweis:
Hat man kein frisches Basilikum zur Verfügung, streut man getrocknetes Basilikum über die Tomaten- und Käsescheiben.

Karottensalat

1 Becher Sauerrahm
1 EL Zitronensaft
Salz, Pfeffer, Senf, Petersil
1 Prise Zucker
50 dag Karotten
(1 Apfel, 1 Orange, 5 dag ger. Nüsse)

Zubereitungszeit: 15 min

Das ist vorzubereiten:
♦ Karotten waschen, schaben, reiben
♦ Petersil hacken

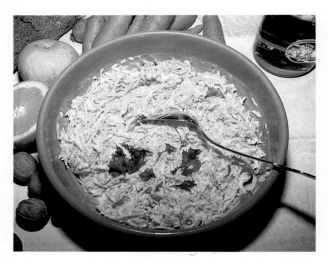

So wird's gemacht:
Rahmmarinade zubereiten. Die geriebenen Karotten untermengen. Mit etwas Petersil verfeinern.

Hinweis:
Es können auch Apfel- und Orangenstücke sowie geriebene Nüsse untergemischt werden.

Roher Ronensalat (Rote Rüben)

50 dag rohe Rote Rüben
2 geriebene Äpfel
10 dag geriebene Nüsse
1 Becher Sauerrahm
1 EL Essig
Salz, Pfeffer
Petersil

Vorbereitungszeit: 20 min
Zubereitungszeit: 5 min

Das ist vorzubereiten:
♦ Rüben schälen und reiben
♦ Äpfel schälen und reiben
♦ Grundmarinade zubereiten

So wird's gemacht:
Die geriebenen Zutaten miteinander mischen, mit der Marinade und dem Petersil vermengen.

20 Ronensalat gekocht (Rote Rüben)

50 dag Rote Rüben
Salz
1/8 l Essig
etwas Wasser
Kümmel
2 TL geriebener Kren
2 TL Zucker

Vorbereitungszeit: 20 min
Zubereitungszeit: 20 min

Das ist vorzubereiten:
◆ Rüben waschen,
in Salzwasser kochen

Küchengerät: Dampfdruckkochtopf

So wird's gemacht:
Die weich gekochten Rüben überkühlen lassen, schälen und blättrig schneiden. Dann mit Salz und Kren vermengen. Essig verdünnen, mit Zucker und Kümmel kurz aufkochen und über die Rüben gießen. Dieser Salat soll einige Zeit vor dem Essen zubereitet werden.

Hinweis:
Der beigefügte Kren macht diesen Salat gut haltbar.

21 Krautsalat

1 Weißkrautkopf
Kümmel
Salz
1 Teil Essig
1 Teil Öl
ev. 10 dag Speck
Fett zum Speckbraten

Vorbereitungszeit: 30 - 40 min
Zubereitungszeit: 10 min

Das ist vorzubereiten:
◆ Blätter vom Strunk lösen, waschen, einrollen, nudelig schneiden
◆ Speck klein würfelig schneiden

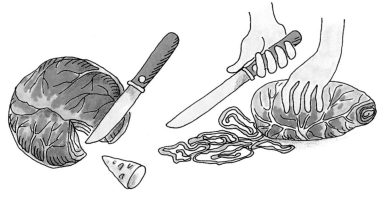

So wird's gemacht:
Über das geschnittene Kraut Kümmel und Salz streuen, gut durchkneten. Aus den angegebenen Zutaten eine Marinade bereiten und über das Kraut gießen. Den Speck kurz anbraten. Vor dem Servieren den heißen Speck mit dem Fett über den Krautsalat gießen.

Fisolensalat (Grüne Bohnen)

40 dag Fisolen
1 Zweig Bohnenkraut
1 Zwiebel
1 Bund Petersil
2 EL Öl
2 EL Essig
Salz, Pfeffer

Vorbereitungszeit: 20 min
Zubereitungszeit: 10 min

Das ist vorzubereiten:
♦ Bohnen waschen, Enden abzwicken
♦ Petersil waschen und hacken
♦ Zwiebel hacken

So wird's gemacht:
Wasser mit Salz und Bohnenkraut zum Kochen bringen und die Bohnen ins kochende Wasser geben. Nach dem Kochen Bohnen abseihen, auskühlen lassen. Die Marinade zubereiten und mit Petersil und Zwiebel verbessern. Die Bohnen in 3 cm lange Stücke schneiden und unter die Marinade mischen.

Hinweis:
Man kann nach der Art des Bohnensalates auch andere Gemüse zubereiten. Die Salate aus gekochtem Gemüse sollen vor dem Essen einige Zeit stehen, damit der Marinadengeschmack in das Gemüse eindringen kann.

Kartoffelsalat

40 dag speckige Kartoffel
1 Zwiebel
6 EL Öl
3 - 4 EL Essig
Senf
ev. Schnittlauch
Salz, Pfeffer
ev. 1/8 l Wasser
ev. 2 - 3 Essiggurken,
etwas Gurkenessig

Vorbereitungszeit: 10 min
Zubereitungszeit: 15 min

Das ist vorzubereiten:
♦ Kartoffel ungeschält weich kochen
♦ Zwiebelringe schneiden
♦ ev. Essiggurken und Schnittlauch schneiden

So wird's gemacht:
Die gekochten Kartoffeln aus dem Wasser nehmen, auskühlen lassen, schälen und blättrig schneiden. Die Marinade nach den angegebenen Zutaten zubereiten und die Kartoffeln dazumischen. Die Essiggurken und die Zwiebelringe dazugeben. Den Kartoffelsalat einige Zeit stehen lassen, damit der Marinadengeschmack in die Kartoffeln einziehen kann.

Hinweis:
Wenn etwas klare Rindsuppe vorhanden ist, unter die Kartoffelmasse mengen, das gibt dem Salat einen noch saftigeren, abgerundeten Geschmack.

8. PILZGERICHTE

Willst du Pilze für deine Gerichte selber sammeln, nimm nur solche, die du hundertprozentig kennst. Bist du dir unsicher, lass sie lieber stehen!

Pilze müssen immer frisch zubereitet werden. Pilzgerichte dürfen nicht für eine spätere Mahlzeit aufgewärmt werden.

Pilze ergeben schmackhafte Speisen. Sie können als Hauptspeise oder als Beilage gereicht werden. Auch getrocknet geben sie in Suppen oder Soßen ein feines Aroma. Pilze haben in etwa den gleichen Nährwert wie Gemüse, ihr Eiweißgehalt aber ist höher.

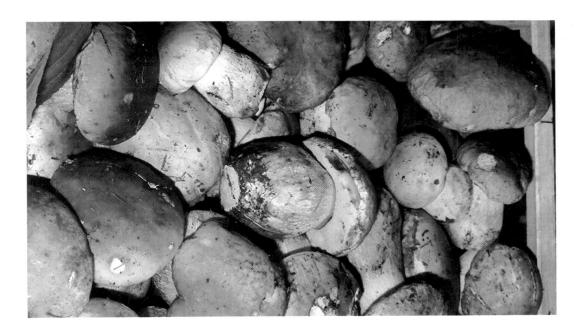

124   **Gedünstete Pilze**

1/2 kg Pilze
(Herrenpilze, Steinpilze, Eierschwämme,
Champignons)
Petersil, Knoblauch
Salz, Pfeffer
2 EL Butter

Vorbereitungszeit: 20 min
Garzeit: 20 min

Das ist vorzubereiten:
- Pilze putzen und schneiden
- Petersil fein hacken
- Knoblauch schälen und hacken

So wird's gemacht:
Fett erhitzen, die geputzten, geschnittenen Pilze dazugeben und dünsten lassen. Kein Wasser zugeben, da die Pilze sehr wasserhältig sind. Einen Esslöffel Petersil und Knoblauch dazumischen. Die Pilze so lange dünsten, bis das Wasser mehr oder weniger verkocht ist. Erst zum Schluss mit Salz und Pfeffer würzen.

125 **Pilze mit Ei**

1/2 kg Pilze
(Sorten wie 124)
Petersil
Salz, Pfeffer
2 EL Butter
1 - 2 Eier

Vorbereitungszeit: 20 min
Garzeit: 25 min

Das ist vorzubereiten:
♦ Pilze putzen, blättrig schneiden
♦ Petersil fein hacken

So wird's gemacht:
Die Pilze dünsten (siehe 124). Am Schluss die versprudelten Eier unter die Pilze rühren und braten, bis die Eier gestockt sind.

Hinweis:
Es kann auch eine kleinere Zwiebel fein gehackt untergerührt und mitgebraten werden. Jede Zutat aber vermindert das würzige Aroma der Pilze.

---

126 **Schwammerlsoße**

1/2 kg Pilze
(Sorten wie 124)
2 EL Butter
Petersil
Salz, Pfeffer
1 Zwiebel
1 Becher Creme fraiche oder Sauerrahm

Vorbereitungszeit: 30 min
Garzeit: 25 min

Das ist vorzubereiten:
♦ Pilze putzen und schneiden
♦ Petersil fein hacken
♦ Zwiebel schneiden

So wird's gemacht:
Die Schwammerln mit Zwiebel in Butter dünsten (siehe 124) und würzen. Mit wenig Wasser aufgießen. Zum Schluss mit Sauerrahm oder Creme fraiche verfeinern. Petersil dazugeben.

---

127 **Pilzgulasch**

1/2 kg Pilze
2 EL Butter
1 Zwiebel
1 - 2 TL Paprikapulver (mild)
etwas Essig
3 EL Creme fraiche
Salz

Vorbereitungszeit: 20 min
Garzeit: 25 min

Das ist vorzubereiten:
♦ Pilze putzen, schneiden
♦ Zwiebel hacken

So wird's gemacht:
Die Zwiebel in Butter goldgelb rösten. Die Pilze gemeinsam mit dem Paprikapulver und dem Essig dazugeben, weich dünsten. Am Schluss die Creme fraiche unterrühren, kurz aufkochen lassen und salzen.

Pilzfüllung in Palatschinken

12 dag glattes Mehl oder
fein gemahlenes Weizenvollmehl
1/4 l Milch
Salz
1 Ei
Fett zum Backen

Für die Füllung:
10 dag Pilze (nach Wahl)
1 EL Butter
Salz, Pfeffer, Petersil

Vorbereitungszeit: 20 - 25 min
Garzeit: 20 - 25 min

Das ist vorzubereiten:
- Teig zubereiten (siehe 138)
- Petersil hacken
- Pilze putzen, schneiden

So wird's gemacht:
Pilze in heißer Butter anbraten, Petersil dazugeben. Mit Salz und Pfeffer würzen. In der Zwischenzeit die Palatschinken (siehe 138) zubereiten. Mit den Pilzen füllen, zusammenklappen und servieren.

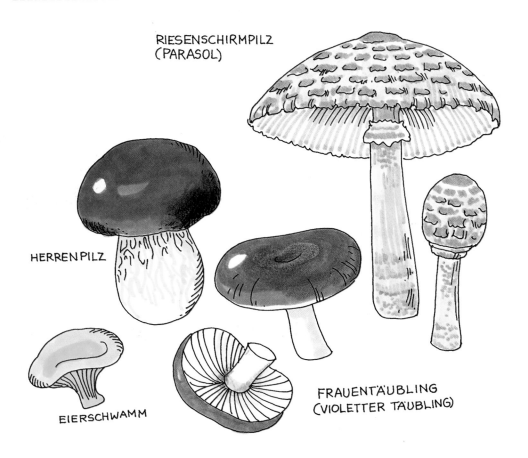

RIESENSCHIRMPILZ
(PARASOL)

HERRENPILZ

EIERSCHWAMM

FRAUENTÄUBLING
(VIOLETTER TÄUBLING)

9. Fischgerichte

Fischspeisen bieten leicht verdauliches tierisches Eiweiß. Der Fettgehalt von Speisefischen kann sehr unterschiedlich sein. Da Fische leicht verderben, darf die Kühlkette nicht unterbrochen werden.

Frische Fische müssen gesäubert, mit Zitronensaft gesäuert und gesalzen werden. Tiefgekühlte Fische werden gefroren verwendet.

129

Gebratene Forelle

4 Forellen (ausgenommen)
Salz
Zitrone
1 Bund Petersil
1 - 2 Knoblauchzehen
Butter zum Braten
ev. 4 EL Mandeln

Vorbereitungszeit: 20 min
Garzeit: 30 min

Das ist vorzubereiten:
♦ Fische abschwemmen und abtupfen
♦ Petersil und Knoblauch fein wiegen
♦ Mandeln blättrig schneiden

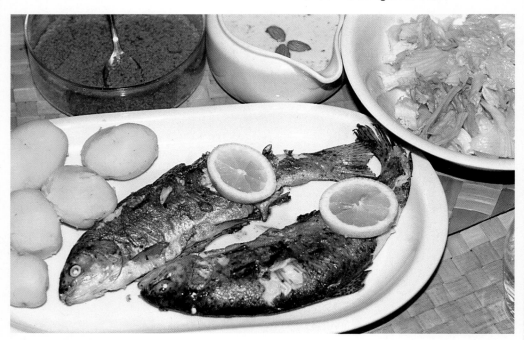

So wird's gemacht:
Die Fische gut abschwemmen und abtupfen. Innen und außen salzen und mit Zitrone beträufeln. Den geschnittenen Petersil mit dem geschnittenen Knoblauch mischen, die Fische damit füllen. Butter erhitzenen und die Fische langsam auf beiden Seiten braten. Eventuell blättrig geschnittene Mandeln mitbraten. Mit Zitrone und Petersil garniert servieren, die Mandelblättchen über die Forellen streuen.

Fisch in der Folie

4 Forellen oder Kabeljau
Saft einer Zitrone
Salz
weißer Pfeffer
etwas Senf
Petersil
1 kleine Zwiebel
10 dag Lauch
10 dag Karotten
2 EL Butterflocken
5 dag Butter
5 dag Speck

Küchengerät: feuerfeste Form

Vorbereitungszeit:	20 min
Garzeit:	40 min

Das ist vorzubereiten:
♦ Fische waschen, trockentupfen
♦ Karotten waschen, stifteln
♦ Lauch waschen, Ringe schneiden
♦ Zwiebelringe schneiden
♦ Petersil grob hacken
♦ 4 Streifen Alufolie mit Butter bestreichen
♦ Speck in feine Streifen schneiden

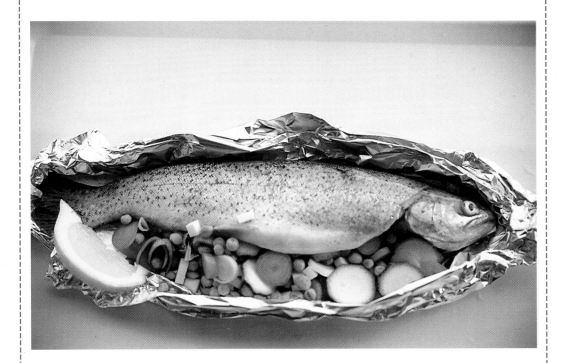

So wird's gemacht:
Die gewaschenen Fische innen und außen mit Zitronensaft beträufeln, salzen, pfeffern. Die Fischhaut mit Senf bestreichen. Die Fische einzeln auf befettete Alufolie legen. Das Gemüse zur Hälfte in die Bauchhöhle der Fische geben, den Rest über die Fische streuen. Fettstreifen und Butterflocken auf das Gemüse legen. Die Folien schließen. Fische in feuerfeste Form legen und im vorgeheizten Backrohr bei 220 °C garen.

131

Forelle blau

4 Forellen (ausgenommen)
1 l Wasser
1/4 l Essig
Saft einer Zitrone
Wurzelwerk
Salz
1 ganze Zitrone (zum Garnieren)

Vorbereitungszeit: 10 min
Garzeit: 8 - 10 min

Das ist vorzubereiten:
♦ Wurzelwerk waschen, zerkleinern
♦ Forellen kurz unter fließendem kalten Wasser säubern

So wird's gemacht:
Wasser, Essig, Wurzelwerk, Zitronensaft und Salz aufkochen lassen. Die gesäuberten Forellen einlegen. Topf schließen und die Fische im Sud 8 - 10 min ziehen lassen. Wasser darf nicht mehr kochen!

Hinweis:
Für „Forelle blau" müssen fangfrische Fische verwendet werden! Nur so ist garantiert, dass die Schleimschicht an der Haut noch unverletzt ist und die Fische auch „blau" werden. Die Fische nur kurz unter fließendem kalten Wasser säubern.

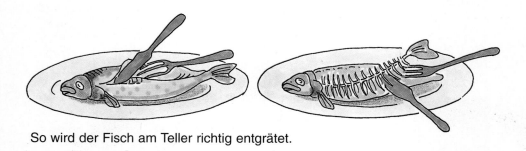

So wird der Fisch am Teller richtig entgrätet.

132

Gedünsteter Fisch

50 dag Fischfilet
1 EL Zitronensaft
1/2 TL Salz
1/2 EL Fett oder Öl
2 Zwiebeln
10 dag frische Champignons
Petersil

Vorbereitungszeit: 15 min
Garzeit: 15 - 20 min

Das ist vorzubereiten:
♦ Fisch abschwemmen, abtupfen
♦ Champignons putzen, blättrig schneiden
♦ Petersil und Zwiebeln hacken

So wird's gemacht:
Den Fisch mit Zitrone beträufeln und 10 min liegen lassen. Die fein gehackten Zwiebeln in die befettete Auflaufform geben, geschnittenen Petersil und Champignons auf die Zwiebeln legen und mit dem Fisch abschließen, salzen und mit etwas Wasser aufgießen. Den Fisch im vorgeheizten Rohr bei 180 °C backen.

133 | Gratinierter Fisch

60 dag Fischfilet
1 EL Zitronensaft
10 dag frische Champignons
1/2 EL Fett oder Öl
2 Zwiebeln, Petersil
1/2 TL Salz
5 dag Butter
5 dag geriebener Parmesan
5 dag Semmelbrösel
1/4 l Milch
ev. etwas Süßrahm
1 - 2 EL Mehl

Vorbereitungszeit: 15 min
Garzeit: 30 min

Das ist vorzubereiten:
♦ Fisch abschwemmen, abtupfen
♦ Champignons putzen, schneiden
♦ Petersil und Zwiebeln hacken

So wird's gemacht:
Den Fisch dünsten (siehe 132), in eine feuerfeste, befettete Form geben. Aus Milch, Fett und Mehl eine Einmach zubereiten und über den Fisch gießen. Den geriebenen Käse, die Bröseln und kleine Butterflocken darüber streuen. Im vorgeheizten Rohr überbacken.

Hinweis:
Die Milcheinmach kann mit Rahm und einem Dotter verfeinert werden.
Der Fisch kann auch natur gratiniert werden.

134 | Fischauflauf mit Gemüse

60 dag Fischfilet
Wurzelwerk, 1 Zwiebel
3 Pfefferkörner, 1 Lorbeerblatt
1/2 kg Frischgemüse (Karotten, Karfiol, Kohlrabi, Paprika, ...)
Salz
2 EL Butter, 2 EL Mehl
Saft einer halben Zitrone
Creme fraiche
2 EL ger. Käse
1 - 2 EL Butterflocken
1 Dotter, Fett für Auflaufform

Vorbereitungszeit: 40 - 50 min
Garzeit: 20 min

Das ist vorzubereiten:
♦ Wurzelwerk waschen, schneiden
♦ Fisch waschen, salzen und mit Zitronensaft beträufeln
♦ Gemüse putzen, klein schneiden
♦ Auflaufform befetten

Küchengeräte: Auflaufform

So wird's gemacht:
Wasser mit Wurzelwerk, Pfefferkörnern, Lorbeerblatt und Zwiebel kochen. Die Fischfilets in den Wurzelsud legen. 10 - 15 min ziehen lassen. Inzwischen Gemüse dünsten. In die Auflaufform abwechselnd eine Schicht gedünstetes Gemüse und gedünsteten Fisch geben. Eine leichte Einbrenn zubereiten, mit Fisch- und Gemüsesud aufgießen. Die Soße mit Salz und Zitronensaft würzen, Dotter und Creme fraiche einrühren. Die Soße über den Fischauflauf gießen, mit geriebenem Käse bestreuen, mit Butterflocken belegen und im vorgeheizten Backrohr überbacken.

Fischragout

60 dag Fischfilet	*Vorbereitungszeit:* 25 min
1 Zitrone	*Garzeit:* 20 - 25 min
Petersil	
1 Zwiebel	*Das ist vorzubereiten:*
5 dag durchzogener Speck	♦ Zwiebel fein hacken
1 EL Essig	♦ Fischfilets säubern, trocken tupfen,
1 EL Mehl	in fingerdicke Scheiben schneiden
2 EL Milch	♦ Speck würfelig schneiden
1 MSP Paprikapulver	♦ Zitrone auspressen
1/8 l Süßrahm	♦ Petersil hacken
Salz	
5 dag Butter oder Öl	

So wird's gemacht:

Die geschnittenen Filetstückchen salzen und mit Zitronensaft beträufeln. Zwiebel im heißen Öl (oder in Butter) glasig werden lassen, den Speck dazugeben und mitrösten. Paprikapulver und Essig mitverrühren. Fischstückchen einlegen und auf kleiner Flamme leicht zugedeckt dünsten lassen. In der Zwischenzeit Mehl, Rahm und Milch in einem Gefäß gut verrühren und über den Fisch gießen. Soße kurz aufkochen lassen. Flamme zurückdrehen und den Fisch in der Soße noch 5 min ziehen lassen. Zum Schluss gehackten Petersil darüber streuen und servieren.

Hinweis:

Fischragout wird mit Salzkartoffeln und Salat serviert.

---

136 | **Tropfteig (Grundrezept)**

6 dag glattes Mehl oder
fein gemahlenes Weizenvollmehl
1 Ei
Salz
1 EL Wasser oder Milch

Vorbereitungszeit: 5 min

So wird's gemacht:
Mehl und Salz mit der Flüssigkeit in einem Schnabelhäferl gut verrühren.

---

137 | **Tropfteigsuppe**

6 dag glattes Mehl oder
fein gemahlenes Weizenvollmehl
1 Ei
Salz
1 EL Milch
1 l Suppe

Vorbereitungszeit: 15 min
Zubereitungszeit: 15 min
         (ohne Suppe)

Das ist vorzubereiten:
♦ Klare Suppe kochen (siehe 2)

So wird's gemacht:
Aus Mehl, Ei, Salz und Milch einen Tropfteig (siehe 136) zubereiten. Diesen in die kochende Suppe eintropfen und kurz aufkochen lassen.

---

138 | **Frittaten-, Palatschinkenteig (Grundrezept)**

12 dag glattes Mehl oder
fein gemahlenes Weizenvollmehl
1/4 l Milch
1 Ei, Salz
Fett zum Backen (Streichfett)

Vorbereitungszeit: 10 min
Backzeit: 15 min

Küchengerät: Gusseisenpfanne

So wird's gemacht:
Das gesalzene Mehl mit Milch verrühren, bis ein glatter Teig entsteht. Das Ei untermischen. Nicht zu viel rühren, sonst wird der Teig zäh. Die Pfanne mit etwas Fett ausstreichen. Mit Schöpfer etwas Teig in die erhitzte Pfanne leeren und diese schwenken. Stockt der Teig an der Oberfläche, den Rand der Palatschinke mit dem Küchenfreund lösen, die Palatschinke wenden. Die Backdauer der zweiten Seite ist kürzer.

Hinweis:
Bei Verwendung von Vollmehl etwas mehr Flüssigkeit (2 - 3 EL) nehmen.
Den Teig 5 min ziehen lassen.

139 | **Omeletten-, Schmarrenteig (Grundrezept)**

12 dag glattes Mehl oder	*Vorbereitungszeit:* 10 min
fein gemahlenes Weizenvollmehl	*Backzeit:* 15 min
2 Dotter, 2 Eiklar	
Salz	
3/16 l Milch	
Fett zum Backen	

Küchengerät: Gusseisenpfanne

So wird's gemacht:
Die Eiklar mit einer Prise Salz steif schlagen. Das Mehl mit der Milch verrühren, bis ein glatter Teig entsteht. Dann die Dotter untermischen. Nicht zu viel rühren, sonst wird der Teig zäh. Am Schluss den Schnee vorsichtig unterheben.

---

140 | **Backteig (Grundrezept)**

12 dag glattes Mehl oder	*Vorbereitungszeit:* 10 min
fein gemahlenes Weizenvollmehl	
2 Eier	
1/8 l Milch oder andere Flüssigkeit	
1 EL Zucker oder Honig	
Fett zum Backen	

So wird's gemacht:
Das gesalzene Mehl mit der Flüssigkeit verrühren, sodass ein glatter Teig entsteht. Dann das Ei untermischen. Nicht zu viel rühren, sonst wird der Teig zäh.

Hinweis:
Bei Verwendung von Vollmehl etwas mehr Flüssigkeit (zusätzlich 2 - 3 EL) nehmen und den Teig 5 min ziehen lassen.

---

141 | **Apfelradeln**

12 dag glattes Mehl oder	*Vorbereitungszeit:* 10 min
fein gemahlenes Vollmehl	*Backzeit:* 20 min
2 Eier	
Salz, 1/8 l Flüssigkeit	*Das ist vorzubereiten:*
1 EL Zucker oder Honig	♦ Äpfel schälen
50 dag Äpfel, Kokosfett	♦ Kerngehäuse ausstechen
	♦ 1 cm dicke Apfelscheiben schneiden

Küchengerät: weiter Topf, Schaumkelle

So wird's gemacht:
Den Teig nach Grundrezept 140 zubereiten. Das Fett in einem weiten Topf zergehen lassen. Die geschnittenen Äpfel in den Teig tauchen, im heißen Fett goldgelb backen. Mit der Schaumkelle herausheben, gut abtropfen lassen und heiß servieren (im Rohr warm stellen).

142 | **Gebackener Holler**

8 - 12 Hollerdolden	*Vorbereitungszeit:*	10 min
12 dag glattes Mehl oder	*Backzeit:*	20 min
fein gemahlenes Vollmehl		

8 - 12 Hollerdolden
12 dag glattes Mehl oder
fein gemahlenes Vollmehl
Salz
2 Eier
1/8 l Flüssigkeit
1 EL Zucker oder Honig
Kokosfett
Zucker und Zimt zum Bestreuen

Vorbereitungszeit: 10 min
Backzeit: 20 min

Küchengerät:
weiter Topf, Schaumkelle

So wird's gemacht:
Den Teig nach dem Grundrezept 140 zubereiten. Die gewaschenen Hollerdolden in den Teig tauchen, in das heiße Fett geben und backen, bis der Teig goldgelb ist. Mit der Schaumkelle die Hollerdolden herausheben und gut abtropfen lassen (im Rohr warm stellen). Mit Zucker und Zimt bestreuen und heiß servieren.

Hinweis:
Im Salzburger Land werden auf diese Weise auch Salbeiblätter und Brennnesselblätter, Zwetschken sowie Speck und Brot überbacken.

---

143 | **Omeletten**

2 Eiklar
2 Dotter
12 dag glattes Mehl oder
fein gemahlenes Weizenvollmehl
Salz
3/16 l Milch
Fett zum Backen

Vorbereitungszeit: 10 min
Backzeit: 15 min

Küchengerät: Gusseisenpfanne

So wird's gemacht:
Den Teig nach dem Grundrezept 139 zubereiten. Etwa fingerdick in die befettete Gusseisenpfanne gießen und langsam auf beiden Seiten backen. Die Omeletten füllen und zusammenklappen.

Hinweis:
Man kann in den Omelettenteig auch geschnittene Champignons, Spinat, Schinken oder andere Zutaten unterrühren und mitbacken.

Marmeladepalatschinken

12 dag glattes Mehl oder
fein gemahlenes Vollmehl
Salz
1/4 l Milch
1 Ei
4 EL Marmelade
Fett zum Backen

Vorbereitungszeit:	10 min
Backzeit:	15 min

So wird's gemacht:
Teig nach dem Grundrezept 138 zubereiten. Palatschinken der Reihe nach backen. Jede Palatschinke mit Marmelade bestreichen und einrollen. Im Rohr bei 50 °C warm stellen, bis alle Palatschinken fertig sind.

Topfenpalatschinken

12 dag glattes Mehl oder
fein gemahlenes Vollmehl
Salz
1/4 l Milch
1 Ei
Fett zum Backen

Für den Überguss:
1 Dotter
1/16 l Milch
1 EL Zucker

Küchengerät:
Mixer

Vorbereitungszeit:	25 min
Backzeit:	15 min
Zubereitungszeit:	15 min

Das ist vorzubereiten:
- Auflaufform befetten
- Schnee schlagen
- Rosinen waschen, Stängel entfernen
- Rohr auf 180 °C Ober-/Unterhitze vorheizen
- Süßrahm schlagen

So wird's gemacht:
Palatschinken nach dem Grundrezept 138 zubereiten. Für die Fülle Butter, Zucker und Dotter gut mixen und den Topfen einrühren. Anschließend den Rahm und die Rosinen untermischen. Zum Schluss den steif geschlagenen Schnee unterheben. Die Palatschinken füllen, zweimal zusammenklappen und in die befettete Auflaufform legen.

Für den Überguss Milch, Dotter und Zucker gut versprudeln, über die Palatschinken gießen und backen.

146 | **Frittatenkuchen**

12 dag glattes Mehl oder
fein gemahlenes Vollkornmehl
Salz
1/4 l Milch
1 Ei
1 kleine Zwiebel
4 dag Fett
25 dag Faschiertes

Salz, Pfeffer, Petersil
2 dag Mehl

1/8 l Milch
1 Ei
Salz

Küchengerät: Auflaufform

Vorbereitungszeit: 10 min
Backzeit: (Palatschinken) 15 min
(Frittatenkuchen) 30 min

Das ist vorzubereiten:
- ♦ Zwiebel fein hacken
- ♦ Petersil hacken
- ♦ Auflaufform befetten
- ♦ Backrohr auf 180 °C
  Ober-/Unterhitze vorheizen

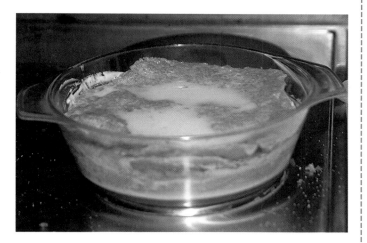

So wird's gemacht:
Palatschinken nach dem Grundrezept 138 zubereiten und backen. Zwiebel in Fett anrösten, das Faschierte und den Petersil mitrösten und würzen. Eine Palatschinke in die befettete Auflaufform legen, darüber 2 - 3 EL Fleischfülle. Die Form abwechselnd mit Palatschinken und Fleisch füllen, dabei mit einer Palatschinke abschließen. Milch, Ei und Salz verrühren und über den Kuchen gießen. Den Frittatenkuchen auf der unteren Schiene im Backrohr backen.

---

147 | **Nockerlteig (Grundrezept)**

30 dag griffiges Mehl oder
fein gemahlener Weizen
Prise Salz
2 Eier
1/4 l Milch

Vorbereitungszeit: 5 min
Garzeit: 15 min

Das ist vorzubereiten:
- ♦ Salzwasser zustellen

So wird's gemacht:
Die Zutaten zu einem zähen Teig verrühren. Nicht lange rühren, sonst wird der Teig zu zäh.

Wasserspatzen oder Spätzle (Grundrezept)

30 dag griffiges Mehl oder
fein gemahlener Weizen
Prise Salz
1 Ei
1/4 l Wasser

Vorbereitungszeit: 5 min
Garzeit: 15 min

Küchengerät: Spätzlesieb

So wird's gemacht:
Die Zutaten zu einem glatten Teig verrühren. Wasser zum Kochen bringen. Nockerlsieb auf den Topf legen. Den Teig schöpflöffelweise darauf gießen und mit einem Löffel durch das Sieb streichen. Die Wasserspatzen im kochenden Wasser gleich umrühren, damit sie nicht zusammenkleben. Etwa 10 min kochen lassen, abseihen und mit kaltem Wasser abschrecken. Anschließend die Spätzle in zerlassener Butter schwenken.

Hinweis:
Wasserspatzen werden als Beilage zu Soßengerichten wie Gulasch, Geschnetzeltes oder Jägerfleisch serviert.

---

149   ## Käsespätzle (Käsknöpfli)

30 dag griffiges Mehl oder
fein gemahlener Weizen
Prise Salz
2 Eier
1/4 l Wasser
2 Zwiebel
etwas Fett
10 - 15 dag Schmelzkäse
etwas Fett oder Öl
zum Ausstreichen der Form

Vorbereitungszeit: 20 min
Garzeit: 20 min

Das ist vorzubereiten:
♦ Käse reiben
♦ feuerfeste Form befetten
♦ Zwiebelringe schneiden

Küchengerät: Spätzlesieb, feuerfeste Form

So wird's gemacht:
Teig nach dem Grundrezept 148 zubereiten. Die abgeseihten Spätzle in die befettete Form geben, dabei lagenweise mit geriebenem Käse bestreuen. Zwiebelringe goldgelb bis hellbraun rösten und über die Spätzle geben. Die Form ins Rohr schieben und warten, bis der Käse ganz geschmolzen ist und sich mit den Spätzle vermengt hat.

Käsespätzle sind sehr schwer verdaulich. Daher ist es nicht empfehlenswert, diese am Abend zu essen.

Kartoffelteig (Grundrezept)

50 dag mehlige Kartoffeln
8 dag Grieß
10 dag griffiges Mehl oder
fein gemahlener Weizen
Prise Salz
3 dag Butter
1 Ei

| Vorbereitungszeit: | 30 min |
| Garzeit: | 20 min |

Das ist vorzubereiten:
♦ Kartoffeln kochen

Küchengerät: Kartoffelpresse

So wird's gemacht:
Die gekochten heißen Kartoffeln schälen und mit der Kartoffelpresse zerdrücken. Die Butter in Stückchen schneiden und zu den Kartoffeln mischen. Salz, Mehl und Grieß dazukneten. Am Schluss das Ei untermengen. Den Teig nur kurz kneten und zu Knödel, Kroketten, Nudeln, ... weiterverarbeiten.

Kartoffelnudeln

50 dag mehlige Kartoffeln
8 dag Grieß
10 dag griffiges Mehl oder
fein gemahlener Weizen
Prise Salz
3 dag Butter
1 Ei
10 dag Butter zum Rösten der Nudeln

| Vorbereitungszeit: | 30 min |
| Garzeit: | 10 min |

Das ist vorzubereiten:
♦ Kartoffeln kochen

Küchengerät: Kartoffelpresse

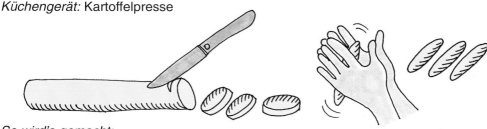

So wird's gemacht:
Kartoffelteil nach dem Grundrezept 150 zubereiten. Zu einer etwa 2 cm dicken Rolle formen und Stücke von 1 cm Länge abschneiden. Diese Stücke zwischen den Handflächen zu längeren Nudeln formen und in kochendes Salzwasser einlegen. Etwa 10 min garen lassen, bis sie an der Wasseroberfläche schwimmen. Die fertigen Nudeln abseihen und mit kaltem Wasser abschrecken. In einer Pfanne Butter schmelzen und die Nudeln kurz rösten.

Hinweis:
Die Karoffelnudeln können als Beilage zu Soßenfleisch, zu Sauerkraut oder Rollschinken serviert werden.

152

Mohnnudeln

50 dag mehlige Kartoffeln
8 dag Grieß
10 dag griffiges Mehl oder
fein gemahlener Weizen
Salz
3 dag Butter
1 Ei

5 dag Butter
10 dag fein gemahlener Mohn
4 TL Zucker oder Honig

Küchengerät:
Kartoffelpresse

Vorbereitungszeit:	30 min	
Garzeit:	10 min	

Das ist vorzubereiten:
♦ Kartoffeln kochen

So wird's gemacht:
Den Kartoffelteig nach dem Grundrezept 150 zubereiten. Die gekochten Nudeln in der zerlassenen Butter schwenken und mit Mohn bestreuen. Die Mohnnudel in einer Schüssel anrichten, mit Zucker bestreuen oder mit Honig beträufeln. Heiß servieren.

153

Kartoffellaibchen

50 dag mehlige Kartoffeln
10 dag griffiges Mehl oder
fein gemahlener Weizen
Salz
1 Ei
10 dag Wurst
1 Knoblauchzehe
Majoran
1 kleine Zwiebel
3 dag Butter
Fett zum Braten

Küchengerät: Kartoffelpresse

Vorbereitungszeit:	40 min	
Garzeit:	10 min	

Das ist vorzubereiten:
♦ Zwiebel hacken
♦ Knoblauch hacken
♦ Wurst klein schneiden

So wird's gemacht:
Den Teig nach dem Grundrezept 150 zubereiten. Wurst, Gewürze, Knoblauch und Zwiebel untermengen. Eine etwa 5 cm dicke Rolle formen und 1 cm dicke Scheiben abschneiden. Daraus Laibchen formen und diese in heißem Fett auf beiden Seiten braten.

Hinweis:
Kartoffellaibchen werden als Hauptspeise mit Salat gegessen. Man kann anstelle von Wurst auch Gemüse verwenden.

54 Gefüllte Kartoffelknödel

50 dag mehlige Kartoffeln
8 dag Grieß
10 dag griffiges Mehl oder
fein gemahlener Weizen
Salz
3 dag Butter
1 Ei

1 kleine Zwiebel
25 dag Wurst
1 Knoblauchzehe
Majoran, Petersil

Vorbereitungszeit: 40 min
Garzeit: 10 - 15 min

Das ist vorzubereiten:
♦ Kartoffeln kochen
♦ Wurst schneiden
♦ Zwiebel, Knoblauch und
   Petersil hacken

So wird's gemacht:
Den Teig nach dem Grundrezept 150 zubereiten und zu einer dicken Rolle formen. Davon 1 cm dicke Scheiben abschneiden und in der gut bemehlten Hand flach drücken. Für die Fülle die geschnittene Wurst, die gehackte Zwiebel, den Petersil, den Knoblauch und den Majoran verrühren. Mit einem Esslöffel Fülle auf die Teigscheibe geben und diese zu Knödeln formen. Die Knödel fest zusammendrücken. Zum Schluss in etwas Mehl wälzen und vorsichtig in das kochende Salzwasser legen. Die Flamme etwas zurückdrehen. Die Knödel etwa 15 min ziehen lassen. Das Wasser darf nicht zu stark kochen, sonst zerfallen die Knödel leicht. Wenn die Knödel an der Wasseroberfläche schwimmen, sind sie fertig und können mit einem Siebschöpfer herausgehoben und warm gestelt werdlen.

55 Powidltascherln

50 dag mehlige Kartoffeln
8 dag Grieß
10 dag griffiges Mehl oder
fein gemahlener Weizen
Prise Salz
3 dag Butter
1 Ei
Powidl
25 dag Semmelbrösel
Zimt und Zucker oder Honig

Vorbereitungszeit: 30 min
Garzeit: 15 min

Das ist vorzubereiten:
♦ Kartoffeln kochen

Küchengerät: Teigradl

So wird's gemacht:
Den Kartoffelteig nach dem Grundrezept 150 zubereiten und dünn (etwa 3 mm) ausrollen. Mit einem Teigradl 8 cm große Quadrate ausschneiden. In deren Mitte einen Teelöffel Powidl setzen. Quadrate zu Dreiecken zusammenklappen und an den Rändern fest drücken. Die Dreiecke in Salzwasser ca. 15 min ziehen lassen. Die Semmelbrösel in heißem Fett rösten, nach Belieben mit Zucker (oder Honig) und Zimt vermengen. Die fertig gekochten Teigdreiecke darin wenden.

Obstknödel

50 dag mehlige Kartoffeln
8 dag Grieß
10 dag griffiges Mehl oder
fein gemahlener Weizen
Salz
3 dag Butter
1 Ei
Marillen, Zwetschken oder Erdbeeren
(je nach Knödelanzahl)
25 dag Semmelbrösel
etwas Zimt und Zucker

Vorbereitungszeit: 20 min
Garzeit: 13 - 15 min

Das ist vorzubereiten:
- ◆ Kartoffeln kochen
- ◆ Butter schmelzen
- ◆ Semmelbrösel rösten

So wird's gemacht:
Den Kartoffelteig nach dem Grundrezept 150 zubereiten. Den Teig zu einer dicken Rolle formen. Davon 1 cm dicke Scheiben abschneiden und in der gut bemehlten Hand flach drücken. Mit einer Frucht belegen und den Teig schließen. Die Knödel fest zusammendrücken - die eingeschlossene Luft muss herausgepresst werden, damit der Knödel nicht so leicht zerfällt. In etwas Mehl wälzen. Sind alle Knödel geformt, werden sie in kochendes Salzwasser gelegt und die Flamme zurückgedreht. Die Knödel 15 min ziehen lassen. Das Wasser darf nicht kochen, da sonst die Knödel leicht zerfallen. Sie sind fertig, wenn sie an der Wasseroberfläche schwimmen. Die Knödel mit einem Siebschöpfer herausheben. Die Butter schmelzen und die Semmelbrösel darin hell rösten. Mit Zimt und Zucker nach Belieben verbessern. Die fertigen Knödel in den Semmelbröseln wälzen.

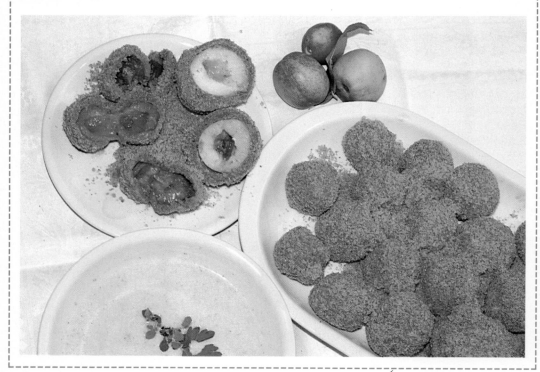

Kartoffelkroketten

50 dag mehlige Kartoffeln
8 dag Grieß
10 dag griffiges Mehl oder
fein gemahlener Weizen
Salz
3 dag Butter
1 Ei

4 EL Mehl
2 Eier
1 EL Milch
15 dag Semmelbrösel
Fett zum Backen

Vorbereitungszeit: 40 min
Garzeit: 15 min

Das ist vorzubereiten:
- Kartoffeln kochen

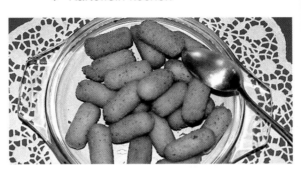

Küchengerät: Kartoffelpresse

So wird's gemacht:
Den Kartoffelteig nach dem Grundrezept 150 zubereiten. Zu einer 2 cm dicken Rolle formen. Stücke von 1 cm Länge abschneiden und zwischen den gut bemehlten Handflächen zu länglichen Nudeln formen. Anschließend panieren. Die Kroketten in reichlich Fett backen.

Hinweis:
Kroketten werden zu Soßenfleisch - besonders zu Wild - serviert.

Mürbteig (Grundrezept)

30 dag griffiges Mehl oder
fein gemahlenes Vollmehl
Prise Salz
20 dag Butter
10 dag Zucker oder Honig
2 Dotter

Vorbereitungszeit: 15 min
Rastzeit: 30 - 60 min
Backzeit: 15 min

So wird's gemacht:
Das Mehl mit Salz vermischen, auf die Arbeitsfläche oder das Nudelbrett geben. Die kalte Butter in kleine Stücke schneiden, unter das Mehl geben. Butter und Mehl zwischen den Handflächen zerbröseln (= abbröseln), den Zucker unterkneten. In die bröselige Masse eine Grube formen und die Dotter hineinlegen. Mit einem Messer die Dotter untermischen. Die ganze Masse zu einem glatten Teig verkneten. Diesen auf einen Teller legen, abdecken und kühl stellen.

Hinweis:
Dieser Teig wird für Kuchen und Kekse verwendet. Honig kann sparsamer verwendet werden als Zucker, da er im Geschmack und in der Süßkraft intensiver ist. Der Teig kann mit Zitronenschale, Vanillezucker, Nüssen oder Schokolade verfeinert werden.

Ischler Bäckerei (ca. 45 Kekse)

30 dag griffiges Mehl oder	*Vorbereitungszeit:* 15 min
fein gemahlenes Vollmehl	*Rastzeit:* 30 - 60 min
Salz	*Backzeit:* 15 min
20 dag Butter	
10 dag Zucker oder Honig	*Das ist vorzubereiten:*
2 Dotter	♦ Blech befetten
rote Marmelade	♦ Backrohr vorheizen
Staubzucker	♦ Mandeln hobeln
Mandeln oder	
Schokoladeglasur (siehe 171)	

Küchengerät:
Ausstechformen + Einsatz

So wird's gemacht:
Den Mürbteig nach dem Grundrezept 158 zubereiten. Nach dem Rasten die Hälfte des Teiges durchkneten und dünn (3 mm) auswalken. Mit einem runden Ausstecher Kekse ausstechen. Bei jedem zweiten Keks zusätzlich mit einer kleineren Ausstechform in der Mitte 1 oder 3 Löcher ausstechen. Die Kekse auf ein befettetes Blech setzen und auf der mittleren Schiene im vorgeheizten Rohr bei 180 °C hellgelb backen. Auf einem flachen Teller auskühlen lassen. Jeweils ein glattes Keks und eines mit Löchern in kaltem Zustand mit roter Marmelade zusammenkleben. Die Doppelkekse nun mit Zucker bestreuen; sie können auch mit Eiklar bestrichen und mit gehobelten Mandeln bestreut werden oder mit Schokoladeglasur (siehe 171) überzogen werden.

Husarenkrapferln

30 dag griffiges Mehl oder	*Vorbereitungszeit:* 15 min
fein gemahlenes Vollmehl	*Rastzeit:* 30 - 60 min
Prise Salz	*Backzeit:* 15 min
20 dag Butter	
10 dag Zucker oder Honig	*Das ist vorzubereiten:*
2 Dotter	♦ Blech befetten
etwas Eiklar	♦ Backrohr vorheizen
rote Marmelade	
Hagelzucker oder	
5 - 10 dag grob gehackte	
Nüsse oder Mandeln	

So wird's gemacht:
Den Mürbteig nach dem Grundrezept 158 zubereiten. Eine 2 cm dicke Rolle formen. Stücke abschneiden und daraus kleine Kugeln formen. Diese auf ein Blech setzen. Mit dem Finger oder einem Kochlöffelstiel eine kleine Vertiefung drücken und diese mit Marmelade füllen. Die Krapferln mit Eiklar bestreichen und mit Hagelzucker oder Nüssen bestreuen. Bei 180 °C im vorgeheizten Rohr hell backen.

161 | Gedeckter Apfelkuchen

30 dag griffiges Mehl oder
fein gemahlenes Vollmehl
Prise Salz
20 dag Butter
10 dag Zucker oder Honig
2 Dotter
1 kg Äpfel
20 dag Rosinen
(5 dag gehackte Nüsse)

Vorbereitungszeit:	15 min
Rastzeit:	30 - 60 min
Backzeit:	40 - 45 min

Das ist vorzubereiten:
- Äpfel schälen, Kerngehäuse entfernen
- Rosinen waschen

So wird's gemacht:
Den Mürbteig nach dem Grundrezept 158 zubereiten. Während der Teig rastet, Äpfel dünsten. Rosinen unter die Äpfel mischen. Zur Verbesserung können gehackte Nüsse dazugegeben werden. Die Hälfte des Teiges dünn ausrollen und mit Hilfe des Nudelholzes auf das befettete Blech heben. Den Teigboden hell vorbacken. Anschließend Apfelfülle auf den Teigboden verteilen. Die zweite Teighälfte ausrollen und über die Fülle legen. Den Teig an den Rändern zusammendrücken und die Oberfläche mit einer Gabel einstechen. Den Kuchen im vorgeheizten Rohr bei 180 °C fertig backen.

Hinweis:
Der Kuchen kann lauwarm mit Schlagobers serviert werden.

162 | Haselnussstangerln

25 dag Mehl (halb glatt, halb griffig)
oder fein gemahlenes Weizenvollmehl
25 dag Butter
25 dag geriebene Haselnüsse
25 dag Zucker oder Honig
2 Eier
1 TL Backpulver
1 Dotter zum Bestreichen

Vorbereitungszeit:	30 min
Backzeit:	15 min

Das ist vorzubereiten:
- Rosinen waschen

So wird's gemacht:
Die Butter mit dem Zucker flaumig rühren, dann die Eier gut unterrühren. Die Haselnüsse, das Backpulver und das Mehl nach und nach dazumischen. Aus dem Teig eine 2 cm dicke Rolle formen und kleine Stücke abschneiden. Diese Stücke zu Stangerln formen, indem sie mit dem Zeigefinger flach gedrückt werden. Auf ein befettetes Blech legen. Mit dem versprudelten Dotter bestreichen und bei 180 °C hell backen.

163 | **Butterbrote**

10 dag Butter
14 dag Zucker oder Honig
14 dag (geriebene) Nüsse oder Mandeln
14 dag griffiges Mehl oder Vollmehl
Zitronenschale
1 Ei
7 dag Staubzucker
1 P Vanillezucker
2 Dotter

Zubereitungszeit: 40 min
Backzeit: 12 - 15 min

Das ist vorzubereiten:
- Nüsse reibenn
- Zitrone waschen, Schale reiben

So wird's gemacht:
Butter und Zucker (bzw. Honig) gut verrühren. Nüsse, Mehl, Zitronenschale und das Ei untermischen. Aus dem Teig eine dicke Rolle formen und davon 1/2 cm dicke Scheiben abschneiden. Diese auf das befettete Blech legen. Staubzucker, Vanillezucker und Dotter zu einer glatten Creme verrühren und damit die Teigscheiben bestreichen. Die „Butterbrote" im vorgeheizten Rohr bei 180 °C backen.

164 | **Vanillekipferln**

60 dag halb griffiges, halb glattes Mehl
oder fein gemahlenes Vollmehl
40 dag Butter
20 dag Mandeln
1 Prise Salz
3 P Vanillezucker
10 dag Staubzucker

Vorbereitungszeit: 15 min
Rastzeit: 20 min
Backzeit: 10 min

Das ist vorzubereiten:
- Staubzucker mit Vanillezucker mischen
- Mandeln schälen und reiben

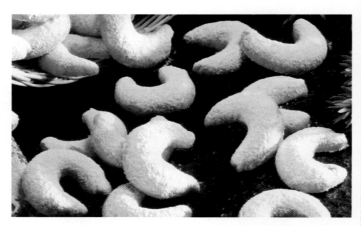

So wird's gemacht:
Den Mürbteig nach dem Grundrezept 158 ohne Ei zubereiten. Dieser Teig muss rasch zubereitet werden, da er brüchig ist. Nach dem Rasten eine Rolle formen und kleine Stücke abschneiden. Diese Stücke zu Kipferln formen. Darauf achten, dass die Enden stumpf sind. Die Kipferln im vorgeheizten Rohr bei 180 °C hell backen und die fertigen Kipferln sofort im Staubzucker mit dem Vanillezucker wälzen.

165 | **Spekulatius**

25 dag griffiges Mehl oder Vollmehl	*Zubereitungszeit:* 25 min
12 dag Butter	*Rastzeit:* 30 min
12 dag Zucker oder Honig	*Backzeit:* 10 min
1 Ei oder 2 Dotter	
5 dag Haselnüsse	*Das ist vorzubereiten:*
1 TL Backpulver	♦ Nüsse reiben
1 TL Zimt	♦ Zitronenschale reiben
Zitronenschale	

Küchengerät: Ausstechformen

So wird's gemacht:
Butter mit Zucker bzw. Honig flaumig rühren. Die restlichen Zutaten unterrühren. Wenn der Teig sehr weich ist, soll er an einem kühlen Ort rasten. Den Teig dünn ausrollen und mit den verschiedenen Formen ausstechen. Auf einem befetteten Blech im vorgeheizten Rohr bei 180 °C hell backen.

---

166 | **Feiner Linzerkuchen**

14 dag Butter	*Vorbereitungszeit:* 30 min
14 dag Zucker oder Honig	*Rastzeit:* 60 min
3 Eier	*Backzeit:* 45 min
14 dag Nüsse	
20 dag griffiges Mehl oder Vollmehl	*Das ist vorzubereiten:*
5 dag Schokolade	♦ Nüsse reiben
Zitronenschale	♦ Schokolade reiben
je 1 MSP Nelkenpulver, Zimt	♦ Zitrone waschen, Schale reiben
rote Marmelade	
1 Ei zum Bestreichen	

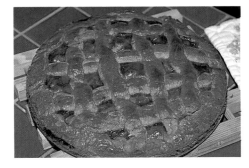

So wird's gemacht:
Die Butter mit dem Zucker flaumig rühren. Dann die Eier gut unterrühren. Nüsse, Mehl, Schokolade, Zitronenschale, Nelkenpulver und Zimt dazurühren. Den Teig an einem kühlen Ort rasten lassen. 2/3 des Teiges auf einem Blech ausrollen und mit Marmelade bestreichen. Aus dem restlichen Teig Rollen formen und gitterförmig über den Teig legen. Das Gitter mit versprudeltem Ei bestreichen. Den Kuchen im vorgeheizten Rohr bei 180 °C backen.

Biskuitteig allgemein:

Für einen Biskuitteig ist bei den Zutaten immer das gleiche Verhältnis zwischen Ei, Zucker und Mehl zu beachten. In diesem Buch wird immer 1 Ei und die dementsprechende Menge an Zucker (3 dag) und Mehl (3 dag) angegeben. Die Rezepte können aber beliebig abgewandelt werden. Werden also 2 Eier verwendet, muss auch gegenüber dem Grundrezept die doppelte Menge an Mehl und Zucker verarbeitet werden. Für eine Tortenform mit 22 cm Durchmesser benötigt man etwa 4 Eier, für einen Blechkuchen 6 Eier, für eine Biskuitroulade 6 Eier.

167

Biskuitteig (Grundrezept 1)

1 Ei
3 dag Zucker oder Honig
3 dag griffiges Mehl oder feines Vollmehl

Zubereitungszeit: 15 min

Küchengerät: Mixer

So wird's gemacht:
Die Eier mit dem Zucker oder Honig ganz schaumig schlagen (etwa 10 min mit dem Mixer rühren). Das Mehl nach und nach vorsichtig unterheben (nicht mit dem Mixer einrühren!).

168

Hart werdendes Biskuit (Grundrezept 2)

1 Ei
5 dag Zucker oder Honig
5 dag griffiges Mehl oder Vollmehl

Zubereitungszeit: 15 min
Backzeit: 10 min

So wird's gemacht:
Die Eier mit dem Zucker bzw. Honig mit einem Kochlöffel verrühren, das Mehl einrühren.

169

Warm geschlagenes Biskuit (Grundrezept 3)

1 Ei
2 dag Zucker oder Honig
2 dag griffiges Mehl oder Vollmehl
1 dag Butter

Zubereitungszeit: 15 min

So wird's gemacht:
Die ganzen Eier über Dampf mit dem Zucker bzw. Honig steif schlagen, die zerlassene Butter und das Mehl vorsichtig unterheben. Wird zu viel gerührt, fällt die Masse zusammen.

Biskuitroulade

6 Eier
18 dag Zucker oder Honig
18 dag griffiges Mehl oder feines Vollmehl

Für die Fülle:
Marmelade
2 EL Staubzucker

| Zubereitungszeit: | 15 min |
| Backzeit: | 12 - 15 min |

Das ist vorzubereiten:
◆ Backblech befetten und bemehlen oder mit Pergamentpapier auslegen und befetten

So wird's gemacht:
Den Biskuitteig nach dem Grundrezept 167 zubereiten. Die Teigmasse gleichmäßig auf das befettete und bemehlte Blech (bzw. Pergamentpapier) streichen und im vorgeheizten Rohr bei 200 °C backen. Den fertigen Teig rasch vom Blech lösen und auf ein Tuch stürzen. Mit diesem Tuch oder dem Pergamentpapier einrollen. Die Rolle auskühlen lassen.

Hinweis:
Die Marmelade kann sofort nach dem Backen auf das Biskuit gestrichen werden. Zum Schluss mit Staubzucker bestauben.

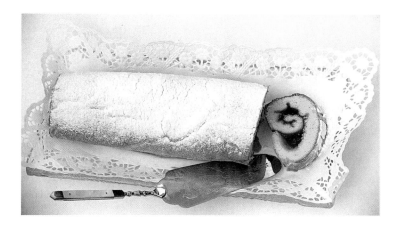

Schokoladeglasur

1/8 l Süßrahm
10 dag Schokolade

| Zubereitungszeit: | 15 min |

So wird's gemacht:
Die zerkleinerte Schokolade ins Obers geben und unter ständigem Rühren erwärmen, bis die Schokolade schmilzt. Die Glasur überkühlen lassen. Gleichmäßig über die Torte gießen. Diese vorsichtig schwenken, um die Glasur zu verteilen. Am Rand darf die Glasur mit dem Messer verstrichen werden.

172

Topfentorte

4 Eier
12 dag Zucker oder Honig
12 dag griffiges Mehl oder
fein gemahlenes Vollmehl
Staubzucker zum Bestäuben

Für die Fülle:
siehe 174

Vorbereitungszeit:	45 min
Backzeit:	45 - 60 min

So wird's gemacht:
Den Biskuitteig nach dem Grundrezept 167 zubereiten. Torte aus der Form nehmen, auskühlen lassen. In der Mitte durchschneiden und füllen (siehe 173), Oberteil der Torte aufsetzen, mit Zucker bestäuben.

173

Obsttorte

(siehe 167: Grundrezept von 2 Eiern)

Für die Fülle:
siehe 229

5 EL Marmelade
Obst nach Belieben
(frisch, aus dem Glas oder aus der Dose)
1 P Tortengelee
5 dag Haselnüsse

Vorbereitungszeit:	20 min
Zubereitungszeit:	15 min
Backzeit:	10 - 15 min

Das ist vorzubereiten:
♦ Nüsse klein hacken und anrösten
♦ Obst waschen, abtropfen,
  ev. entkernen und schneiden
♦ Pergamentband zuschneiden

So wird's gemacht:
Biskuittorte backen, auskühlen lassen und in der Mitte flach durchschneiden. Die Vanillecreme (siehe 229) zubereiten und die untere Tortenhälfte damit bestreichen. Dann die obere Tortenhälfte vorsichtig daraufsetzen, mit Marmelade bestreichen und mit dem Obst gleichmäßig (musterförmig) belegen.

Den Tortenrand abdecken, dazu ein Pergamentband um die Torte legen. Dann den Tortenring überstülpen und schließen.

Das Tortengelee nach Anweisung auf der Packung zubereiten. Vorsichtig über das Obst gießen. Trocknen lassen. Den Tortenring wieder entfernen, das Pergament lösen. Den Tortenrand mit Marmelade bestreichen und die gehackten, angerösteten Nüsse darüber streuen.

174 | **Topfenfülle (für Torten)**

1/4 l Milch
15 dag Zucker oder Honig
3 Dotter
6 Blatt Gelatine
50 dag Topfen
1 P Vanillezucker
Saft einer Zitrone
1/2 l Süßrahm

Zubereitungszeit: 15 min

Das ist vorzubereiten:
♦ Gelatineblätter in kaltem Wasser einweichen, ausdrücken
♦ Süßrahm steif schlagen

So wird's gemacht:
Die Milch mit den Dottern unter ständigem Rühren aufkochen, von der Platte wegstellen und sofort den Zucker und die eingeweichten Gelatineblätter dazugeben. Die Masse überkühlen lassen. Den Topfen und die Geschmacksstoffe unterrühren. Zum Schluss den steif geschlagenen Süßrahm unterziehen.

---

175 | **Falsche Spiegeleier**

2 Eier
6 dag Zucker oder Honig
6 dag griffiges Mehl oder gemahlenes Vollmehl
4 TL Marillenmarmelade
4 Marillen- oder Pfirsichhälften aus der Dose
1/8 l Süßrahm
etwas Zucker

Vorbereitungszeit: 20 min
Backzeit: 20 min

Das ist vorzubereiten:
♦ Marillen halbieren und dünsten
♦ Süßrahm steif schlagen

So wird's gemacht:
Den Biskuitteig nach dem Grundrezept 167 zubereiten, 1 cm dick auf das befettete und bemehlte Blech streichen und im vorgeheizten Rohr bei 180 °C backen. Nach dem Erkalten aus der Masse 4 runde Stücke ausstechen (8 - 10 cm Durchmesser) und mit je 1 TL Marillenmarmelade bestreichen. Darauf je eine Marillenhälfte setzen. Den steif geschlagenen Süßrahm mit etwas Zucker süßen und mit dem Spritzsack um jede Marillenhälfte spritzen.

---

176 | **Anisbögen**

1 Ei
5 dag Zucker oder Honig
5 dag griffiges Mehl oder feines Vollmehl
Anis

Vorbereitungszeit: 5 min
Backzeit: 10 - 12 min

Das ist vorzubereiten:
♦ Blech befetten

So wird's gemacht:
Den Biskuitteig nach dem Grundrezept 168 zubereiten. Mit einem Teelöffel kleine Teigmengen in Scheibenform auf das Blech streichen und mit Anis bestreuen. Bei 180 °C im vorgeheizten Rohr backen, bis der Rand hellbraun wird. Mit der Teigpalette die gebackenen Stücke vom Blech lösen und über einen Kochlöffelstiel biegen.

Stanitzeln

177

2 Eier
10 dag Zucker oder Honig
10 dag griffiges Mehl oder
fein gemahlener Weizen

Vorbereitungszeit: 5 min
Backzeit: 10 min

Das ist vorzubereiten:
♦ Süßrahm schlagen

So wird's gemacht:
Den Biskuitteig nach dem Grundrezept 168 zubereiten. Mit einem EL größere Teigmengen auf das befettete Blech geben und scheibenförmig ausstreichen. Im vorgeheizten Rohr bei 180 °C backen, bis der Rand der Biskuitscheiben hellbraun wird. Mit
der Teigpalette die gebackenen Stücke vom Blech lösen. Diese gleich über einen
Kochlöffelstiel biegen und dabei "Stanitzeln" formen. Mit Schlagobers füllen.

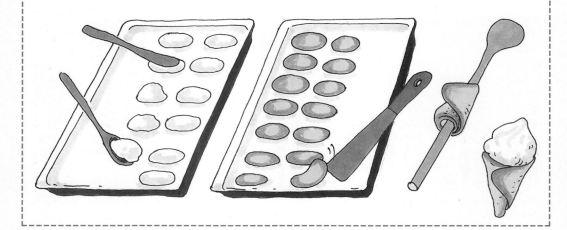

Topfenblätterteig (Grundrezept)

178

25 dag Butter
25 dag Topfen
1 Prise Salz
25 dag griffiges Mehl oder
fein gemahlener Weizen

Zubereitungszeit: 10 min

Küchengerät: Mixer

So wird's gemacht:
Die Butter oder Margarine flaumig rühren, den Topfen und das Salz unterrühren. Das
Mehl darunter mischen. Der Teig kann sofort weiterverarbeitet werden. Noch besser
lässt er sich verarbeiten, wenn er über Nacht zugedeckt an einem kalten Ort rastet.

179 **Salzgebäck**

25 dag griffiges Mehl oder
fein gemahlenes Vollmehl
25 dag Butter
25 dag Topfen
Kümmel, Paprikapulver, Salz

Zubereitungszeit: 10 min
Backzeit: 20 min

Küchengerät: Teigradl

So wird's gemacht:
Den Teig nach dem Grundrezept 178 zubereiten. Den Teig dünn ausrollen und mit dem Nudelwalker auf das Blech heben. Mit Salz, Paprika und Kümmel bestreuen. Mit dem Teigradl in kleine Streifen schneiden und im vorgeheizten Rohr bei 180 °C backen.

---

180 **Schinken im Teig**

25 dag griffiges Mehl oder
fein gemahlenes Vollmehl
40 dag gekochter Schinken im Ganzen
25 dag Butter
25 dag Topfen
1 Ei zum Bestreichen, Salz

Zubereitungszeit: 20 min
Backzeit: 40 min

So wird's gemacht:
Den Teig nach dem Grundrezept 178 zubereiten. Den Teig dünn zu einem Rechteck ausrollen, den Schinken in die Mitte legen und den Teig darüber schlagen. Die Teigenden unter den Schinken legen. Den Teig mit versprudeltem Ei bestreichen und im vorgeheizten Rohr bei 180 °C backen.

---

181 **Schinkenkipferln**

25 dag griffiges Mehl oder
fein gemahlenes Vollmehl
25 dag Butter
25 dag Topfen
1 Prise Salz
25 dag Schinkenreste
1 kleine Zwiebel, Petersil
Salz und Pfeffer, 1 Knoblauchzehe
1 Ei zum Bestreichen

Vorbereitungszeit: 30 min
Backzeit: 15 min

Das ist vorzubereiten:
♦ Schinken fein schneiden
♦ Zwiebel fein hacken
♦ Petersil fein hacken
♦ Ei versprudeln

So wird's gemacht:
Den Teig nach dem Grundrezept 178 zubereiten. Dünn ausrollen und etwa 8 cm große Quadrate schneiden. Für die Fülle Schinken, Zwiebel, Petersil und Gewürze verrühren. Jedes Teigquadrat diagonal halbieren, in die Mitte einen Löffel Fülle legen, die Teigränder mit Ei bestreichen und das Teigdreieck von der längsten Seite her einrollen. Die Rollen zu Kipferln biegen und auf das befettete Blech legen. Mit Ei bestreichen und im vorgeheizten Rohr bei 180 °C backen.

Pirogge°

25 dag Butter
25 dag Topfen
1 Prise Salz
25 dag griffiges Mehl oder
fein gemahlenes Vollmehl
2 Eier
40 dag Faschiertes
2 Knoblauchzehen
1 große Zwiebel
1 grüner, 1 roter Paprika
15 dag Champignons
3 Tomaten
Petersil
Paprikapulver
Estragonsenf, Oregano
Salz, Pfeffer
1 Ei zum Bestreichen

Zubereitungszeit: 40 min
Backzeit: 60 min

Das ist vorzubereiten:
♦ Gemüse waschen, klein schneiden,
  mit den restlichen Zutaten mischen
♦ Zwiebel, Knoblauch schneiden
♦ Petersil klein hacken
♦ Champignons waschen, schneiden

So wird's gemacht:
Den Teig nach dem Grundrezept 178 zubereiten. Das Faschierte, das klein geschnittene Gemüse, Zwiebel, Petersil, Champignons sowie die Gewürze gut vermischen. Den Teig zu einem Rechteck ausrollen und auf das befettete Blech legen. Die Fülle in die Mitte geben. Eine Teighälfte darüber schlagen und mit Ei bestreichen. Nun die zweite Teighälfte darüberlegen und ebenfalls mit Ei bestreichen. Die Teigoberfläche mit einer Gabel mehrmals einstechen. Die Pirogge im vorgeheizten Rohr bei 180 °C etwa 1 Std. backen.

Hinweis:
Als Beilage eignet sich am besten grüner oder gemischter Salat.

---

183   # Backpulverteig (Grundrezept)

6 dag Butter
10 dag Zucker
2 Eier
6 EL Milch
20 dag griffiges Mehl oder
fein gemahlenes Vollmehl
1/2 P Backpulver

Zubereitungszeit: 30 min
Backzeit: 45 - 60 min

So wird's gemacht:
Aus der weichen Butter, dem Zucker und den Dottern einen Abtrieb rühren. Mehl und Backpulver mischen und die Hälfte davon mit der Milch unter den Abtrieb geben. Die Eiklar steif schlagen und abwechselnd mit der restlichen Mehlhälfte unterheben. Den Teig in eine gut befettete und bemehlte Form füllen und im vorgeheizten Rohr bei 180 °C backen.

Schokoladekuchen oder -schnitten

15 dag Zucker oder Honig
15 dag Butter
15 dag Schokolade
15 dag geriebene Haselnüsse
oder Walnüsse
Vanillezucker
4 Eier
1/4 P Backpulver
5 dag griffiges Mehl oder
frisch gemahlenes Vollkornmehl

Vorbereitungszeit: 30 min
Backzeit: Schnitten   20 min
        Kuchen 45 - 60 min

Das ist vorzubereiten:
♦ Form (Blech) befetten und bemehlen
♦ Schokolade zergehen lassen
  (über Dampf oder mit etwas Wasser
  im Rohr)
♦ ev. Mehl frisch mahlen

Küchengerät: Mixer

So wird's gemacht:
Den Zucker oder Honig mit der Butter flaumig rühren. Die erweichte, nicht zu heiße Schokolade und Vanillezucker untermischen. Jedes Ei einzeln einmixen. Es entsteht eine sehr flaumige Masse. Zum Schluss das Mehl mit dem Backpulver und den Nüssen nur noch unterheben. Für die Schokoladeschnitten die Masse auf ein befettetes und bemehltes oder mit Backpapier belegtes Blech streichen (ca. 2 cm dick). Auf der mittleren Schiene im vorgeheizten Rohr bei 170 °C 20 min backen. Etwas überkühlen lassen, dann erst schneiden. Für einen Kuchen die Masse in eine befettete und bemehlte Kuchenform gießen. Im vorgeheizten Rohr bei 170 °C etwa 45 - 60 min backen.

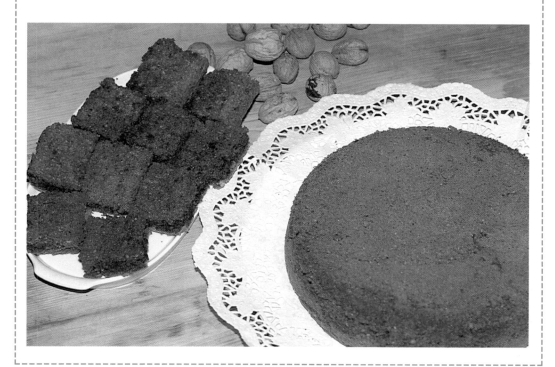

Marmorgugelhupf

10 dag Butter
3 Dotter, 3 Eiklar
10 dag Zucker oder Honig
1 P Vanillezucker
Zitronenschale von 1/4 Zitrone
1 Prise Salz
1 P Backpulver
28 dag griffiges Mehl oder
fein gemahlenes Vollmehl
1/8 l Milch
2 TL Kakaopulver

Vorbereitungszeit:	25 min
Backzeit:	50 - 60 min

Das ist vorzubereiten:
♦ Form befetten und bemehlen
♦ Eiklar mit Salz steif schlagen

Küchengerät: Gugelhupfform (Durchmesser 20 cm)

So wird's gemacht:
Einen Abtrieb aus Butter, Zucker oder Honig und den Dottern rühren. Dann Vanille-zucker und die Zitronenschale einrühren. Backpulver mit dem Mehl mischen und ab-wechselnd mit der Milch unterheben. Das Eiklar mit dem Salz steif schlagen und unter die Masse heben. Die eine Hälfte des Teiges in einer zweiten Schüssel mit dem Kakao braun färben. Die beiden Teige dann abwechselnd schöpflöffelweise in die befettete und bemehlte Form füllen. Den Gugelhupf im vorgeheizten Rohr bei 180 °C backen.

Hinweis:
Löst sich der Kuchen nicht von der Form, so legt man für ein paar Minuten ein nasses, kaltes Tuch über die gestürzte Form.

Joghurtkuchen

1 Glas (= 1/8 l - Glas) neutrales Joghurt
1 Glas Öl
1 1/2 Gläser Zucker oder Honig
1 P Vanillezucker, 1 P Backpulver
Zitronenschale einer 1/2 Zitrone
4 Dotter, 4 Eiklar
1 1/2 Gläser griffiges Mehl oder
fein gemahlenes Vollmehl
1 1/2 Gläser Nüsse

Vorbereitungszeit:	10 min
Backzeit:	50 - 60 min

Das ist vorzubereiten:
♦ Nüsse reiben
♦ Form befetten und bemehlen
♦ Eiklar mit Salz steif schlagen

Küchengerät: Kastenform

So wird's gemacht:
Joghurt, Öl, Zucker oder Honig zu den Dottern rühren. Dann Vanillezucker und die ge-riebene Zitronenschale einrühren. Backpulver mit dem Mehl und den Nüssen mischen und unterheben. Das Eiklar mit dem Salz steif schlagen und unter die Masse heben. Den Teig in eine gut befettete und bemehlte Form füllen und im vorgeheizten Rohr bei 180 °C backen.

Haselnusstorte

21 dag Zucker
4 Dotter, 4 Eiklar
14 dag geriebene Haselnüsse
1/2 P Backpulver
3 dag Semmelbrösel

Für die Fülle:
1 Rippe Schokolade
7 dag Butter
5 dag Zucker
1 P Vanillezucker
10 dag geriebene Haselnüsse
1 - 2 EL Süßrahm

Vorbereitungszeit: 30 min
Backzeit: 50 - 60 min

Das ist vorzubereiten:
♦ Semmelbrösel mit Backpulver mischen
♦ Schokolade aufweichen

So wird's gemacht:
Zucker und Dotter schaumig rühren, die Nüsse und die Semmelbrösel mit dem Back-pulver untermischen. Zuletzt die steif geschlagenen Eiklar vorsichtig unterheben. Die Masse in eine befettete und bemehlte Kuchenform füllen und bei 180 °C im vorge-heizten Rohr backen. Für die Fülle die Butter mit der erweichten Schokolade und dem Zucker verrühren. Die Nüsse und den Vanillezucker unterrühren und mit etwas flüssi-gem Süßrahm verdünnen. Die Torte auskühlen lassen, in der Mitte durchschneiden, mit der Creme füllen und den Oberteil aufsetzen. Mit einer Schokoladeglasur (siehe 171) überziehen.

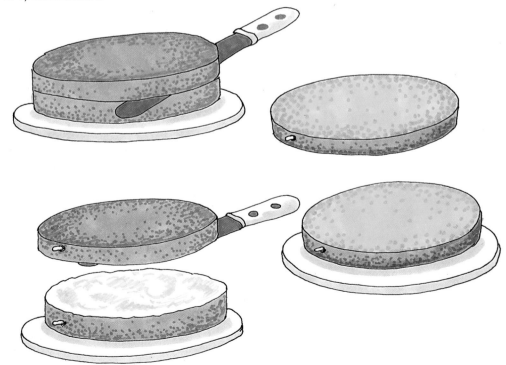

Strudelteig (Grundrezept)

25 dag glattes Mehl oder
gesiebtes Vollmehl
1 große Prise Salz
2 EL Öl
ca. 1/8 l lauwarmes Wasser
4 dag Butter zum Bestreichen

Vorbereitungszeit: 25 min
Rastzeit: 30 - 120 min

Das ist vorzubereiten:
♦ Teller mit Mehl herrichten
♦ Tuch mit Mehl bestreuen

So wird's gemacht:
Das Mehl salzen und auf die Arbeitsfläche oder in eine Schüssel geben. Das Öl mit dem Wasser vermischt langsam unter das Mehl rühren. Es entsteht ein zäher Teig. Diesen etwa 15 min gut durchkneten, bis er seidig glatt ist. Den Teig auf den bemehlten Teller legen, die Oberfläche mit Öl bestreichen und zugedeckt rasten lassen. Um die Rastzeit zu verkürzen, den Teller mit dem Teig auf ein Gefäß mit warmem Wasser stellen und rasten lassen.

In der Zwischenzeit die Fülle zubereiten. Anschließend den Teig auf das bemehlte Tuch legen (nicht mehr kneten!) und tellergroß ausrollen. Diesen Teigfleck über den Handrücken legen und vorsichtig ausziehen. Ist der Teig schon sehr dünn, diesen auf das Tuch zurücklegen und vom Rand her vorsichtig weiter ausziehen. Der Strudelteig lässt sich so dünn ausziehen, dass das Muster des darunter liegenden Tuches durchscheint. Die dickeren Teigränder wegschneiden.

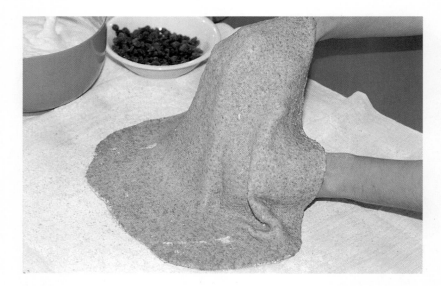

Die Fülle verteilen, die Teigenden auf die Fülle legen und mit Hilfe des Tuches den Strudel rollen. Die Teigrolle auf das befettete Blech heben, mit Butter bestreichen und in das vorgeheizte Backrohr schieben und bei 180 °C backen..

189 | **Topfenstrudel** (12 Portionen)

25 dag glattes Mehl oder	Vorbereitungszeit:	40 min
gesiebtes Vollmehl	Rastzeit:	60 - 120 min
1 große Prise Salz	Backzeit:	45 min

25 dag glattes Mehl oder
gesiebtes Vollmehl
1 große Prise Salz
2 EL Öl
etwa 1/8 l lauwarmes Wasser

10 dag Butter
6 dag Zucker
5 Dotter, 5 Eiklar
50 dag Topfen
1/8 l Sauerrahm
Schale einer 1/2 Zitrone
10 dag Rosinen
4 dag Butter zum Bestreichen

Vorbereitungszeit: 40 min
Rastzeit: 60 - 120 min
Backzeit: 45 min

Das ist vorzubereiten:
♦ Teller mit Mehl herrichten
♦ Tuch mit Mehl bestreuen
♦ Fett in einer Form zergehen lassen
♦ Zitronenschale sehr fein hacken
♦ Rosinen waschen
♦ Eiklar steif schlagen

So wird's gemacht:
Den Teig nach dem Grundrezept 188 zubereiten. Für die Fülle einen Abtrieb aus Butter, Zucker und Dottern rühren, den Topfen, Sauerrahm und die Zitronenschale einrühren. Den steif geschlagenen Schnee zum Schluss vorsichtig unterheben. Mit der Fülle 2/3 des ausgezogenen Teiges bestreichen, mit den gewaschenen Rosinen bestreuen, die Teigränder einschlagen und den Strudel zusammenrollen. Den Strudel in die gut befettete Form (oder auf das Backblech) legen und mit zerlassener Butter bestreichen. Im vorgeheizten Rohr bei 180 °C backen.

190 | **Apfelstrudel** (12 Portionen)

25 dag glattes Mehl oder
gesiebtes Vollmehl
1 große Prise Salz
2 EL Öl
etwa 1/8 l lauwarmes Wasser
5 dag Butter
10 dag Semmelbrösel
10 dag Rosinen
Zucker und Zimt
10 dag Nüsse
2 kg säuerliche Äpfel
4 dag Butter zum Bestreichen

Vorbereitungszeit: 40 min
Rastzeit: 60 - 120 min
Backzeit: 45 min

Das ist vorzubereiten:
♦ Teller mit Mehl herrichten
♦ Tuch mit Mehl bestreuen
♦ Fett in einer Form zergehen lassen
♦ Rosinen waschen
♦ Nüsse hacken
♦ Äpfel schälen, entkernen,
  blättrig schneiden

So wird's gemacht:
Den Teig nach dem Grundrezept 188 zubereiten. Für die Fülle die Butter schmelzen und die Brösel hell rösten, mit Zucker und Zimt verbessern. Die Äpfel, Rosinen und Nüsse vermischen. Die Brösel auf 2/3 des Teiges streuen, die Fülle darauf verteilen. Die Teigränder einschlagen und den Strudel einrollen. In eine befettete Form heben und mit zerlassener Butter bestreichen. Im vorgeheizten Rohr bei 180 °C backen.

Krautstrudel (12 Portionen)

25 dag glattes Mehl oder
gesiebtes Vollmehl
1 große Prise Salz
2 EL Öl
etwa 1/8 l lauwarmes Wasser

1 Weißkrautkopf
10 dag Speck
10 dag Schweinefett
1 Zwiebel
2 EL Essig
Salz, Pfeffer, Paprika, Kümmel
4 dag Butter

Vorbereitungszeit: 40 min
Rastzeit: 30 - 120 min
Backzeit: ca. 60 min

Das ist vorzubereiten:
♦ Teller mit Mehl herrichten
♦ Tuch mit Mehl bestreuen
♦ Speck würfelig schneiden
♦ Zwiebel fein hacken

So wird's gemacht:
Den Teig nach dem Grundrezept 188 zubereiten. Für die Fülle das Kraut fein nudelig schneiden, den Strunk zuerst entfernen. Im Fett Speck und die gehackte Zwiebel anrösten. Anschließend mit dem Essig löschen, das Kraut dazugeben, würzen und das Ganze unter öfterem Umrühren weich dünsten. Ab und zu mit Gemüsebrühe oder Wasser aufgießen. Das Kraut überkühlen lassen, dann erst den Strudel damit füllen. Den fertigen Strudel auf einem befetteten Blech im vorgeheizten Rohr bei 180 °C backen. Während des Backens ab und zu mit Butter bestreichen.

Fleischstrudel

25 dag glattes Mehl oder
gesiebtes Vollmehl
1 große Prise Salz
2 EL Öl
etwa 1/8 l lauwarmes Wasser

Für die Fülle:
50 dag Faschiertes
1 Zwiebel
1 Ei
Petersil
Salz, Pfeffer, Knoblauch

Vorbereitungszeit: 40 min
Rastzeit: 30 - 120 min
Backzeit: 45 min

Das ist vorzubereiten:
♦ Tuch mit Mehl bestreuen
♦ Teller mit Mehl herrichten
♦ Zwiebel und Petersil hacken

So wird's gemacht:
Den Teig nach dem Grundrezept 188 zubereiten. Für die Fülle die Zwiebel fein hacken und mit Faschiertem und den Gewürzen vermischen. Zum Schluss das Ei untermischen. Diese Fülle auf den gezogenen Teig verteilen. Den Strudel einrollen und auf einem befetteten Blech im vorgeheizten Rohr bei 180 °C backen.

Hinweis:
Wird der Strudel in einer Suppe gar gekocht, gibt man in den Teig ein Ei.

193 **Nudelteig** (Grundrezept 1)

30 dag griffiges Mehl oder	*Vorbereitungszeit:*	15 min
fein gemahlenes Getreide	*Kochzeit:*	20 min
2 Eier		
2 - 3 EL Wasser		

So wird's gemacht:
In das Mehl eine Grube formen. Die Eier und ev. etwas Wasser einrühren. (Der Teig wird fest, gerade noch knetbar.) Teig gut durchkneten, in 2 - 3 kleinere Stücke portionieren, gleichmäßig dünn ausrollen. Die Teigflecken auf Tüchern übertrocknen lassen, bevor man die Nudeln schneidet. Die geschnittenen Nudeln ins kochende Salzwasser geben und je nach Größe etwa 20 min kochen. Die Nudeln sollen kernig weich, *al dente*, sein. Die fertigen Nudeln kurz unter kaltem Wasser abschwemmen (= abschrecken), damit sie nicht zusammenkleben.

Hinweis:
Werden die Nudeln sofort zur Speisenzubereitung verwendet, kann dem Teig Salz zugegeben werden. Sollen sie aber aufbewahrt werden, darf man kein Salz zugeben. Das Salz zieht Feuchtigkeit an, die Nudeln würden dadurch verderben. Aus diesem Teig können Bandnudeln, Fleckerln, Lasagnenudeln und Suppennudeln geschnitten werden. Die geschnittenen Nudeln gut trocknen lassen.

---

194 **Weicher Nudelteig** (Grundrezept 2)

30 dag griffiges Mehl oder	*Vorbereitungszeit:*	15 min
fein gemahlenes Getreide	*Kochzeit:*	20 min
2 Eier		
1/8 l Wasser		

Küchengerät:
Nudelmaschine

So wird's gemacht:
In das Mehl eine Grube formen. Die Eier und das Wasser (und Salz) einrühren. Den Teig gut durchkneten. In 2 - 3 Stücke teilen und dann dünn ausrollen. Übertrocknen lassen.

Hinweis:
Dieser Teig kann zu gefüllten Nudelspeisen wie Kärntner Kasnudeln, Schlutzkrapfen, Ravioli und Tortellini verarbeitet werden. Zum Schneiden der Nudeln verwendet man am besten eine Nudelmaschine. Hat man keine, so werden die dünn ausgewalkten Teigblätter zusammengerollt geschnitten.

195 | ## Spaghetti mit Tomatensoße 1

30 dag fertige Spaghetti
1/2 kg Tomaten
2 Zwiebeln
Oregano
Salz
2 EL Öl
1 Knoblauchzehe
1/16 l Süßrahm

Vorbereitungszeit: 20 min
Kochzeit: 30 min

Das ist vorzubereiten:
♦ Tomaten blanchieren, schälen
♦ Tomaten passieren

So wird's gemacht:
Spaghetti al dente kochen. Für die Soße die Zwiebeln in Fett hell rösten, die passierten geschälten Tomaten dazugeben. Mit den Gewürzen abschmecken und auf niedriger Stufe köcheln lassen. Zum Schluss mit dem Rahm verbessern. Die echten italienischen Tomatensoßen werden lange auf kleiner Flamme geköchelt.

196 | ## Spaghetti mit Fleischsoße

30 dag fertige Spaghetti
1 große Zwiebel
2 EL Öl
40 dag Faschiertes
1/2 kg Tomaten oder 6 EL Tomatenmark
Petersil, Oregano, Salz, Pfeffer
1 Knoblauchzehe

Vorbereitungszeit: 20 min
Kochzeit: 30 min

Das ist vorzubereiten:
♦ Tomaten blanchieren, schälen
♦ Tomaten passieren
♦ Zwiebel hacken
♦ Petersil hacken

So wird's gemacht:
Spaghetti al dente kochen. Für die Soße die Zwiebel im Fett glasig werden lassen, dann das Faschierte mitrösten. Die passierten Tomaten oder das Tomatenmark dazugeben, würzen und köcheln lassen.

197 | ## Spaghetti mit Rahmsoße

30 dag Spaghetti
1 Knoblauchzehe
2 EL Öl
1/8 l Creme fraiche
1/8 l Milch
Salz, Pfeffer, Basilikum
2 EL frisch geriebener Parmesan

Vorbereitungszeit: 10 min
Kochzeit: 20 min

Das ist vorzubereiten:
♦ Knoblauch schneiden

So wird's gemacht:
Die Nudeln im Salzwasser al dente kochen. Den Knoblauch fein schneiden und im Öl anrösten. Die Milch zugeben und erhitzen. Creme fraiche in der Milch auflösen, würzen und köcheln lassen. Zum Schluss Basilikum einrühren und noch etwas mitköcheln lassen. (Man kann mit fein geschnittenem Schinken das Ganze noch verfeinern!) Vor dem Servieren den Parmesan einrühren. Die Nudeln abseihen, abschrecken und in die Servierschüssel geben.

Spaghetti mit Pesto

30 dag Spaghetti
2 Knoblauchzehen
1 Tasse frische Basilikumblätter
5 dag Pignolikerne
Salz, Pfeffer
1/8 l Olivenöl
3 EL frisch geriebener Parmesan

Vorbereitungszeit: 15 min
Garzeit: 10 min

Küchengerät: Mörser

So wird's gemacht:
Basilikum grob schneiden, fein hacken. Knoblauchzehen schneiden und zerdrücken, ebenfalls die Pignoli. Salz und Pfeffer dazugeben, alles gut mischen. Es entsteht eine dicke Paste. Das Öl in kleiner Menge einrühren. Zum Schluss den Parmesan einmischen. Sind die heißen Nudeln auf dem Teller, einen EL Pesto darüber geben und alles gut verrühren.

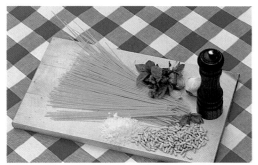

Spaghetti mit Gemüsesugo

30 dag Spaghetti
2 - 3 Knoblauchzehen
2 kleine Zucchini
je 1 roter und gelber Paprika
2 EL Olivenöl
Salz, Pfeffer
frisch geriebener Parmesan

Vorbereitungszeit: 15 min
Zubereitungszeit: 15 min

Das ist vorzubereiten:
♦ Knoblauch blättrig schneiden
♦ Gemüse waschen, würfelig schneiden
♦ Parmesan reiben

So wird's gemacht:
Den Knoblauch kurz anrösten. Unter häufigem Wenden das Gemüse kernig rösten. Das geröstete Gemüse über die fertigen Spaghetti verteilen und mit Parmesan bestreut servieren.

Hinweis:
Das Gemüsesugo kann mit vielen verschiedenen Gemüsearten auf diese Weise zubereitet werden. Achte dabei auf verschiedene Farben.

Lasagne

25 dag Lasagnenudeln oder
Teig nach Grundrezept 193

40 dag Faschiertes
1 große Zwiebel
2 Knoblauchzehen
3 EL Öl
40 dag Tomaten
Salz, Pfeffer, Majoran
5 dag Butter
5 dag glattes Mehl oder fein gemahlenes Vollmehl
3/4 l Milch
Salz, Muskat

Küchengerät: Kasserolle

Vorbereitungszeit: 35 min
Backzeit: 45 min

Das ist vorzubereiten:
♦ Tomaten blanchieren, schälen und zerkleinern
♦ Zwiebel und Knoblauch schneiden
♦ Nudelteig nach Rezept 193 zubereiten

So wird's gemacht:
Nudelteig auswalken. Dann in Rechtecke von 15 x 10 cm schneiden und in Salzwasser halbweich kochen. (1 - 2 EL Öl im Salzwasser verhindern das Zusammenkleben der Teigwaren. Beim Einlegen der Teigblätter vorsichtig umrühren.) Für die Soße die geschnittene Zwiebel und den Knoblauch im Öl anrösten. Das Faschierte mitrösten und die Tomaten dazugeben. Die Soße würzen und unter öfterem Rühren köcheln lassen. Währenddessen die Bechamelsoße zubereiten. Dafür die Butter schmelzen, das Mehl kurz anrösten und mit der kalten Milch aufgießen. Bis die Soße zu kochen beginnt, gut umrühren. Nur einmal aufkochen lassen, dann zur Seite stellen. Mit Salz und geriebenem Muskat würzen. Eine Kasserolle mit Butter ausfetten. Den Boden der Kasserolle mit Nudelblättern belegen. Dann folgen abwechselnd eine Schichte Bechamelsoße, Fleischsoße, Nudelblätter. Die letzte Teigschichte mit Bechamelsoße bedecken, mit etwas Parmesankäse und Butterstückchen bestreuen. Die Lasagne bei 180 °C im vorgeheizten Rohr etwa 45 min backen.

Tomatensoße 2

1/2 kg frische Tomaten
oder 6 EL Tomatenmark
1 Zwiebel
Oregano, 1 Lorbeerblatt
Salz, Pfeffer
2 EL Öl
1 gr. Prise Zucker

Vorbereitungszeit: 20 min

Das ist vorzubereiten:
♦ Tomaten blanchieren und schälen
♦ Zwiebel fein hacken

So wird's gemacht:
Die vorbereiteten Tomaten passieren. Die Zwiebel im Öl rösten. Den Zucker kurz mitrösten. Das Ganze mit den Tomaten verrühren. Mit Salz und Oregano würzen.

202

Ravioli mit Spinatfülle

30 dag griffiges Mehl oder
fein gemahlenes Getreide
2 Eier
1/8 l Wasser

25 dag Spinat
1 Ei
15 dag Topfen
Salz, Pfeffer
2 EL Brösel
3 EL Parmesan

Vorbereitungszeit:	40 min
Rastzeit:	30 min
Kochzeit:	20 min

Das ist vorzubereiten:
♦ Spinat putzen, waschen,
  Stängel entfernen

So wird's gemacht:
Den Teig nach dem Grundrezept 194 zubereiten. Für die Fülle frischen Spinat in Salzwasser kochen oder tiefgekühlten Spinat in wenig Flüssigkeit dünsten. Zum Spinat Topfen, das Ei, die Gewürze und die Brösel mischen. Den Teig in 3 cm große Quadrate schneiden. In die Mitte einen Teelöffel Fülle setzen. Auf jedes gefüllte Quadrat ein Deckquadrat legen. Die Ränder fest zusammendrücken. Die Ravioli in kochendes Salzwasser legen. Die Flamme zurückschalten, die Ravioli fertig kochen.

Hinweis:
Dazu serviert man Tomatensoße.

203

Germteig (Grundrezept)

50 dag griffiges Mehl oder
fein gemahlenes Vollmehl
1 TL Salz
8 dag Zucker oder Honig
1 Würfel Germ (= 42 g)
4 Dotter oder 2 Eier
3/16 l Milch
8 dag Butter

| *Vorbereitungszeit:* | 20 min |
| *Rastzeit:* | 45 min |

Das ist vorzubereiten:
♦ Dampfl zubereiten
♦ Milch erwärmen
♦ Butter schmelzen

So wird's gemacht:
Dampfl: Die Hälfte der angegebenen Milchmenge etwas erwärmen. Germ hineinbröseln. 1 EL Zucker (oder Honig) unterrühren. An einem warmen Ort etwa 10 min gehen lassen. Das Dampfl unter das Mehl mischen. Den restlichen Zucker oder Honig, die Milch, die Eier oder Dotter und das Salz untermengen und zu einem glatten Teig verarbeiten. Mit dem Kochlöffel den Teig abschlagen, d.h. mit dem Kochlöffel immer wieder kleine Stücke vom Teig abtrennen, bis dieser ganz durchgearbeitet ist. Dann die Schüssel etwas drehen und den Arbeitsvorgang an dieser Stelle wiederholen. Löst sich der Teig vom Schüsselrand und haben sich Blasen gebildet, kann die Rastzeit beginnen. Die Butter wird erst am Schluss zugegeben, da das Fett die Hefezellen umschließt und so das Aufgehen des Teiges erschwert. Den Teig bei Zimmertemperatur zugedeckt rasten lassen. (Am Ende der Rastzeit muss der Teig doppelt so hoch sein.) Nach 15 min nochmals durchkneten, wieder rasten lassen. Anschließend den Teig verarbeiten. Vor dem Backen das Gebäck nochmals kurz gehen lassen.

204 **Brotteig** (Grundrezept)

1 kg griffiges Mehl oder
fein gemahlener Weizen
1/2 l Wasser
2 dag Salz
2 dag Butter
1 Würfel Germ
2 dag Honig oder Zucker

Vorbereitungszeit: 20 min
Rastzeit: 40 min
Backzeit: 40 - 50 min

Das ist vorzubereiten:
♦ Dampfl zubereiten (siehe 203)
♦ Milch erwärmen
♦ Butter schmelzen

So wird's gemacht:
Das Mehl in eine Schüssel geben. Die Germ im lauwarmen Wasser auflösen und unter das Mehl mischen. Salz und Honig oder Zucker untermischen und gut durchkneten. Die Butter zum Schluss einmischen. Den Teig 20 min gehen lassen, nochmals durchkneten, wieder 15 min gehen lassen. Anschließend zu Kleingebäck oder Toastbrot verarbeiten.

205 **Buchteln oder Wuchteln**

50 dag griffiges Mehl oder
fein gemahlenes Vollmehl
1 TL Salz
8 dag Zucker oder Honig
1 Würfel Germ
4 Dotter oder 2 Eier
3/16 l Milch
8 dag Butter
1/4 kg Marmelade
10 dag Butter für die Form

Vorbereitungszeit: 30 min
Rastzeit: 60 min
Backzeit: 45 min

Das ist vorzubereiten:
♦ Dampfl zubereiten (siehe 203)
♦ Milch erwärmen
♦ Butter in der Form zergehen lassen

Küchengerät: feuerfeste Form

So wird's gemacht:
Teig nach dem Grundrezept 203 zubereiten und rasten lassen. Mit einem EL Teigstücke ausstechen, flach drücken und mit einem TL Marmelade belegen. Den Teig schließen und rund formen. Die fertigen Wucheln im zerlassenen Fett mit der Naht nach unten in die Form legen. Die Wuchteln dicht aneinander setzen. Nochmals 30 min gehen lassen und dann im vorgeheizten Rohr bei 180 °C backen.

Dampfnudeln

50 dag griffiges Mehl oder
fein gemahlenes Vollmehl
1 Würfel Germ, 1 TL Salz
8 dag Zucker oder Honig
3/16 l Milch
4 Dotter oder 2 Eier
8 dag Butter

1/4 l Milch
1 - 2 EL Zucker oder Honig
ev. 1 - 2 Äpfel

Küchengerät:
Kasserolle

Vorbereitungszeit:	20 min
Rastzeit:	45 min
Garzeit:	20 min

Das ist vorzubereiten:
♦ Dampfl zubereiten (siehe 203)
♦ Butter schmelzen
♦ Äpfel hobeln

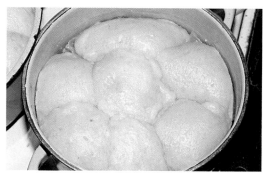

So wird's gemacht:
Teig nach dem Grundrezept 203 zubereiten. In einer Kasserolle Milch mit Zucker und Äpfeln heiß werden lassen. Aus dem Germteig mit einem EL Stücke ausstechen, rund formen und dicht nebeneinander in die Kasserolle setzen. Rasch arbeiten! Das Ganze mit einem Deckel verschließen und auf der Herdplatte etwa 20 min dünsten, dabei den Deckel nicht öffnen!

Germknödel

50 dag griffiges Mehl oder
fein gemahlenes Vollmehl
1 TL Salz
8 dag Zucker oder Honig
1 Würfel Germ
4 Dotter oder 2 Eier
3/16 l Milch
8 dag Butter
20 dag Powidl
15 dag geriebener Mohn
etwas Zucker
10 dag zerlassene Butter

Vorbereitungszeit:	20 min
Rastzeit:	45 min
Garzeit:	20 min

Das ist vorzubereiten:
♦ Dampfl zubereiten (siehe 203)
♦ Milch erwärmen
♦ Butter schmelzen

So wird's gemacht:
Den Teig nach dem Grundrezept 203 zubereiten. In 12 - 15 Teigstücke portionieren. Diese Teigstücke flach drücken, mit Powidl füllen und schließen. Nochmals 15 min gehen lassen, dann in siedendes Wasser mit der Oberseite nach unten einlegen und zugedeckt 5 min kochen lassen. Dann die Knödel umdrehen und fertig kochen. Über die fertigen Knödel geriebenen Mohn mit Zucker und zerlassene Butter geben.

Mohn- und Nussstrudel

50 dag griffiges Mehl oder
fein gemahlenes Vollmehl
1 TL Salz
10 dag Zucker oder Honig
1 Würfel Germ
4 Dotter oder 2 Eier
3/16 l Milch
8 dag Butter
Zitronenschale
5 dag Fett für die Form

Für die Nussfülle:
30 dag geriebene Nüsse
20 dag Zucker oder Honig
5 dag Rosinen
1/8 l Milch

Für die Mohnfülle:
25 dag fein gemahlener Mohn
4 dag Zucker oder Honig
5 dag Rosinen
1/8 l Milch

Vorbereitungszeit:	20 min
Rastzeit:	30 min
Backzeit:	60 min

Das ist vorzubereiten:
♦ Dampfl zubereiten (siehe 203)
♦ Milch erwärmen

Küchengerät: Kasserolle

So wird's gemacht:
Den Germteig nach dem Grundrezept 203 zubereiten. Während der Rastzeit die Füllen vorbereiten. Für die Nussfülle die gemahlenen Nüsse in die heiße Milch rühren, den Zucker oder Honig und die Rosinen dazugeben. Es entsteht eine streichbare Masse. Den Teig zu einem Rechteck ausrollen und bis knapp vor den Rand mit der Nussfülle bestreichen. Nun den Teig einrollen. Den Strudel in eine gut ausgefettete Kasserolle oder Auflaufform legen und mit Fett bepinseln. Nochmals 20 min gehen lassen. Den Strudel bei 180 °C im vorgeheizten Rohr backen. Für die Mohnfülle den geriebenen Mohn in die kochende Milch einrühren. Den Mohn einige Minuten unter ständigem Rühren kochen lassen und dann die restlichen Zutaten untermengen. Den Teig zu 3/4 mit Fülle bestreichen, einrollen und in die befettete Form geben. Nochmals 20 min rasten lassen. Den Strudel bei 180 °C im vorgeheizten Rohr backen.

209

Kipferl

Zutaten siehe 210

So wird's gemacht:
Den Teig nach dem Grundrezept 203 zubereiten, ausrollen. Teigdreiecke ausschneiden. Die Teigdreiecke von der Breitseite her zusammenrollen und auf ein befettetes Blech legen. Bei 180 °C im vorgeheizten Rohr backen.

Kipferl mit verschiedenen Füllungen

50 dag griffiges Mehl oder
fein gemahlenes Vollmehl
Salz
3/8 l Milch
4 dag Germ
3 Dotter oder 2 Eier
(5 dag Zucker oder Honig)
5 dag Butter

Vorbereitungszeit: 70 min
Rastzeit: 60 min
Backzeit: 25 min

Das ist vorzubereiten:
♦ Dampfl zubereiten (siehe 203)
♦ Butterziegel kalt stellen

So wird's gemacht:
Den Germteig nach dem Grundrezept (siehe 203) zubereiten. Den Teig dünn zu einem Rechteck ausrollen und in etwa 15 cm breite Streifen einteilen. Aus diesen Streifen mit dem Teigradl gleichschenklige Dreiecke schneiden. Diese Dreiecke sind die Ausgangsformen für die Kipferln. Die gefüllten Teigstücke auf ein befettetes Blech legen und nochmals 20 min gehen lassen und bei 180 °C im vorgeheizten Rohr backen.

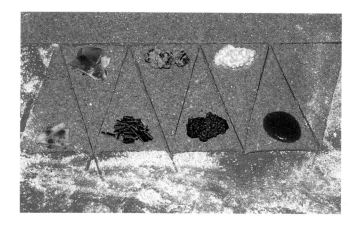

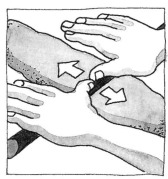 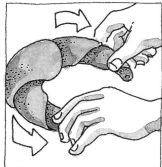

Hinweis:
Der Teig kann auch ohne Zucker zubereitet werden, ist daher neutral und kann somit auch für salzige Füllungen verwendet werden.

211

Käsekipferl

Pro Stück 1 EL Käse
(Gruyere, Emmentaler, Gouda o.ä.)
Paprikapulver

Das ist vorzubereiten:
◆ Käse in Streifen schneiden

So wird's gemacht:
Den Teig nach dem Grundrezept 203 zubereiten. Die vorbereiteten Dreiecke auf der Breitseite mit der Fülle belegen und von dieser Seite her einrollen. Zu Kipferln gebogen auf das Blech legen.

212

Schinkenkipferl

25 dag gekochter Schinken
1 Zwiebel, Petersil
1 Knoblauchzehe
Salz, Pfeffer

Das ist vorzubereiten:
◆ Schinken schneiden
◆ Zwiebel hacken
◆ Petersil hacken

So wird's gemacht:
Teig nach Grundrezept 203 zubereiten. Die geschnittenen Zutaten gut vermischen und würzen. Die vorbereiteten Teigdreiecke auf der Breitseite mit Fülle belegen, einrollen. Kipferl formen, auf das Blech legen. Bei 180 °C im vorgeheizten Rohr backen.

213

Nusskipferl

30 dag geriebene Nüsse
10 dag Zucker oder Honig
Milch nach Bedarf
10 dag Rosinen

So wird's gemacht:
Den Teig nach dem Grundrezept 203 zubereiten. Für die Nussfülle die gemahlenen Nüsse in die heiße Milch rühren. Den Zucker oder Honig dazugeben. Es entsteht eine streichbare Masse. Den Teig zu Dreiecken schneiden (siehe 210), füllen, einrollen und zu Kipferln formen. Im vorgeheizten Rohr bei 180 °C backen.

214

Mohnkipferl

25 dag fein gemahlener Mohn
4 dag Zucker oder Honig
1/4 l Milch
5 dag Rosinen

So wird's gemacht:
Den Teig nach Grundrezept 203 zubereiten. Teigdreiecke ausschneiden (siehe 210). Für die Mohnfülle den geriebenen Mohn in die kochende Milch einrühren, einige Minuten unter ständigem Rühren kochen und die restlichen Zutaten untermengen. Dreiecke füllen, einrollen, zu Kipferln formen und im vorgeheizten Rohr bei 180 °C backen.

215   Toastbrot

1 kg griffiges Mehl oder
fein gemahlener Weizen
1/2 l Wasser
2 dag Salz
2 dag Butter
1 Würfel Germ
2 dag Honig oder Zucker

Vorbereitungszeit:	20 min
Rastzeit:	75 min
Backzeit:	40 min

Küchengerät: geschlossene Backform

So wird's gemacht:
Den Teig nach dem Grundrezept 204 zubereiten. Nach der Rastzeit den Teig in 2 Rollen formen. 5 min rasten lassen. Die Backform ausfetten. Die Teigstücke zu Striezeln formen, in die Backform legen, zudecken und 35 min rasten lassen. Das Rohr 10 min auf 220 °C vorheizen. Die Backdauer beträgt etwa 40 min. Weitere 10 min in der geschlossenen Form auskühlen lassen.

216   Kleingebäck - allgemein

1 kg griffiges Mehl oder
fein gemahlener Weizen
1/2 l Wasser
2 dag Salz
2 dag Butter
1 Würfel Germ
2 dag Honig oder Zucker

Vorbereitungszeit:	30 min
Rastzeit:	45 min
Backzeit:	20 min

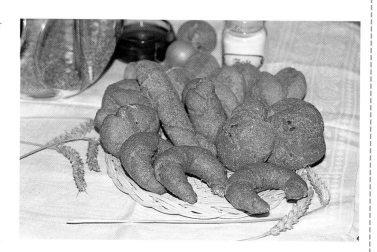

So wird's gemacht:
Den Brotteig nach dem Grundrezept 204 zubereiten. Teigstücke mit einem Gewicht von etwa 6 dag herrichten. Kleine Rollen formen. Daraus können Semmerln, Kipferln, Salzstangerl oder Weckerl geformt werden. Das Gebäck auf ein befettetes Blech legen, weitere 30 min rasten lassen. Im vorgeheizten Rohr bei 220 °C backen.

217

Kleingebäck - Semmerln

Zutaten wie 216

So wird's gemacht:
Den Teig nach Rezept 204 zubereiten, zu 10 cm großen Flecken ausrollen. Mit dem linken Daumen auf die Mitte des Teigflecks drücken. 1/4 des Teigflecks über den Daumen legen, in der Mitte festdrücken. Insgesamt 4-mal wiederholen. Den Daumen herausziehen und den letzten Teigfleck in diese Lücke stecken.

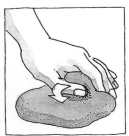 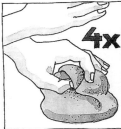 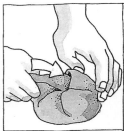 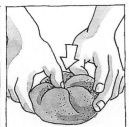

218

Kleingebäck - Salzstangerl

Zutaten siehe 216

So wird's gemacht:
Den Teig nach Rezept 204 zubereiten, portionieren. Die Teigstücke zu einem ovalen Fleck ausrollen (ca. 20 cm lang). Von einer Schmalseite her aufwickeln. Dabei die Rolle etwas festdrücken und ziehen. Auf das Blech legen, mit grobem Salz bestreuen.

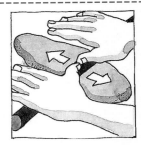

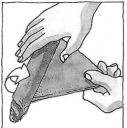

219

Kleingebäck - Kipferl

Zutaten wie 216

So wird's gemacht:
Den Teig nach Rezept 204 zubereiten, weiterverarbeiten wie Salzstangerl (siehe 218). Die Teig-rollen zu Kipferl formen.

220

**Kleingebäck - Sesamlaibchen
oder Mohnlaibchen**

Zutaten siehe 216; etwas Mohn oder Sesam

So wird's gemacht:
Den Teig nach Rezept 204 zubereiten. Die abgewogenen Teigstücke zu kleinen Kugeln kneten und mit der Naht nach unten auf das Blech setzen. Nach der Rastzeit von 30 min die Oberfläche kreuzweise mit dem Messer einritzen, mit Wasser bestreichen und mit Sesam oder Mohn bestreuen.

221

Kleingebäck - Kümmelweckerl

Zutaten siehe 216; 15 g Kümmel

So wird's gemacht:
Den Teig nach Rezept 204 zubereiten, dabei den Kümmel mit einarbeiten. Den Teig portionieren. Die Teigstückezu kleinen Kugelnkneten, länglich formen und mit der Naht nach oben auf das Blech setzen.

222

Kleingebäck - Zwiebelweckerl

Zutaten siehe 216; 3 Zwiebel

So wird's gemacht:
Den Teig nach Rezept 204 zubereiten und die geschnittenen, gerösteten Zwiebel einkneten. 30 min rasten lassen. Laibchen formen, mit der Naht nach unten auf das Blech setzen.

223

Milchbrot

1 kg griffiges Mehl oder	
fein gemahlener Weizen	
1/2 l Milch	
2 dag Salz	
20 dag Butter	
15 dag Zucker oder Honig	
1 Würfel Germ	
10 dag Rosinen	
5 dag Orangeat	
2 Eier	

Vorbereitungszeit: 30 min
Rastzeit: 80 min
Backzeit: 40 min

Das ist vorzubereiten:
◆ Rosinen waschen
◆ Orangeat schneiden

So wird's gemacht:
Den Teig nach Grundrezept 203 zubereiten und 30 min rasten lassen. Gut durchkneten und nochmals 20 min rasten lassen. Teigportionen von etwa 5 dag herrichten und zu 30 cm langen Strängen ausrollen. Diese zu einem Zopf flechten und auf das Blech setzen. Mit Ei bestreichen und mit Hagelzucker oder gehobelten Mandeln bestreuen. Weitere 30 min rasten lassen. Die Striezel Bei 220 °C im vorgeheizten Rohr backen.

224 Apfelkuchen mit Streusel

2 dag Germ
1/8 l Milch
4 dag Butter
4 dag Zucker oder Honig
1 Ei
Zitronenschale
Salz
40 dag griffiges Mehl oder
fein gemahlenes Vollmehl
20 dag Topfen

Vorbereitungszeit:	50 min
Rastzeit:	30 min
Backzeit:	60 min

Das ist vorzubereiten:
♦ Dampfl zubereiten (siehe 203)
♦ Äpfel schälen und schneiden
♦ Butter schmelzen
♦ Nüsse reiben

Für die Fülle:
1 kg Äpfel
Saft einer 1/2 Zitrone
Zimt
1 EL Zucker

Für den Streusel:
15 dag Mehl
5 dag Nüsse
10 dag Zucker
Zimt, 10 dag geschmolzene Butter

So wird's gemacht:
Den Teig nach dem Grundrezept 203 zubereiten. Den Topfen mit einarbeiten. Für die Fülle die Äpfel mit Zitronensaft beträufeln, Zimt und Zucker dazugeben. Den Teig auf dem befetteten Blech ausrollen und mit der Apfelmasse belegen.
Für den Streusel die trockenen Zutaten (Mehl, Nüsse, Zucker, Zimt) miteinander vermischen, die geschmolzene Butter mit einer Gabel unterrühren. Es soll eine bröselige Masse entstehen. Der Streusel wird auf dem Kuchen verteilt. Der Kuchen wird bei 180 °C im vorgeheizten Rohr gebacken.

225 Pizza

50 dag griffiges Mehl oder
fein gemahlenes Vollmehl
2 dag Germ
1/8 - 1/4 l Wasser
1/2 TL Salz
2 EL Öl
50 dag Tomaten
Salz, 2 Knoblauchzehen
Oregano
30 dag geriebener Käse

Vorbereitungszeit:	15 min
Rastzeit:	30 min
Backzeit:	30 min

Das ist vorzubereiten:
♦ Zutaten für den Belag schneiden

So wird's gemacht:
Den Germteig nach dem Grundrezept 203 zubereiten und rasten lassen. Die Tomaten blanchieren, häuten und anschließend in Scheiben schneiden. Den Teig dünn auf dem befetteten Blech ausrollen, mit Tomaten belegen, würzen und den geriebenen Käse darüber streuen. Die Pizza bei 180 °C im vorgeheizten Rohr backen.

Hinweis:
Für den Belag der Pizza werden verschiedene Gemüse, Käse, Fisch, Fleisch und Wurst verwendet.

226 | **Brandteig** (Grundrezept)

1/8 l Milch oder Wasser
1 Prise Salz
3 dag Butter
8 dag griffiges Mehl oder
fein gemahlenes Weizenvollkornmehl
2 Eier

Vorbereitungszeit: 20 min

So wird's gemacht:
Wasser, Salz und Butter miteinander aufkochen lassen. Das Mehl dazuschütten und die Masse gut umrühren, bis ein Klumpen entsteht, der sich leicht vom Topf löst. Diesen Klumpen in eine Rührschüssel geben und überkühlen lassen. Dann die Eier einzeln darunter mixen. Nach jedem Ei die Masse glatt verrühren.

Hinweis:
Brandteig kann im Rohr bei großer Hitze gebacken werden oder in tiefem Fett.

---

227 | **Brandteigkrapferln**

1/8 l Milch oder Wasser
1 Prise Salz
3 dag Butter
8 dag griffiges Mehl oder
fein gemahlenes Weizenvollmehl
2 Eier

Vorbereitungszeit: 20 min
Backzeit: 20 min

Küchengerät: Spritzsack mit gezackter Tülle

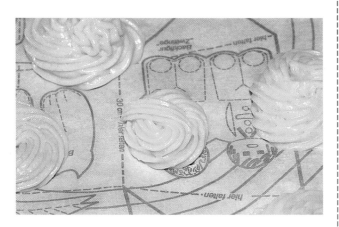

So wird's gemacht:
Teig nach Grundrezept 226 zubereiten und in einen Spritzsack füllen. Krapferln auf das befettete Blech spritzen. Dabei den Spritzsack spiralförmig zu einem Mittelpunkt bewegen. So entstehen Schneckenformen. Vor dem Backen einige Tropfen Wasser auf das Blech geben oder das Blech mit Backpapier belegen. Bei 220 °C backen. Während der Backzeit das Rohr nicht öffnen! Die ausgekühlten Krapferln durchschneiden und beliebig füllen.

Profiteroles

1/8 l Milch oder Wasser
1 Prise Salz
3 dag Butter
8 dag griffiges Mehl oder
fein gemahlenes Weizenvollmehl
2 Eier

1/4 l Schlagobers
1 EL Zucker oder Honig
1 dag Stärkemehl
1/4 l Milch

Küchengerät: Spritzsack

Vorbereitungszeit:	20 min
Backzeit:	20 min

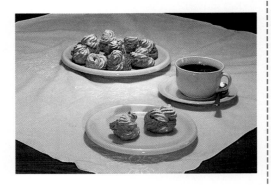

So wird's gemacht:
Den Teig nach dem Grundrezept 226 zubereiten und wie für Brandteigkrapferln weiterverarbeiten. Für die Fülle das Obers steif schlagen und mit Zucker oder Honig
süßen. Für den Überguss die Schokolade im Großteil der Milch schmelzen, das Stärkemehl mit dem Rest kalter Milch verrühren. Mit dem Zucker in die heiße Schokolade-
milch rühren. Einmal aufkochen lassen und dann die Profiteroles überziehen.

Hinweis:
Man kann die Profiteroles auch mit Vanillecreme (siehe 229) füllen.

229

Vanillecreme

1/4 l Milch
2 - 3 Dotter
1 P Vanillezucker
5 dag Zucker oder Honig
3 dag Stärkemehl
1/8 l Süßrahm

Vorbereitungszeit: 20 min

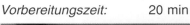

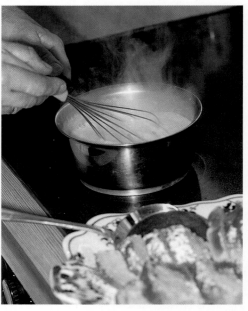

So wird's gemacht:
Milch, Dotter, Stärkemehl, Vanillezucker
und Zucker oder Honig über Dunst
schlagen, bis die Creme fest wird. Erkalten lassen. Nun den steif geschlagenen
Süßrahm unterheben.

230 | **Obstknödel aus Brandteig**

1/8 l Milch oder Wasser
1 Prise Salz
3 dag Butter
15 dag griffiges Mehl oder
fein gemahlenes Weizenvollmehl
2 Eier
Zwetschken, Marillen, Erdbeeren

5 dag Butter
20 dag Semmelbrösel
Zucker, Zimt

Vorbereitungszeit: 20 min
Garzeit: 15 min

Das ist vorzubereiten:
♦ Semmelbrösel rösten

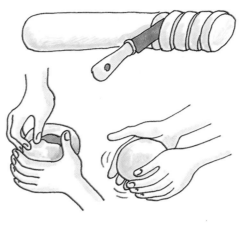
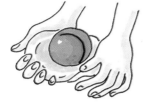

So wird's gemacht:
Den Teig nach dem Grundrezept 226 zubereiten. Eine 3 cm dicke Rolle formen und 1 1/2 cm breite Scheiben abschneiden. Diese flach drücken. In die Mitte eine Frucht setzen und den Teig schließen. Die Knödel fest zusammendrücken, damit die eingeschlossene Luft entweichen kann. Die Knödel in kochendes Salzwasser legen. Die Hitze zurückschalten und die Knödel fertig garen. Brösel in Fett hell rösten. Die fertigen Knödel darin wälzen.

---

231 | **Sandteig** (Grundrezept)

1 Ei
5 dag Zucker oder Honig
5 dag Butter
5 dag griffiges Mehl oder
fein gemahlenes Vollmehl
(oder: eine Hälfte Kartoffelmehl
eine Hälfte griffiges Mehl)

Vorbereitungszeit: 15 min

Vorbereitungszeit: 15 min

So wird's gemacht:
Einen Abtrieb aus Eiern, Zucker oder Honig und Butter rühren, das Mehl nur mehr unterheben. Damit der Kuchen lockerer wird, kann das Eiklar auch zu Schnee geschlagen und untergehoben werden.

232 Obstkuchen

4 Eier
20 dag Zucker oder Honig
20 dag Butter
20 dag griffiges Mehl oder
fein gemahlenes Vollmehl
1 kg Obst

Vorbereitungszeit: 30 min
Backzeit: 45 - 60 min

Das ist vorzubereiten:
- Obst waschen, schälen, entkernen
  und schneiden

So wird's gemacht:
Den Teig nach dem Grundrezept 231 zubereiten und in eine befettete und bemehlte Form (oder auf ein Blech) streichen. Das vorbereitete Obst gleichmäßig auf den Teig verteilen und bei 180 °C im vorgeheizten Rohr backen.

233 Sandtorte

6 Eier
30 dag Zucker oder Honig
30 dag Butter
30 dag griffiges Mehl oder
fein gemahlenes Vollmehl
Marmelade zum Füllen und Bestreichen

Vorbereitungszeit: 30 min
Backzeit: 45 - 60 min

So wird's gemacht:
Den Teig nach dem Grundrezept 231 zubereiten und in einer befetteten und bemehlten Tortenform backen. Nach dem Auskühlen die Torte auseinander schneiden und mit Marmelade füllen. Wieder zusammensetzen und auch die Außenseite dünn mit Marmelade bestreichen. Mit einer Zitronenglasur (siehe 234) überziehen.

234 Zitronenglasur

10 dag Staubzucker
Zitronensaft

So wird's gemacht:
Den Staubzucker mit so viel Zitronensaft vermischen, bis eine zähe Masse entsteht.

Sachertorte

14 dag Butter
15 dag Zucker oder Honig
15 dag Kochschokolade
8 Dotter
8 Eiweiß
10 dag griffiges Mehl oder
fein gemahlenes Weizenmehl
7 dag geriebene Nüsse
Marmelade zum Bestreichen

Für die Schokoladeglasur:
siehe 171

Vorbereitungszeit:	40 min
Zubereitungszeit:	30 min
Backzeit	60 - 90 min

Das ist vorzubereiten:
♦ Nüsse reiben
♦ Schnee schlagen
♦ Schokolade zergehen lassen
♦ Butter flaumig rühren
♦ Tortenform befetten, bemehlen

So wird's gemacht:
In die flaumig gerührte Butter nach und nach die erweichte Schokolade geben. Die Dotter abwechselnd mit dem Zucker gut unterrühren. Zum Schluss die Nüsse, das Mehl und den steif geschlagenen Schnee vorsichtig unterheben. Die Masse in einer gut befetteten und bemehlten Form etwa 1 1/2 Std. bei 160 °C backen. Torte auskühlen lassen, mit Marmelade bestreichen und glasieren.

Hinweis:
Die Sachertorte wird mit Schlagobers serviert.

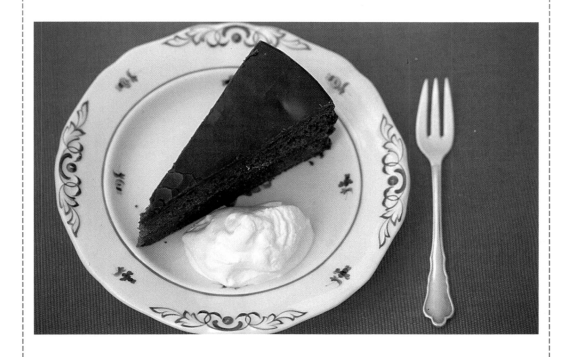

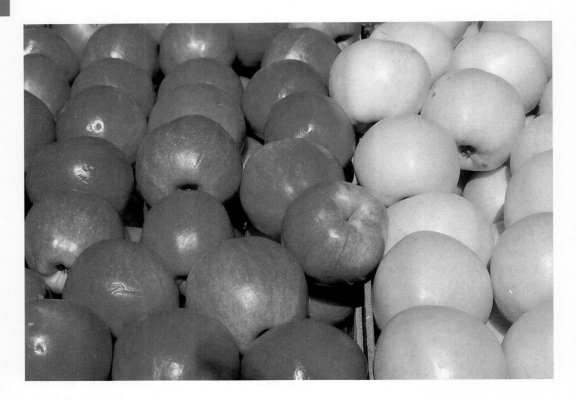

Kompotte

Für ein Kompott kocht man das gewaschene, geschälte und entkernte Obst in Wasser kernig weich. Mit verschiedenen Geschmacksstoffen kann das Kompott verfeinert werden.

236

Apfelkompott

1 kg Äpfel	*Vorbereitungszeit:* 20 min
1/2 l Wasser	*Garzeit:* 10 min
Saft einer Zitrone	
5 dag Zucker oder Honig	*Das ist vorzubereiten:*
2 Nelken	♦ Äpfel waschen, schälen,
1 - 2 Zimtröllchen	entkernen, vierteln oder achteln

So wird's gemacht:
Die Äpfel in kochendes Wasser mit Zucker, Nelken und Zimtrollen geben. Kernig weich kochen.

Hinweis:
Auf diese Weise kann jede einheimische Obstsorte zu Kompott verarbeitet werden.

237 | **Obstsalat**

3/4 kg Saisonobst
(z.B. 2 Orangen oder 4 Mandarinen,
2 Äpfel, 2 Birnen, 2 - 3 Bananen,
1 - 2 Kiwi, Kirschen, ...)
etwas Zucker oder Honig
1 P Vanillezucker
5 dag grob gehackte Nüsse
ev. Rosinen

Zubereitungszeit: 30 min

Das ist vorzubereiten:
♦ Obst waschen, schälen, schneiden,
   ev. entkernen

So wird's gemacht:
Das vorbereitete Obst in eine Schüssel geben, mit Zucker oder Honig nach Geschmack verfeinern. Zugedeckt mehrere Stunden stehen lassen.

Hinweis:
Vielfach gibt das Obst schon genügend Süße, sodass auf zusätzlichen Zucker oder Honig verzichtet werden kann.

---

238 | **Topfencreme mit Früchten**

25 dag Topfen
3 EL Zucker oder Honig
1 P Vanillezucker
1/8 l Sauerrahm oder Joghurt
25 dag frisches Obst

Vorbereitungszeit: 20 min
Zubereitungszeit: 15 min

Das ist vorzubereiten:
♦ Obst waschen, schälen, schneiden,
   ev. entkernen

So wird's gemacht:
Topfen mit Zucker oder Honig flaumig rühren. Sauerrahm oder Joghurt unterheben. Die vorbereiteten Früchte unter die Creme mischen. Einige Fruchtstücke zur Verzierung auf die Creme auflegen.

---

239 | **Bratäpfel**

4 Äpfel
2 dag ger. Nüsse
2 dag Haferflocken
2 dag Butter
4 TL rote Marmelade

Vorbereitungszeit: 20 min
Garzeit: 30 min

Das ist vorzubereiten:
♦ Äpfel waschen, schälen,
   Kerngehäuse ausstechen

So wird's gemacht:
Nüsse und Haferflocken in Butter rösten und dann mit der Marmelade vermischen. Diese Mischung in die Äpfel füllen. Die gefüllten Äpfel auf ein Blech setzen (sie können auch in Alufolie eingewickelt werden) und im vorgeheizten Rohr bei 180 °C backen.

240

Marmelade

1 kg Obst
80 dag - 1 kg Gelierzucker oder Honig

Zubereitungszeit: 30 - 40 min

Das ist vorzubereiten:
  Obst waschen, schälen, schneiden,
  ev. entkernen

So wird's gemacht:
Einwandfreie Früchte gründlich waschen, zerkleinern (Kernobst entkernen) und aufkochen. Zucker oder Honig hinzufügen, noch einmal aufkochen lassen (etwa 10 min). Die
Marmelade in heißem Zustand in saubere Gläser füllen. Die Gläser mit einem Deckel
oder einer angefeuchteten Einsiedefolie und einem Gummiring gut verschließen.

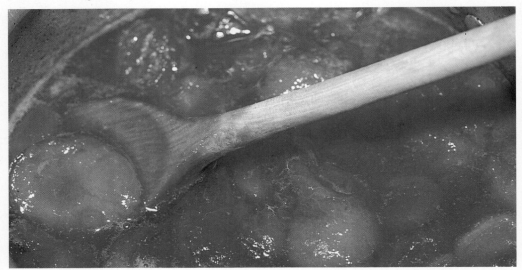

241

Fruchtsaft

1 kg Früchte
1/2 kg Zucker

So wird's gemacht:
Die Früchte zum Kochen bringen. Durch ein Tuch abseihen. Den gewonnenen Fruchtsaft mit Zucker oder Honig süßen, aufkochen lassen und gleich in verschließbare Fla-
schen füllen.

242

Gelee

1 kg Saft
80 dag - 1 kg Zucker oder Honig

So wird's gemacht:
Wie Marmelade (siehe 240) weiterverarbeiten.

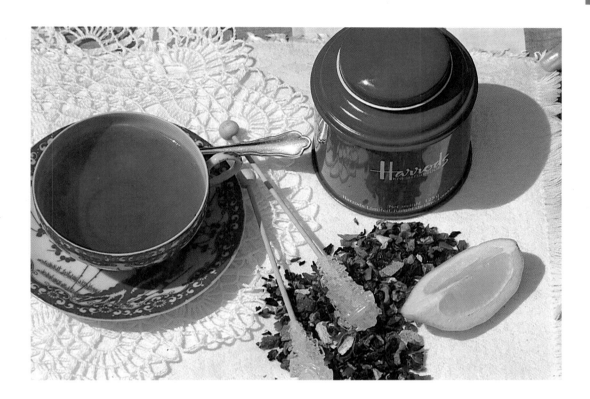

243 | **Tee**

1 gestrichener TL Tee pro Tasse   *Zubereitungszeit:*   15 min
1/4 l Wasser pro Tasse

Küchengerät: Teesieb

So wird's gemacht:
Das Wasser fast zum Kochen bringen. Den Tee in die Kanne geben. Aufgießen, 3 - 5 min ziehen lassen und durch das Teesieb in die Tassen gießen.

244 | **Kräutertee**

pro Tasse 1 gestr. TL Kräuter
pro Tasse 1/4 l Wasser

So wird's gemacht:
Die Kräuter ins kochende Wasser geben. 5 - 15 min ziehen lassen und abseihen.
Je nach Bedarf zuckern.

245 **Kakao**

1 l Milch
4 TL Kakaopulver

So wird's gemacht:
In die warme Milch rührt man den Kakao ein. Zucker nach Belieben zufügen.

246 **Schokolade**

1 l Milch
4 - 6 Rippen Schokolade
etwas Süßrahm

So wird's gemacht:
Die Schokolade in der heißen Milch unter ständigem Rühren schmelzen. Die Schokolade in Tassen füllen. Mit geschlagenem Rahm verfeinern und etwas geriebener Schokolade garnieren.

247 **Fruchtmilch**

4 Bananen oder   *Zubereitungszeit:*   10 min
25 dag anderes Obst
1 l Milch
Zucker oder Honig

Küchengerät: Mixer

So wird's gemacht:
Die Bananen schälen, zerkleinern und in den Mixbecher geben. Die Milch und den Zucker oder den Honig dazugeben und mixen.

Hinweis:
Dieses Rezept kann für die verschiedensten Milchmixgetränke variiert werden. Je nach Geschmack Früchte aussuchen und mit Milch wie beschrieben verarbeiten. Es eignen sich besonders gut Erdbeeren, Himbeeren, Ananas, reife Marillen oder Pfirsiche. Es können auch verschiedene Früchte zusammengemixt werden.

REGISTER